＼ 頻出テーマ解説 ／

医療情報技師
重要ポイント＆問題集

内藤道夫 監修　入江真行・鈴木茂孝・中井桂司 編

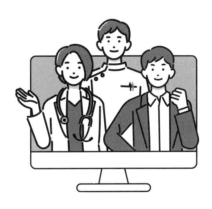

日本能率協会マネジメントセンター

はじめに

　一般社団法人 日本医療情報学会が認定する医療情報技師は、2003年の検定試験開始から20年以上が経過し、認定者数は延べ27,000名近くに達しています。一方国は、情報化から始まって今日のDX（デジタルトランスフォーメーション）に至るまで、常に医療分野を重点領域の一つとして政策を推進しており、医療情報技師は、医療の重要インフラを支える人材として、ますます活躍が期待されています。

　しかしながら読者の皆さんは、「医療情報システム系」「情報処理技術系」「医学・医療系」の3科目に合格しなければならない検定試験に少しハードルの高さを感じられているのではないでしょうか。実際に、医療情報技師の到達目標として学会が示している3系のGIO、SBOを見ると、本当に幅広い知識・技能を求めていることがわかります。

　そこで、本書は、3科目をバラバラにではなく関連付けて学べるよう1冊にコンパクトにまとめることにしました。各単元には該当するSBOを示し、本文中の重要キーワードは太字にして強調するとともに、テーマごとに頻出問題から選んだ過去問にもすぐに当たれるように編集しました。医療情報技師が取り扱う医療情報システムを理解するのに、医学・医療と情報処理技術の知識と技能が支えになっているイメージです。

　このような方針で編集した本書は、初学者が医療情報技師の概要を知る入門書として、また、受検を前に、知識の総整理と各テーマごとの代表的な問題をおさらいする対策本として活用いただけるものと思います。また、医療情報技師の役割は時代とともに変化していますので、早い時期に資格取得をされた医療情報技師の方々にも、自らの学習の資料として、あるいは後輩たちの指導教科書として活用いただけたらと思います。

　一方で、コンパクトにした分、テーマによってはどうしても内容は薄くなりがちです。本書の学びをより深くするためには、本書の使い方にも示しましたように、学会の医療情報技師育成部会が編集して出版している「医療情報　第7版」の3系の教科書と、過去5回分の試験問題を全問収録して解説している「医療情報技師能力検定試験　過去問題・解説集」も是非活用してください。

　ぜひ本書を使って、医療情報技師能力検定試験にチャレンジし、医療情報の分野において、社会や時代が求める医療情報技師として活躍してほしいと望んでいます。

2024年6月

内藤　道夫

医療情報技師能力検定について

　「医療情報技師」は、これからの医療に欠かせない医療と IT の知識を併せ持つ医療情報の専門家であり、多くの医療機関や関連企業で活躍することが期待されています。

　「医療情報技師能力検定」は一般社団法人 日本医療情報学会 医療情報技師育成部会が行っている試験です。受検資格等はなく、誰でも受検できる試験ですが、専門的な知識が問われます。

●試験概要

　最新の情報や詳細については以下の一般社団法人 日本医療情報学会 医療情報技師育成部会 Web サイトをご覧ください。

https://www.jami.jp/jadite/new/first/exam-f.html

【試験日時】

　年1回、（原則として）8月の第4日曜日

【試験会場】

北海道　宮城県　東京都　新潟県　石川県　愛知県　大阪府　岡山県　広島県　香川県　福岡県　鹿児島県　沖縄県

【試験方法】

　マークシート方式による多肢選択試験

【受検科目】

　受検科目は、以下の3科目です。

情報処理技術系　50題（試験時間60分）

医療情報システム系　60題（試験時間90分）

医学・医療系　50題（試験時間60分）

　医療情報技師には到達目標があり、学会の試験実施概要ホームページから PDF 形式でダウンロードできます。各受検科目は、この到達目標に基づいて出題されます。

　また科目合格制があり、受検年を含めて3年間有効であり、「医療情報技師」として認定されるためには、**3年間のうちに3科目すべてに合格**する必要があります。

【試験内容】

　学会からは、到達目標に沿った3系のテキスト、一般社団法人 日本医療情報学会 医療情報技師育成部会編『医療情報 第7版 医学・医療編』、『医療情報 第7版 情報処理技術編』、『医療情報 第7版 医療情報システム編』（篠原出版新社）が出版されています。試験にはこれら3系のテキストに準じた内容が出題されます。加えて、制度改正の動向、最新の医療関連技術、医療現場で使われる用語や技術の解釈など、医療情報技師として知っておくべき事柄については、教科書に記載がなくても出題されます。

【資格更新制度】

　医療情報技師の資質の保持と向上を図ることを目的として、生涯教育を推進するとともに資格更新制度が設けられています。認定後5年間に資格更新ポイント（50ポイント以上）の取得で資格が更新されます。ポイント取得にはセミナーへの参加等様々な方法が用意されています。詳細は学会 Web サイトを参照してください。

本書の使い方

　本書は、医療情報技師の各系の到達目標である GIO、SBO、キーワードに基づいて構成し、2013年から2023年までの10回分の過去問題の分析から得た頻出テーマに重点を置いた解説と、テーマに沿った過去問題を掲載したものです。基礎事項を固めながら過去問題を解くことで、試験全体を概観することができ、初学者にも、試験を目前に控えた受検者にも、知識整理と演習ができる試験対策書として、ご活用いただけます。

●本書の構成

テキストの重要ポイントです。　　　　　　　　　　　到達目標の SBO を示しています。

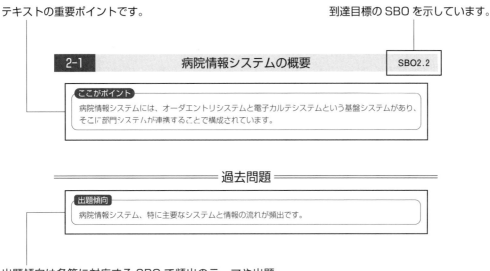

出題傾向は各節に対応する SBO で頻出のテーマや出題頻度が比較的高いテーマを示しています。

●学習のステップ
① 「ここがポイント」、「出題傾向」を一読して、テキストを確認
　　　　　↓
②問題を解いて、各部末にある解答を確認
　　　　　↓
③間違えた問題をチェックし、関連するテキスト部分を再度確認
　　　　　↓
④時間をおいて、間違えた問題をもう一度解く

という流れで勉強を進めてみてください。

　まず試験の概要をつかみ、自分の苦手な範囲が何かを把握することが合格への第一歩です。

　なお、本書は過去の出題傾向を踏まえて、掲載する SBO を取捨選択、またはまとめ方を変えています。各 SBO については学会 Web サイトに掲載の「到達目標」をご確認ください。

　医療情報技師能力検定には、主催団体である、一般社団法人　日本医療情報学会　医療情報技師育成部会が編集した以下のテキスト・問題集があります。

・『医療情報 第7版　医学・医療編』、『医療情報 第7版　情報処理技術編』、『医療情報 第7版　医療情報システム編』篠原出版新社（2022）

　本試験の出題範囲を解説したテキストです。医療情報技師が実務上必要な知識は多岐にわたります。試験対策だけでなく、実務上でも有益な内容が解説されています。

　医療情報技師が学ぶべき総合的なテキストですので、医療情報技師の実務にあたるためには、時間をかけて学ぶことをおすすめします。

・『医療情報技師能力検定試験　過去問題・解説集　2024』南江堂（2024）

　医療情報技師能力検定の過去5回分の全問題が掲載された問題・解説集です。各設問に対し、簡潔な解説が掲載されていますので、演習量を増やすためにもぜひ解いてみましょう。

●目を通しておきたいガイドライン

　本試験では一部ガイドラインからも出題される場合があります。以下に主なガイドラインを示します。

【医療情報】

・医療情報システムの安全管理に関するガイドライン

第5.2版（2022年）

https://www.mhlw.go.jp/stf/shingi/0000516275_00002.html

第6.0版（2023年）

https://www.mhlw.go.jp/stf/shingi/0000516275_00006.html

・デジタル画像の取り扱いに関するガイドライン3.0版（2015）

https://www.radiology.jp/content/files/20150417.pdf

・医用画像表示用モニタの品質管理に関するガイドライン（2017）

https://www.jira-net.or.jp/publishing/files/jesra/JESRA_X-0093B_2017.pdf

・電子処方箋の運用ガイドライン第2.1版（2022）

https://www.mhlw.go.jp/content/10800000/000936480.pdf

【個人情報】

・医療・介護関係事業者における個人情報の適切な取扱いのためのガイダンス（2024）

https://www.mhlw.go.jp/content/001235843.pdf

・医療情報を取り扱う情報システム・サービスの提供事業者における安全管理ガイドライン（2023）

https://www.meti.go.jp/policy/mono_info_service/healthcare/01gl_20230707.pdf

・JAHIS 標準23-001「製造業者/サービス事業者による医療情報セキュリティ開示書」ガイド Ver.4.1（2023）

https://www.jahis.jp/standard/detail/id=987

目　次

第 I 部　医療情報システム系 ………………………………………………………… 1

第Ⅱ部　医学・医療系 …………………………………………………… 109

法律の名称および登録商標について

●法律の名称

本書では、以下の法律について略称を用いている箇所があります。

- **高齢者医療確保法**：高齢者の医療の確保に関する法律
- **医薬品医療機器等法**：医薬品、医療機器等の品質、有効性及び安全性の確保等に関する法律
- **個人情報保護法**：個人情報の保護に関する法律
- **次世代医療基盤法**：医療分野の研究開発に資するための匿名加工医療情報及び仮名加工医療情報に関する法律
- **不正アクセス禁止法**：不正アクセス行為の禁止等に関する法律

●商標登録

本書では、登録商標、商標を表す®マークやTMマークを省略しています。

Microsoft、Microsoft 365、Office 365、Excel、PowerPoint、Windows は、米国 Microsoft Corporation の米国およびその他の国における登録商標または商標です。

macOS、iOS は、米国およびその他の国々で登録された Apple Inc. の商標です。

Android は Google LLC の商標です。

I

医療情報システム系

1 医療分野の情報化と医療情報の特性

> **ここがポイント**
>
> 医療分野の情報化により、医療情報の電子化も進んでいます。これに伴い医療の安全性や質が向上し、さらに電子化された医療情報の活用も進んでいます。

1. 医療分野の情報化と医療情報システムの変遷

　医療機関では医療行為の記録の作成・保存が必須です。こうした情報は、かつては紙で作成・保存されていましたが、近年では電子化が進んでいます。

　医療情報を電子化することで、記録保管スペースを削減できることに加えて、1) 医療の安全性・質の向上、2) 患者サービスの向上、3) 日常業務の効率化、4) 医療機関内および他の医療・福祉・健康・介護機関等との情報共有の利便性向上による連携強化などの利点が挙げられます。情報共有が容易になることから地域連携やデータベース構築も進んでいます。

　現在ではさまざまな**医療情報システム**が運用されています。わが国の医療情報システムは、1960年代後半に導入された医事会計システムを端緒として、臨床検査システム、オーダエントリシステム、PACS、看護業務支援システムなど、さらに1990年代には電子カルテシステムなどが開発され発展してきました。

2. 医療の安全性・質の向上

　医療分野の情報化によるメリットの１つが医療の安全性・質の向上です。例えば、カルテの電子化により、複数人が場所・時間を問わず、内容をチェックできるようになり、医療の安全・質の向上に寄与しています。

　患者の取り違えなどの医療過誤防止のため、近年では**三点認証**が一般的になってきています。三点認証は、患者のIDをバーコード化してリストバンドに記載し、医薬品・医療機器および実施者のバーコードと照合するものです。バーコードは後述するオーダエントリシステム（2-2参照）においても各種のチェック機能に利用されています。

　インシデント事例を共有する取り組みも行われており、提出されたインシデント・アクシデントレポートの分析とフィードバックを行うことで、医療過誤対策に活かしています（2-7参照）。また、疾病に対する標準的な診療計画を示すクリニカルパス（2-5参照）により、標準診療から逸脱したケースを分析し、医療の質の向上や医療過誤防止に活用しています。

3. 電子化された医療情報の利活用

　医療情報の電子化の進展にともない、さまざまなデータベース（DB）が構築されています（医学・医療系11-1参照）。代表的な全国規模のデータベースには**NDB**（ナショナルデータベース：National Database）があります。これは、医療費適正化計画の作成・実施・評価のために、レセプト情報、特定健診・特定保健指導情報を収集したもので、医療動向を評価する上で悉皆性が高い（集められたデータが全数に近いこと）という特徴があります。介護保険による各種サービス利用情報は**介護DB**にまとめられており、NDBとの連携が検討されています。このほかに、日本で行われた手術・治療・病理情報を診療科単位で収集し、外科系専門医の認定や手術症例の分析・研究に利用する**NCD**（National Clinical Database）、全国がん登録、

指定難病に関するデータベース、レセプト情報、DPC情報に加えて検査結果を含む電子カルテ情報を収集・分析し、医薬品の安全対策を推進するためのMID-NETなどがあります。

また、医療機関内で発生する診療情報だけでなく、健診施設やスポーツジム、ウェアラブル端末から発生する、生まれてから亡くなるまでの健康・医療情報を**個人健康記録**（**PHR**、5-3参照）として収集・保存・利用する試みも推進されています。

4. 医療情報化の課題

医療の情報化には、情報セキュリティ・DB設計・標準化などの技術的課題、システムの継続性・コストなどの運用面の課題、人材の育成・確保などの人的課題が残されています。特に情報セキュリティ（情報処理技術系6章参照）の問題は、診療業務のシステム依存度が高くなっている昨今、診療業務の継続や医療機器の確実な動作などに直接影響を及ぼし、医療安全上のリスクに直結するため注意が必要です。ランサムウェアなどのサイバー攻撃への対策をとることはもちろんのこと、利用者に向けた教育も必要になります。マルウェアの入ったUSBを拾った利用者が端末に挿入することで感染した例もあり、「インターネットから物理的に分離されていれば安全」ではないことを利用者にも理解してもらうことが必要です。

5. 医療DX

近年、医療分野でのDX（デジタルトランスフォーメーション）の推進が政府主導で行われており、2022年10月には医療DX推進本部が設置されました。

医療DXとは、保健・医療・介護の各段階（疾病の発症予防、受診、診断・治療・薬剤処方、診断書等の作成、申請手続き、診療報酬の請求、医療介護の連携によるケア、地域医療連携、研究開発など）において発生する情報に関し、その全体が最適化された基盤を構築し、活用することを通じて、保健・医療・介護の関係者の業務やシステム、データ保存の外部化・共通化・標準化を図り、国民自身の疾病予防を促進し、より良質な医療やケアを受けられるように、社会や生活の形を変えていくことと定義されています。

=== 過去問題 ===

出題傾向
医療情報の電子化の利点および課題、特に医療安全の向上および情報セキュリティの課題に関して、出題されています。

問題 1-1　わが国において最も早く実稼働したシステムはどれか。（2022）
1）PACS
2）医事会計システム
3）臨床検査システム
4）看護業務支援システム
5）オーダエントリシステム

問題 1-2　医療機関における情報セキュリティ上の脅威の現状について正しいのはどれか。（2022）
1）ランサムウェアの標的とはならない。

2）医療機器の動作に直接影響が及ぶ危険性はない。
3）医療安全上のリスクが顕在化する可能性がある。
4）インターネットから物理的に分離されていれば安全である。
5）USBメモリを拾得した利用者は病院端末に接続して内容を確認する。

問題 1-3　レセプト情報ならびに特定健康診査の結果の情報が格納されているデータベースはどれか。（医学・医療系2019）

1）DPC
2）MDC
3）NCD
4）NDB
5）PHR

1-2 　医療情報の特性　　　　SBO1.2.1, 1.2.2

ここがポイント

医療情報のうち、診療情報は複数の分類法があります。表現形態は多様で、機微性の高い情報があり、膨大なデータ量となることもあります。

1. 医療情報の種類

医療情報には患者個人から発生する診療情報、医療機関や地域、国レベルで発生する情報、医学・医療領域で蓄積されてきた体系化された知識などがあります。さらに、診療情報は次のように分けられます。

（1）生体情報

各種検査によって得られる情報で、機能的情報、形態的情報、病因的情報の3つに分けられます。

1）機能的情報

遺伝子から細胞、組織、臓器、個体までの機能に関わる情報で、生理検査や生化学検査などによって得られます。

2）形態的情報

細胞、組織、臓器、個体までの形態学的・解剖学的な情報で、主に病理検査やX線、CTなどの画像検査によって得られます。

3）病因的情報

ウイルスや細菌などの病態に関する情報で、検体検査などによって得られます。

（2）症候的情報

症候的情報には**主観的情報**と**客観的（観察的）情報**があります。主観的情報は患者の主訴などをいい、客観的情報は医療者の観察・観測によって得られるもので、例えば胸部X線写真は生体情報ですが、それに対する医師の所見は症候的客観的情報と言えます。

（3）価値判断情報

診断病名決定に至る思考過程や治療計画、治療後の病状の推移に関する予測と記録など、医療者の価値判断を含む情報で、診断情報、治療情報、予後情報に分けられます。

（4）事実の記録情報

患者や家族に対する説明ややり取りの記録など、患者主体の医療で重要となる情報です。

2. 診療情報の表現形態

厚生労働省の診療情報の提供等に関する指針では、**診療情報**を「診療の過程で、患者の身体状況、病状、治療等について、医療従事者が知り得た情報」と定義しています。診療情報は表現形態が多様である上、扱う内容も広く多層的で、高い機微性をもつ個人情報です。また、情報が発生する時間・期間により分単位から数十年単位までの内容の連続性が求められ、膨大なデータ量になることもあります。診療情報は、医師法や医療法などで保存内容・期間が明記されているものが多いことも特徴です。診療情報の代表的な表現形態を以下に示します。

1）コード情報

患者の病態や医療行為の分類情報をコード化した情報。詳細については第6章で紹介しますが、病名を扱うICD-10や医薬品のHOTコード、検査のJLAC10、放射線関係のJJ1017コード、さらには患者ID、性別、住所や元号コードなどもあります。

対象によっては、その運用にバーコードやQRコードを用いて、入力の効率化を図る場合もあります。

2）数値情報

患者の身長・体重、検査値などの定量的な数値で表される情報。

3）音声情報

心音・呼吸音などの音の情報。

4）テキスト・概念情報

各種記録のうち文章として表したテキスト情報。

5）図形情報

身体部位の略図（シェーマ）や患部のスケッチなど。

6）波形情報

心電図など、時間経過に伴う数値変化をグラフとして表した情報。

7）画像情報

各種の検査により得られる画像は、静止画像または動画像で、カラーまたはグレースケールで表現されています。がん検査で用いられるPETなどカラー・グレースケールどちらも用いられる場合もあります。このほかに、マルチスライスCT画像から画像処理により再構築して立体的に描く3次元CTもあります。

検査により得られる画像情報の分類

	静止画像	動画像
カラー	眼底カメラ検査 内視鏡検査	心臓超音波検査
グレースケール（白黒）	X線写真 CT検査※ MRI検査 超音波検査※ マンモグラフィ	心臓カテーテル検査

※CT検査や超音波検査はカラー画像を利用する場合もある。

過去問題

出題傾向

情報の表現形態、特に画像情報がどのような方法で記録されるかが頻出です。

問題 2-1 症候的情報にあたるのはどれか。2つ選びなさい。（2022）
1) 患者が訴える症状
2) 胸部X線写真の所見
3) 医師の診断に至る思考
4) 医療機関を特徴づける情報
5) 手術の承諾を得るための説明の記録

問題 2-2 次の画像検査のうち、カラー画像を利用しないのはどれか。（2019）
1) CT検査
2) 眼底カメラ
3) 超音波検査
4) 内視鏡検査
5) マンモグラフィ

問題 2-3 通常、カラー動画像として記録される検査はどれか。（2018）
1) 心電図検査
2) 心臓CT検査
3) 心臓MRI検査
4) 心臓超音波検査
5) 心臓カテーテル検査

問題 2-4 医療情報とその特性の組み合わせで誤っているのはどれか。（2016）
1) 心電図 ― 波形情報
2) 血液生化学検査 ― 数値情報
3) 聴診による呼吸音 ― 音声情報
4) 患者ID ― コード情報
5) 3次元CT ― 動画像情報

1-3　診療情報の一次利用・二次利用　　SBO1.2.3

ここがポイント

診療情報は取得した情報を患者の治療など本来の目的に使用する一次利用と、それ以外の目的に利用する二次利用があります。

診療情報の特性と一次利用・二次利用

　診療情報はその特性上、個人情報保護法などの規制によって厚く保護されなければならない一方、感染症対策などの社会安全、公衆衛生、教育・研究といった公益のために、適切に活用すべき場合もあります。

（1）一次利用

　患者の診療などに際して得た情報を、患者本人の治療や診療報酬請求など、取得した情報をその本来の目的のために使用することを一次利用といいます。利用主体は患者の診療にあたる医療機関であり、患者や医療機関が自身の情報を収集・利用することに対して同意しているものとみなすことができますが、他の医療機関などとの間の情報のやり取りでは患者の意向に留意が必要です。

一次利用の例

診療目的の利用

・各部門で発生した情報の診断・治療への利用
・インフォームドコンセントのための利用
・検査結果の即時確認への利用
・多職種によるカルテ情報共有
・遠隔地の専門医からの診療助言
・セカンドオピニオンのための、他院への検査データの提供
・薬局での処方指示参照
・院内症例検討会での検討
・提供したサービスの記録
・患者ケアの計画立案と実施の根拠
・診療情報提供書の作成

医療行為の公的書類作成のための利用

・審査支払機関への診療報酬請求に関連する

利用（DPC や出来高払い保険請求の根拠）

（2）二次利用

　病院経営や研究開発、国による統計の作成など、取得した情報を公益目的など本来の目的以外の目的で使用することをいいます。利用主体は、医療機関、研究機関や国などであり、利用に際して匿名化などの加工が必要になる場合があります。二次利用にあたっては、原則として患者の同意を得る必要があります。例えば、学会で使用するために抽出した画像は、患者に許可を得た上で全て匿名化するなどの対応が必要です。また、あらかじめ包括的な同意が得られていても、個別の同意が必要なケースもあります。また、倫理委員会の承認が得られていることを確認し、さらにデータを持ち出しできる端末を特定するなどの必要があります。ただし、診療情報の二次利用における本人同意の必要性、匿名化の必要性には関連法令やガイドラインで定められた様々な例外があるので、理解しておかなければいけません。

二次利用の例

病院経営管理のための利用

・各種経営指標値の算出
・院内感染対策
・インシデントレポートの作成

社会的利用

・法令で定められた感染症の保健所への報告
・感染症の流行予測
・がん登録
・裁判所の命令による情報提供
・警察への報告

・統計資料の作成

医療政策の立案・検証への利用

医学研究・医学教育などへの利用

・医薬品・医療機器等の開発への利用

・臨床研究、疫学研究への利用

・症例報告

・教育への利用

═══ 過去問題 ═══

出題傾向

一次利用と二次利用の区別を問う問題が頻出です。例を見て、それぞれ区別できるようにしましょう。

問題3-1　医療情報の一次利用に該当しないのはどれか。(2023)

1) 検査結果の即時確認
2) 薬局での処方指示参照
3) 多職種によるカルテ情報共有
4) 遠隔地の専門医からの診療助言
5) 診療情報管理士によるがん登録

問題3-2　医療情報の1次利用にあたるのはどれか。(2022)

1) 医薬品の開発
2) 全国がん登録
3) 経営指標値の算出
4) 外来受診患者数の把握
5) DPCによる請求の根拠

問題3-3　診療情報の二次利用に該当するのはどれか。2つ選びなさい。(2019)

1) 統計資料の作成
2) 臨床研究、疫学研究
3) 提供したサービスの記録
4) 患者ケアの計画立案と実施の根拠
5) 包括（DPC）・出来高払い保険請求の根拠

問題3-4　診療データの二次利用にあたるのはどれか。2つ選びなさい。(2016)

1) 治療方針決定のために診療情報を利用した。
2) インシデントレポートの作成に診療情報を利用した。
3) 経営上の指標データを得るために、診療情報を用いた。
4) 患者とのインフォームドコンセントに検査データを用いた。
5) セカンドオピニオンのために、他の病院に検査データを提供した。

1-4　医療情報を扱う者の倫理　　SBO1.4

ここがポイント

医療情報倫理は医療情報の特殊性に基づいた倫理規範であり、医療情報担当者の倫理指針として「医療情報担当者の倫理綱領」があります。

1. 医療情報倫理

（1）個人情報とプライバシー

　診療情報は言うまでもなく機微性の高い**個人情報**です。同時に患者は**プライバシーの権利**（自己情報コントロール権、医学・医療系1-3参照）を有します。

そして、患者が安心して医療を受けるためには、医師がその情報を守秘義務の下で適切に扱わなければなりません。

（2）倫理の基本と医療情報倫理

医療情報を扱う場合には、「**倫理の基本原則**」として知られる「自律、平等と正義、善行、危害回避、不可能、誠実」の6原則を遵守し、行動・判断の根拠とすることが求められます。

医療情報倫理とは、こうした一般的な倫理だけでなく、医療情報の特殊性に基づいた倫理規範であり、医療倫理に情報倫理を加えたものではない新しい概念です。

医療情報倫理が求められるのは、医療情報を扱うすべての利用者であり、例えば臨床実習を行う学生にも適用されます。

2. 医療情報担当者の倫理綱領

医療情報担当職自身の倫理指針として、評価者の行動評価基準およびその行動の倫理的見識を一般に明示する目的で「**医療情報担当者の倫理綱領**（Code of Ethics for Health Informatics Professionals）」が国際医療情報学連盟（IMIA）において承認・公表されています。

倫理綱領では、医療情報担当者に対して、以下の6つの責務が規定されています。

（1）患者などの記録の対象者に対する責務
（2）医療従事者に関わる責務
（3）施設・雇用者に対する責務
（4）社会的な責務
（5）自身に関する責務
（6）職業に対する責務

（2）の医療従事者に関わる責務とは、他の医療従事者が、必要な医療記録に適切かつ時期を得て、安全にアクセスできるよう支援することなどが含まれます。また、（4）の社会的責務として、医療の提供・計画に必要な保健医療福祉情報について、収集、蓄積、伝送、利用、取扱いを適切に行うことなどが挙げられます。

3. 医療情報システム利用者の責務

医療情報担当者だけでなく、医療情報の利用者にも情報の慎重な取扱いが求められます。日本医療情報学会の「病院情報システムの利用者心得 ver2.1」には、次のような責務が挙げられています。

（1）患者の権利に配慮して診療情報を取り扱う。
（2）安全確保のために、患者と協力して正確な情報収集に努め、有害事象を防止するよう、情報共有する。
（3）診療記録には、一次利用と二次利用があることを理解し、運用管理の原則に従って適切に記載する。
（4）システムの入出力端末を正しく操作できる。
（5）ネットワークに関する機能を知り、正しく利用する。
（6）システムトラブル時に、正しい対応ができる。
（7）医療事故防止に病院情報システムを役立てる。
（8）システムの有用性を理解し、改善点を提案できる。

具体的には、「パスワードは自身で管理し、これを他者に利用させない」、「システム管理者の許可なく、ソフトウェアを端末にインストールしたり、設定を変更したりしてはならない」、「システムへの不正アクセスや異常を発見した場合は速やかに運用責任者に連絡する」など一般的な情報セキュリティで求められるものと同様です。医療情報システムでは、後述する代行入力という操作もありますが、その場合、「依頼者が確定操作を行う」なども利用者の責務にあたります。

過去問題

出題傾向

「医療情報担当者倫理綱領」における医療情報担当者が負う責務、「病院情報システムの利用者心得」における医療情報システム利用者の責務について問う問題が頻出です。

問題 4-1　医療情報倫理について誤っているのはどれか。（2021）

1）臨床実習を行う学生にも適用される。
2）人そのものに対する倫理規範と同質である。
3）医療倫理に情報倫理を付加したものである。
4）電子カルテにより行いうる意思決定に関連する。
5）患者個人を記述する情報の集合に対する規範である。

問題 4-2　医療情報担当者倫理綱領における医療情報担当者が負う責務について、下記の記述が該当するのはどれか。（2023）
"必要な医療記録に適切かつ時期を得て安全にアクセスできるよう援助しなければならない。"

1）社会的な責務
2）自身に関する責務
3）患者に対する責務
4）医療従事者に関わる責務
5）施設・雇用者に対する責務

問題 4-3　医療情報担当者倫理綱領（Code of Ethics for Health Informatics Professionals）について誤っているのはどれか。（2021）

1）医療情報担当者は医療従事者にかかわる責務を負う。
2）医療情報担当者は施設及び雇用者に対する責務を負う。
3）目的の一つは倫理的見識を一般人に明示することである。
4）目的の一つは施設を評価する際の基準として用いることである。
5）医療情報担当者は患者などの記録の対象者に対する責務を負う。

2 病院情報システムの機能

> **ここがポイント**
> 病院情報システムには、オーダエントリシステムと電子カルテシステムという基盤システムがあり、そこに部門システムが連携することで構成されています。

1. 病院情報システムの主要なシステム

医療情報を処理し、伝達する情報システムを医療情報システムといい、**病院情報システム**（Hospital Information System：**HIS**）は、その代表的なシステムです。病院情報システムを構成する主要なシステムと情報の流れを表すと下図のようになります。

病院情報システム導入には、医療の質・安全性の向上、業務の効率化、経営分析や医療データの分析などへの情報活用といったメリットがあります。病院情報システムは、複数のシステムで構成されており、その中心となるのが、**オーダエントリシステム**と**電子カルテシステム**です。これらの基盤システムと各種の部門システムが連携して、病院情報システムを構成しています。

1）電子カルテシステム

診療記録を保管・管理します。

2）オーダエントリシステム

医師の指示を他部門へ送付します。

3）部門システム

医療機関の各部門（薬剤部門、検査部門、放射線部門など）の業務を支援するシステムで、多くの部門システムが電子カルテシステムやオーダエントリシステムと連携しています。

4）医事会計システム

患者登録や料金計算、診療報酬明細書（レセプト）の作成などを行います。

5）物流管理システム

医療材料や医薬品などの発注、納品、在庫管理を行います。

このほか、往診先や病床で用いられる携帯端末（PDA）も病院情報システムの一部です。

2. 病院情報システムで扱うデータ

病院情報システムで扱うデータには、テキスト・コード・数値・DICOM 形式画像などの決められた定義に従って格納された構造化データと、図形・波形・画像・PDF 文書・フリーテキストなどの非構造化データがあります。

病院情報システムの全体像

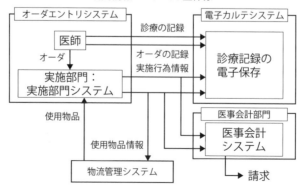

3. 病院情報システムに求められる要件

病院情報システムには、データの正確な処理と安定性・冗長性・継続性・機密性を担保できること、医療の安全性を向上させること、操作が容易で応答時間が適切であること、費用対効果が見合っていることなどが求められます。また、十分なセキュリティの確保も重要です。

近年、病院情報システムで**シンクライアントシステム**（情報処理技術系2-1参照）を導入する施設が増加しています。端末機側にマスタデータやアプリケーションを搭載し、処理の大部分を端末側で行うファットクライアントシステムとは違い、シンクライアントシステムでは、個々の端末には最低限の機能しか持たせずに、中央管理するサーバと接続することで、サーバ側にあるソフトを使ったり、ファイルの記録をしたりするものです。セキュリティの向上、ネットワーク通信量の減少、複数の端末での利用などのメリットがあります。

なお、情報の閲覧についてすべての利用者が同等の権限を有することは、患者のプライバシーを保護する観点から適切とはいえないため、職種や所属部署によって閲覧を制限する仕組みが必要です。

過去問題

> **出題傾向**
> 病院情報システム、特に主要なシステムと情報の流れが頻出です。

問題 1-1 図は病院情報システムの主要なシステムと情報の流れを示している。図の（B）にあたるシステムはどれか。（2023改変）

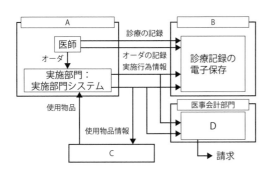

1）医事会計システム
2）物流管理システム
3）電子カルテシステム
4）患者案内表示システム
5）オーダエントリシステム

問題 1-2 病院情報システムについて誤っているのはどれか。（2022）

1）電子カルテシステムは診療記録を保管管理する。
2）医事会計システムは診療報酬明細書の作成を行う。
3）オーダエントリシステムは医師の指示を他部門へ送付する。
4）輸血管理システムは他の病院情報システムと独立している。
5）往診先で用いられる携帯端末は病院情報システムの一部である。

問題 1-3 病院情報システムに求められる要件として適切でないのはどれか。（2014）
1）応答時間が適切であること
2）24時間365日いつでも使用できること
3）オンライン業務を遅滞なく処理できること
4）ネットワークは十分なセキュリティが確保されていること
5）情報の閲覧について全ての利用者が同等の権限を有すること

2-2 電子カルテシステム・オーダエントリシステム

SBO2.4.1-2.4.4

> **ここがポイント**
>
> 電子カルテシステムとオーダエントリシステムでは、安全性の確保が重要となります。そのためには、電子保存の3基準に従うことや、機能上の対策が求められます。

1. 電子保存の3基準

カルテとは狭義では「診療録」のことを指します。医師法、歯科医師法では、患者診療を行った場合、遅滞なく「診療に関する事項を記録すること」が義務付けられています。より広い意味では医師・歯科医師以外の医療従事者も記載する、診療に関する諸記録を含む診療記録の総体を指しています。電子カルテは診療録を電子的に作成・保存・表示・管理するもので、**真正性、見読性、保存性**の3つが担保される必要があります（**電子保存の3基準**）。

（1）真正性

真正性とは、正当な権限で作成された記録に対し、故意・過失による虚偽入力、書換え、消去および混同が防止されており、かつ、第三者から見て作成の責任の所在が明確であることをいいます。真正性の確保のためには次の対策などを講じる必要があります。

1）医療機関等に保存する場合

・入力者および確定者の識別および認証
→IDと指紋で利用者認証を行うことなどが挙げられます。
・記録の確定手順の確立と、作成責任者の識別情報の記録
・更新（改変）履歴の保管
→データ保存時に自動的にタイムスタンプを付けることなどが挙げられます。
・代行入力の承認機能
・情報機器・ソフトウェアの品質管理

2）ネットワークを通じて医療機関等の外部に保存する場合

・通信の相手先が正当であることを認識するための相互認証

・ネットワーク上で「改ざん」されていないことの保証
・リモートログイン機能の制限

（2）見読性

電子媒体に保存された内容を、必要に応じて肉眼で見読可能な状態に容易にでき、書面に表示できることをいいます。見読性確保のためにはいつでも診療データが確認できるようにすることが必要ですが、見読性確保の対策には次の例があります。

・情報の所在管理
・見読化手段の管理
・見読目的に応じた応答時間
・システム障害対策としての冗長性の確保

（3）保存性

記録された情報が、法令等で定められた期間にわたって、真正性・見読性を保ち、復元可能な状態で保存されることをいいます。保存性確保の対策には次の例があります。

1）医療機関等に保存する場合

・データの自動バックアップシステムの構築
・ウイルスや不適切なソフトウェア等による情報の破壊および混同等の防止
・不適切な保管・取扱いによる情報の滅失、破壊の防止
・記録媒体、設備の劣化による読み取り不能または不完全な読み取りの防止
・記録媒体・情報機器・ソフトウェアの整合性不備による復元不能の防止

2）ネットワークを通じて医療機関等の外部に保存する場合

・データ形式および転送プロトコルのバージョン管理と継続性の確保

・ネットワークや外部保存を受託する機関の設備の劣化対策

2. 診療記録を電子化するメリット

診療記録では、患者基本情報、患者プロファイル、退院時サマリー、病名オーダ、入院診療計画書などの情報が登録されます。電子カルテには、次のようなメリットとデメリットがあります。

1）電子カルテのメリット

① 情報の複製・計算・検索・抽出が容易
② 他部門との情報共有が容易
③ 誤読の減少

2）電子カルテのデメリット

① 導入時の人的・金銭的制約による運用変更の柔軟性の低さ
　→導入時には、導入計画策定・運用管理規程の策定・予算編成、システム構築、機器の購入など、人的、金銭的コストが発生し、一度導入すると、別のシステムに変更することが難しくなります。
② システムの使用方法習得のための負担
　→システム利用者教育が必要となり、利用者、システム担当者双方に負担が発生します。
③ ディスプレイ表示能力による情報一覧性の制限
　→表示範囲が限られたディスプレイ上で確認しなければならず、紙と異なり、机の上に資料を広げて検討するといったことはできません。
④ システム障害対策
　→医療情報システムの障害は医療の停止につながるため、厳重な対策が必要です。

3. 電子カルテに求められる機能

電子カルテの中でも、患者基本情報・患者プロファイルは診療期間を通じて頻回に参照されます。変更があった場合、逐次更新かつ変更者の履歴管理が必要です。

患者基本情報と患者プロファイル

患者基本情報
氏名、性別、年齢など患者個人の特定を行う情報

患者プロファイル
初診日、紹介元、病名告知情報、身長、体重、血液型、アレルギー情報、聴覚障害の有無、体内金属の有無、蘇生措置拒否（DNR）の意思表示など

また、診療記録はワークフローによって入力者が異なるほか、記載のタイミングや記録データの種類も異なります。診療記録は、テキストデータ以外にもシェーマ図、検査値、画像データ、PDF文書データなどの情報があり、電子保存の3基準を満たした形式で作成・保存・表示できる必要があります。そのためデータ入力者の記録、記録の種類やイベント日時の記録、更新時のデータの版管理だけでなく、診療情報照会時には患者単位、業務単位で抽出が行えるような機能も必要です。

4. 電子カルテの安全配慮

医療安全の配慮として、ある患者のカルテを記載中は、別の患者のカルテは参照モードで開くことや、電子カルテの画面を閉じると同一患者のPACS（医用画像管理システム）の表示画面も連動して閉じるといった機能、電子カルテシステムにログインしたまま一定時間操作が行われない場合に、強制的にログオフする機能は、患者の取り違え防止に有効な対策です。

5. オーダエントリシステムの概要

オーダとは医療の実施に必要な医師の指示を他の医療従事者に対し伝達する行為を指します。オーダには検査・処方・注射、診察、処置などの医療行為、医療行為の実施条件、実施前の確認行為などの付帯情報の伝達が含まれます。

オーダエントリシステムは、従来伝票などで行われてきたオーダを情報システムによって行うもので、オーダリングシステムともいいます。オーダの電子化および患者IDと注射や検体ラ

ベルとの紐づけにより、手書き文字の判別ミスや転記ミス、患者の取り違えなどを防ぐことができ、医療安全を向上させることができます。また、部門間の情報共有の迅速化、医事会計システムとの連携により診療報酬に関する業務の効率化などを図ることもできます。

　例えば入院患者に対し、医師がオーダエントリシステムでX線検査のオーダを入力すると、検査部門に即座に伝達され、検査が行われます。医師はその結果（撮影実施情報）を確認・承認し、必要であればまた別のオーダを入力します。

　また、外来患者ではオーダ情報が部門に即時に伝達されることにより、部門では患者の到着前に業務の準備を開始することが可能になり、患者の待ち時間の減少に役立ちます。

　オーダの入力はマスターを利用した入力が一般的であり、医療情報システム開発センター（MEDIS-DC）から提供される標準マスターが代表的です。こうしたマスターによる入力や各種のチェック機能を利用することにより、処方入力時エラーや転記ミスなどを防ぐことができます。

6. 代行入力とカウンターサイン

（1）代行入力

　診断書や診療録、処方箋は、診察した医師が作成する書類であり、作成責任は医師が負うこととされていますが、医師が最終的に確認し署名することを条件に、診療記録やオーダについて、医師以外の医療従事者（**医師事務作業補助者**など）が代わりに入力する**代行入力**が可能となっています。

　このとき、誰の指示が誰によって代行入力されたかや、追記した場合の追記日時や追記者の記録、確定者による承認操作が重要となります。

代行入力をする場合の注意点
・代行入力者は自らのIDやアカウントでログインし、共用アカウントの使用や、他人のIDでの代行入力をしてはならない。
・代行入力者が記載した記録を確定者は承認しなければならない。この際、確定者は内

容を個々に確認する必要がある。
・代行入力の範囲や運用に関する運用管理規程を定めなければならない（法による規制はない）
・確定者は速やかに承認操作を行う。
・一定時間経過後に自動確定する場合、作成責任者（確定者）を特定する明確なルールを策定し運用管理規程に明記する等の対応が必要となる。

　例えば、パスワード不明時に同僚のIDとパスワードでログインするといった行為や、看護師が医師のIDを用いて処方薬を請求する行為、検査レポートの入力に他の職員がログインしている端末をそのまま用いる行為は、不正アクセス禁止法における「他人の識別符号を悪用する行為」に該当し、処罰の対象になる可能性があります。

　また、電子カルテの代行入力においては、医師法や保健師助産師看護師法等の規定に反しないよう注意が必要です。例えば、医事請求のために事務職員の判断で病名を変更するような行為は医師法違反です。このため、次のような電子カルテシステムの権限設定が必要です。

内容	権限
処置実施	医師
転床	看護師
検査項目の追加	臨床検査技師

　オーダの代行入力を行う場合、麻薬の投与などリスクの高いオーダは安全性の確保のために代行入力の対象外にすることなどが求められます。

（2）カウンターサイン

　カウンターサインとは、研修医が記載した診療記録やオーダについて、担当の指導医から承認や差し戻しを受けることをいいます。カウンターサインでは、未承認と承認済の状態を管理できる機能、カウンターサインが必要な利用者と承認を行う利用者を指定できる機能などが必要です。なお、研修医の医療行為には原則として指導医の許可が必要ですが、緊急時など、研

修医が指導医の承諾を得ずに処方をオーダする行為は通常認められています。そのため、医療安全に配慮しつつ、カウンターサインを求める範囲を検討することが必要です。

7. スキャンした文書の真正性の担保

患者が持参した紹介状や処方箋など、電子カルテになっても紙の情報が発生することは避けられず、それを電子カルテの画面上で参照するためにはスキャンシステムが必要となります。

スキャンシステムについては「医療情報システムの安全管理に関するガイドライン第6.0版」（7-3参照）において、次の2つの遵守事項として定められています。

① 医療に関する業務等に支障が生じることのないよう、スキャンによる情報量の低下を防ぎ、保存義務を満たす情報として必要な情報量を確保するため、光学解像度、センサ等の一定の規格・基準を満たすスキャナを用いること。また、スキャンによる電子化で情報が欠落することがないよう、スキャン等を行う前に対象書類に他の書類が重なって貼り付けられていたり、スキャナ等が電子化可能な範囲外に情報が存在しないか確認すること。
② 運用の利便性のためにスキャナ等で電子化を行うが、紙等の媒体もそのまま保管を行う場合、緊急に閲覧が必要になったときに迅速に対応できるよう、保管している紙媒体等の検索性も必要に応じて維持すること。

スキャンデータを原本とする場合には、責任者の**電子署名**と**タイムスタンプ**の付加が必要であり、元の紙を原本とする場合には、スキャンデータは参照データとしての扱いで、紙文書を法に定められた期間、適切に保管管理します。

8. HPKIとタイムスタンプ

情報セキュリティ分野において、ある人物や組織を第三者が保証する仕組みとして**公開鍵基盤**（PKI、情報処理技術系6-6参照）があります。保健医療福祉分野にはこれと同様の認証基盤として **HPKI**（Healthcare PKI）があり、主に診療情報の交換や、行政手続きの電子申請のほか、医師や薬剤師といった保健医療福祉分野の国家資格を有する者の本人認証と、院長などの管理者資格の本人認証をすることができます。

また、タイムスタンプは、文書がいつ作成されたかを証明するための認証基盤です（情報処理技術系6-5参照）。タイムスタンプと HPKI とを併用することにより、紙文書をスキャンしたデータを原本化する際などに真正性を確保することができます。

═══════════ 過去問題 ═══════════

出題傾向

電子保存の3基準、代行入力、HPKI で証明できることを問う問題が頻出です。特に代行入力者による入力の運用について、どういった行為が適切／不適切かが問われます。

問題 2-1 病院情報システムの「真正性」確保に直接関連するのはどれか。2つ選びなさい。（2021）
1) ID と指紋で利用者認証を行う。
2) 外部保存の管理を第三者に委ねる。
3) いつでも診療データが確認できるようにする。
4) データの自動バックアップシステムを用意する。
5) データ保存時に自動的にタイムスタンプを付ける。

問題 2-2 医療記録の電子保存について誤っている組み合わせはどれか。（2019）

1）保存性 ― 情報の所在管理
2）真正性 ― 改変履歴の保存
3）見読性 ― システム障害対策
4）真正性 ― 確定者の識別および認証
5）保存性 ― 情報の減失、破壊の防止策

問題 2-3　紙カルテと比較した電子カルテの特徴として誤っているのはどれか。（2022）
1）情報の複製が困難である。
2）運用変更の柔軟性が低い。
3）情報機器や情報端末の導入に労力がかかる。
4）システムの使用方法の習得のために負担が生じる。
5）情報の一覧性がディスプレイの表示能力に制約される。

問題 2-4　患者プロファイルの項目として通常含まれないのはどれか。（2018）
1）初診日
2）紹介元
3）再診予約日時
4）病名告知情報
5）アレルギー情報

問題 2-5　電子カルテに主治医が入力しない診療情報はどれか。（2019）
1）退院時要約
2）病名オーダ
3）入院診療計画書
4）病理検査レポート
5）患者プロファイル

問題 2-6　代行入力者による入力の運用について適切なのはどれか。（2022）
1）共用アカウントでログインする。
2）管理者用アカウントを共有してログインする。
3）代行入力を依頼した医師のアカウントでログインする。
4）自分のアカウントでログインし、代行入力権限を利用する。
5）自分のアカウントでログインし、入力権限を一時的に変更する機能を利用する。

問題 2-7　代行入力機能とその運用について

適切なのはどれか。（2018）
1）代行入力者は指示者のIDでログインする。
2）一定時間が経過すれば全て自動確定される。
3）確定者は確定時に内容を個々に確認する必要はない。
4）代行入力の業務範囲や権限は法律で規定されている。
5）誰の指示が誰によって代行入力されたかが管理される。

問題 2-8　オーダエントリシステムについて誤っているのはどれか。（2021）
1）利用者認証の機能が実装されている。
2）診療報酬明細書を発行するシステムである。
3）医師は行為の承認、結果の確認などを行う。
4）医師の指示を医療スタッフに伝えるシステムである。
5）入力される情報は診療報酬請求に必要な内容を含んでいる。

問題 2-9　医師事務作業補助者の代行入力について誤っているのはどれか。2つ選びなさい。（2021）
1）医師事務作業補助者は医師の権限でログインする。
2）代行入力の範囲や運用に関する規程を定めなければならない。
3）医師事務作業補助者の記録を承認することをカウンターサインという。
4）リスクの高いオーダは代行入力の対象外とすることで安全性を確保できる。
5）医師事務作業補助者が代行で記載した記録を医師は承認しなければならない。

問題 2-10　HPKIによる電子証明書について誤っているのはどれか。（2019）
1）病院長であることを証明できる。
2）本人認証に用いることができる。
3）電子処方箋の運用に必要とされている。
4）病院に勤務する医事課職員であることを証明できる。
5）記名押印にかわる電子署名として用いることができる。

2-3　画像情報に関するシステム　　SBO2.4.5

ここがポイント

PACS は医用画像に関するシステムであり、病院医療情報システムなどと連携して様々な機能を提供します。扱うデータ量が多くなるという特徴があります。

1. PACS の概要

PACS（医用画像管理システム：Picture Archiving and Communication System）は、CT や MRI などの画像診断装置（**モダリティ**）で生成された画像などの保管・配信・交換・検索・参照を行うシステムです。

例えば、外科の医師がX線撮影オーダを入力すると、放射線部門で撮影が行われます。放射線部門の医師が PACS 端末に表示された画像を読影して診断をまとめ、連携されているレポートシステムに所見を入力し、検査を依頼してきた医師に画像と共に送信するといった形で利用されます。

PACS は、ネットワークを介して、モダリティ、病院情報システム（HIS）、放射線部門情報システム（Radiology Information System、RIS、2-14参照）と接続されているだけでなく、画像処理・検像・読影レポート作成のための端末や電子カルテ端末などとも接続し、ストレージに保存されたデータを各端末で表示できます。このため、PACS サーバのストレージは、大容量であることと高速通信が求められるため **SAN**（Storage Area Network）という接続方式を用いることが一般的です。記憶媒体としては HDD、SSD が用いられます。

2. PACS が扱う画像

PACS は、X線撮影装置、CT、超音波、MRI、内視鏡などのモダリティから画像データを受け取ります。これらのモダリティと PACS の通信は DICOM（6-2参照）という規格で行われています。

画像のデータ量は大きく、例えばCT では画像1枚の容量は0.5MB ですが、撮影は1回で500枚〜1000枚といった数で行われるため、500MB ほどの容量となり、膨大なデータ量が発生します。

なお、モダリティの高機能化に伴いデータ量は増加しているため、写真のデータを **JPEG 圧縮**や **Wavelet 圧縮**することも増えています。日本医学放射線学会電子情報委員会が策定している「デジタル画像の取り扱いに関するガイドライン3.0版」によると、このときの圧縮率は1/10までとされています。

3. 医療施設間での画像情報の受け渡し

地域連携により医療施設間で情報を共有する機会も増えています。画像情報を連携する場合、ネットワークを介した受け渡しのほか、可搬型媒体（CD-R など）によっても受け渡しが行われます。

いずれの場合にも、臨床現場でのトラブルを防ぐため、2016年に「患者紹介等に付随する医用画像についての合意事項」が定められています。提供側医療施設が可搬型媒体経由で画像情報を提供する場合の主な注意事項は以下のとおりです。

可搬型媒体経由での提供で遵守すべきこと

・IHE 統合プロファイルに準拠すること
・Viewer などアプリケーション・ソフトウェアのオートスタートは禁止とすること
・DICOM 画像を圧縮しないこと
・DICOM 規格に違反しないこと
・1枚の CD-R に書き込む患者は1名—1ID とすること
・シンスライスデータ（CT 検査などで通常の厚さよりも薄く、頻回に撮影することで

得られるデータ）など大量の画像、動画を同梱しないこと
・患者氏名、提供元医療施設名および問い合わせ先などを CD-R 表面にレーベル印刷として記載すること

この内容は他の医療施設等に医用画像を提供する場合と受け取った場合を対象としますが、事前協議に基づき双方がその内容について承知している場合は、本合意事項の対象としません。

過去問題

問題 3-1 PACS の機能として誤っているのはどれか。2 つ選びなさい。(2019)
1) レポートシステムと連携できる。
2) 画像保存機能のみを有するシステムである。
3) PACS とモダリティの通信は DICOM 規格で行われている。
4) よく利用される画像圧縮方法には JPEG 圧縮と Wavelet 圧縮がある。
5) PACS に画像が保存されると PACS は医事会計システムに実施情報を送る。

問題 3-2 PACS の基本機能でないのはどれか。(2016)
1) 画像生成
2) 画像保管
3) 画像配信
4) 画像検索
5) 画像参照

問題 3-3 「患者紹介等に付随する医用画像についての合意事項」に含まれないのはどれか。(2019)
1) 1 枚の CD-R に書き込む患者は 1 名—1ID とすること
2) 医療施設間で受け渡しする DICOM ファイルは、DICOM 規格に違反しないこと
3) 事前協議に基づき双方がその内容について承知している場合は、本合意事項の対象としないこと
4) 自動的に CD-R に同梱されている Viewer アプリケーションを使って画像を表示させること
5) 患者氏名、提供元医療施設名および問い合わせ先などを CD-R 表面にレーベル印刷として記載すること

2-4　外来診療に関する機能　SBO2.5

ここがポイント

外来診療では医師ごと、診察室ごと、単位時間ごとに区分して予約枠を設定し、診療予約を管理しています。外来では時間的な制約が大きいことが特徴です。

1. 外来診療システムに関する機能

外来診療では、患者の受付、問診票への記入、医師による過去の診察内容等の確認、診察、検査、診療・処置などが行われます。それぞれの医療行為の実施を支援する機能のほか、医療行為の記録、診療報酬請求のための記録に関する

機能が必要となります。外来診療システムで特に重要な機能が**診療予約管理機能**です。

2. 診療予約管理に必要な機能

　外来診療では診察や予約枠を「○○医師は診察室○番で○時から○時まで」のように設定し、予約の管理を行う診療予約管理の機能が必要です。

　診療予約管理システムでは、「○分間に○人」のように、一定の単位時間ごとに診療可能な人数をあらかじめ設定します。診療科や医師によって単位時間ごとの診察可能人数は異なるので、個別に設定できる必要があります。ただし、緊急時など、予約患者に優先して他の患者を受け入れる場合もあるので、予約人数以上の対応をとる可能性も考慮が必要です。

　また、診療内容に応じて時間枠の設定を柔軟に変更できる機能も必要です。例えば診察時間が長くなりそうな患者では、1オーダで複数の時間枠が取得できるようにしたり、紙カルテの運用の場合は、紙カルテの事前出庫と各外来への搬送などの準備が必要なため、予約取得の締切時間の設定も行います。また、診療内容によっては、予約枠を取得できる権限を制限する場合もあります。

　このほか外来診療予約システムには、予約入力ミスに備えた同一時間帯での重複予約のチェックを行う機能もあります。

3. 受付

　一般的に初来院の患者には、患者受付窓口で提示された患者基本情報（2-2参照）、診療科、保険証またはマイナンバーカードをもとに医事会計システムに患者登録が行われ、患者ID番号が発番され、診察券が発行されます。紹介患者の場合には、紹介状や画像情報を含む可搬型媒体の受付が行われます。その後の問診や検査において、体重や血液型、感染症情報といった情報が入力されます。

　再来患者の場合、窓口で受付を行うと、受付情報が更新されます。紙カルテでは、受付情報が保管場所に伝達されると、カルテが出庫され、診療科に搬送されます。再来受付システムには、受付票に当日検査情報や診療予約情報を出力したり、患者が当日の予定を確認できる機能があります。

　診察室への患者の呼び込みは、HISの診察予約一覧画面で来院情報や検査の進捗などを確認しながら行います。

4. そのほかの外来診療に必要な機能

　外来診療において、診療記録や診療報酬請求のための記録の作成は重要です。外来診療では、時間的な制約が大きいため、テンプレートや定型文を活用した診療記録・予診情報の登録など、入力効率化の工夫が行われます。

　外来で行われる処置もオーダエントリシステム（2-2参照）にオーダを登録することで行われます。

　オーダエントリシステムの運用は原則としてオーダ→実施→記録という流れで進み、緊急時など状況によっては実施→オーダ→記録の順で行うこともあります。ただし、記録から始めることはありません。

　外来においては、一般的な処置に加えて、各診療科において様々な処置が行われます（診療報酬上の処置の区分については医学・医療系7-1参照）。外来で行われる処置には、外傷（創傷や熱傷）の処置、褥瘡の処置、骨折の処置、捻挫の処置、異物の除去（気道、食道、眼内、鼻内など）などがあります。また、心臓マッサージ、人工呼吸や救命のための気管内挿管などは救急処置として行われます。これらの処置オーダが容易にかつ適切に入力できる機能や入力漏れを防ぐため、他のスタッフがオーダを代行入力できる機能が必要です。

　処置オーダには、医師がオーダし、看護師などが実施入力を行う処置や医師がその場でオーダ入力と同時に実施する処置があり、このためにオーダと同時に実施までを完結できる即実施機能があります。

　なお、診療の際に使用した薬剤は基本的に処置料に含めるため、改めて外来処方オーダに入力する必要はありません。

═══ 過去問題 ═══

出題傾向

外来診療予約システムの機能にはどういったものがあるかが出題されています。

問題 4-1　再診予約オーダの機能として適切でないのはどれか。(2014)

1) 設定人数以上の予約の禁止
2) 1オーダでの複数の時間枠取得
3) 同一時間帯での重複予約のチェック
4) 時間枠単位での予約可能人数の設定
5) 予約枠ごとの予約締め切り時間の設定

問題 4-2　通常、患者受付窓口で入力される患者情報はどれか。2つ選びなさい。(2013)

1) 体重
2) 住所
3) 血液型
4) 保険情報
5) 感染症情報

問題 4-3　再来受付システムの機能として誤っているのはどれか。(2018)

1) 紹介状の管理を行う。
2) 受付票に当日検査情報を出力する。
3) 受付票に診療予約情報を出力する。
4) 外来予約情報を受付済み状態に変更する。
5) 患者が当日の予定を確認できるようにする。

問題 4-4　処置オーダについて正しいのはどれか。(2022)

1) 入力漏れの発生を考慮する必要はない。
2) 処置に使用した薬剤は外来処方オーダから入力する。
3) 他のスタッフがオーダを代行入力することはできない。
4) オーダと同時に実施までを完結できる即実施機能がある。
5) 経過記録に処置内容を記載することによってオーダが発行される。

2-5　入院診療に関する機能　　　　SBO2.6

ここがポイント

入院診療では標準診療計画であるクリニカルパスを用いることで、より良い医療につなげることができます。

1. 入退院管理と病床管理機能

　入院診療システムには、入退院管理、病床管理、診療記録・診療報酬管理機能などが必要です。

　入退院管理機能には、入院予約・決定・確認機能、転科・転棟・外泊などの登録機能、退院決定・確認機能などがあります。入院予約は、入院が必要と判断された際に登録されるため、通常、外来担当医師によって行われます。複数の診療科で入院計画が立てられるよう、一人の患者に複数の入院予約を行うことができ、予約項目として入院希望病棟・傷病名・入院目的、食事オーダなどを登録します。入院決定は、入院日時確定時に登録され、入院日時・病床・食事開始タイミングなどの入力が必要です。入院決定は、一人の患者に対し一つしか行えません。入院確認は実際に患者が入院した時点で登録され、患者のステータスが外来から入院に変更されます。入院予約・確認は医師の指示により行われますが、入院確認は医師以外でも可能です。

病床管理（ベッドコントロール）機能は、患者の入退院情報や病状などをもとに、病床の運用状況を視覚的に表示し、効率的な運用ができるようにするものです。例えば**病床マップ**で病床占有状況を時系列で表示させると、入院日時に合わせた病床の確保ができます。

　また、入院医療費の定額支払制度（DPC/PDPS、医学・医療系2-2参照）の適用を受ける病院では、各入院患者に対し、医師がDPCを登録することが必要です。DPCの運用は一般的にDPC決定システムとオーダエントリシステムを連携させてDPCを決定し、医事会計システムによりDPC算定に関わるデータを作成します。

2. クリニカルパス

　クリニカルパス（医学・医療系4-2参照）は、標準診療計画であり、これにより、医療の質を改善し、過剰・過小医療の防止、在院日数の短縮、インフォームドコンセントの推進が可能になると考えられています。クリニカルパス作成では、**アウトカム**とその達成に必要な**タスク**、アウトカムの指標として**クリニカルインディケータ**、パスからの逸脱を示す**バリアンス**を設定します。

　クリニカルパスは、患者の病態にあわせて、複数のパスを組み合わせて作成します。このため、入院時の傷病名だけに基づいてクリニカルパスを自動的に設定することは適切ではありません。また、医師以外の医療従事者が設定することはできません。

　クリニカルパスシステムには、クリニカルパス画面でオーダを発行できる機能、オーダ実施状況の把握機能、バリアンスの登録機能などが組み込まれています。このほかにも、統計解析

機能や診療記録機能との一体化も望ましい機能です。

3. 病棟指示

　病棟指示は、医師から病棟スタッフ（看護師、薬剤師、作業療法士など）への指示や患者の状態や日常ケアなどの情報を共有するために行われます。病棟指示も医事会計システムとの連携が必要です。

病棟指示の例

項目	内容
ADL・安静度	患者の日常動作（ADL）に基づく介助の必要度や医師による安静度（運動・動作の制限など）の指示。
測定・観察	バイタルサイン（体温、血圧、呼吸数、脈拍数など）の測定・症状の観察など。看護師の判断で実施可能。
処置	医師の指示に基づき看護師が行う処置。
処方・注射	用法が複雑な注射・処方において、オーダとともに発行される。
予測指示（条件付き指示ともいう）	ある状態（条件）になった場合に、特定の介入を実施するよう、あらかじめ登録される指示。
行動制限に関する指示	身体拘束などを含む行動制限に関する指示。制限する理由の登録も必要。

　糖尿病患者へのインスリン投与において、血糖値と投与量の条件をあらかじめ設定したものを**スライディングスケール**といい、病棟指示ではこうした機能にも対応できることが必要です。

　病棟指示には1回で終了する指示と、中止・修正するまで継続する指示があります。オーダされた指示は、電子指示受けシステムに反映され、内容が適切か看護師による確認が行われます。病棟指示システムで正確な進捗状況が把握できることが望ましいですが、状況により都度入力されない場合もあるため注意が必要です。

═════════ 過去問題 ═════════

出題傾向

クリニカルパスの機能と病棟指示に関する出題が頻出です。病棟指示では誤っているものを選択する出題が多いため、問題文に注意が必要です。

問題 5-1　入院予約について誤っているのはどれか。(2013)

1) 入院日の管理が必要である。
2) 入力は、通常、外来担当医師が行う。
3) 予約項目には、病室の種類が含まれる。
4) 予約項目の中に患者の入院目的が含まれる。
5) 病棟に空きベッドがあることを確認してから行われる。

問題 5-2　病院情報システムと連携したクリニカルパスシステムに組み込むべき機能でないのはどれか。(2022)

1) バリアンスを登録する。
2) クリニカルパス画面からオーダを発行する。
3) 患者状態に合わせてクリニカルパスを選択する。
4) クリニカルパス画面でオーダの実施状況を把

握する。
5) 入院時病名に基づいてクリニカルパスを自動的に適用する。

問題 5-3　病棟指示について誤っているのはどれか。(2021)

1) 病棟処置オーダは医事会計システムとの連携が不要である。
2) 看護師が互いに日常ケアの内容や方法を伝達するために行う。
3) 予測指示（条件付き指示）にもとづき看護師は薬剤を投与できる。
4) 1回で終了する指示と中止・修正するまで継続する指示が混在する。
5) 病棟指示システムでは正確な進捗状況が把握できることが望ましい。

2-6　歯科診療に関するシステム　　SBO2.7.1

ここがポイント

歯科診療ではシステム上で歯を一歯ごとに管理できることが必要です。また、自由診療が多いことから、保険診療との区別も必要になります。

1. 歯科・口腔領域の診療システム

　歯科・口腔領域における診療の特徴として、外来患者がほとんどであること、外科的な小手術が多いこと、診療録の参照、処置、記録のタイミングが分かれることがあげられます。多くの歯科診療は、患者受付、問診、医師による過去の診療内容などの確認、検査、処置・治療、実施内容の記録という流れで行われます。

（1）受付から処置実施までに必要な機能

　受付時の患者基本情報は医科と同様の項目を登録します。歯科診療では出血を伴う処置が多く、感染予防のため感染症情報がしばしば参照されます。感染症情報は、問診と血液検査に基づくものを区別して表示できます。アレルギーの有無、内服薬の履歴なども重要です。処置や診療録作成のため、過去の診療内容、患者情報や口腔内画像情報を迅速に確認できる機能が必

要です。

（2）保険診療録

　医科と歯科では診療報酬制度や診療記録の様式も異なります。歯科では自由診療が多いため、保険診療（歯科入院は DPC の対象外）と自由診療を区別して診療録を表示・印刷できる機能が必要です。保険診療録は患者の氏名など医科と同様の記載のほか、各歯・顎骨・粘膜疾患単位で傷病名を記載し、口腔内所見をチャートに記載します。複数の歯が同一傷病名を持つ場合には、部位として統合して表記します。なお、歯科診療録は個人識別に有用であるため、災害時の身元確認に活用されています。

　医科との連携や診療報酬請求電算化のため、歯科傷病名と歯式情報の標準規格が策定されており、厚生労働省標準規格として、標準歯科病名マスター、標準歯式コードが認定されていま

す。また、口腔診査情報標準コード仕様が認定され、各種検査機器とレセプトコンピュータ、病院システムとの接続にこのコードの活用が期待されています。

歯科医師の診療録（診療録に添付された口腔写真、患者提供文書の写しも含む）は5年間の保存義務があります。

（3）予約

歯科の予約システムでは、歯科医師や歯科衛生士の診療可能予約枠の設定だけでなく、検査機器・特定の診察室・診療用チェアの予約、処置内容による時間枠の設定などに対応できる機能が必要となります。

（4）歯科・口腔領域独自のシステム

歯科・口腔領域のシステムでは咬合検査や歯周疾患検査など歯科独自の検査に対応することが求められるほか、使用された貴金属の種類を含めた歯科技工装置情報の管理・情報交換機能が必要です。

2. 歯の部位データの利用と管理

歯科診療で特徴的なのは、処置の履歴を**一歯ごと**に保存・管理することです。これは、一歯ごとに病態が進行するためで、う歯（虫歯）の診療では、部位が異なれば病名の重複を認める機能や、進行状態の把握のために、歯面・歯根単位で管理する機能が必要となります。

歯が失われた箇所についても、一歯ごとの処置や対応履歴の管理が必要です。義歯などで機能回復を図った場合の歯科技工装置の登録、口腔内粘膜の疾患における部位選択ができることが求められます。義歯のように通常複数歯にわたるものは、部位を選択するときに同時に扱えるようにする機能も求められます。

3. 歯科衛生士が関わるシステム

歯科衛生士法に定められた歯科衛生士の業務として、**歯科診療補助**のほか、歯科医師の指示に基づき、患者に対する**予防処置・歯科保健指導**の実施があります。その際、医師は指示内容を診療録に、歯科衛生士は業務記録に記載します。診療報酬請求に際し、歯科疾患管理料、歯科衛生実地指導料などの請求を行う場合は、歯科医師が作成した診療録に、患者に提供した文書の写しを添付することが必要です。歯科衛生士が単独で行った保健指導についても、患者に提供した文書の写しを歯科医師に提供し、歯科医師が診療録に記載する必要があります。歯科衛生士業務記録は、3年間の保存義務があります。また、診療報酬請求において、**歯科衛生実地指導料**を算定する場合は、患者に15分以上の実地指導を行い、指導内容に関する情報を文書で提供する必要があります。この文書には、指導内容に加えて、口腔衛生状態（う蝕または歯周病に罹患している患者はプラークの付着状況を含む）、指導の開始時刻および終了時刻、保険医療機関名、主治の歯科医師の氏名、指導を行った歯科衛生士の氏名の記載が必要です。

4. 歯科技工士が関わるシステム

歯科技工士は、歯科医師が発行した**歯科技工指示書**に基づき、歯科技工装置を製作・加工します。歯科技工士は歯科技工指示書によらなければ、業として歯科技工を行ってはならず、自らの判断で歯科技工装置の材料を選択することはできません。また、歯科技工所の管理者は歯科技工指示書を、当該技工終了日から起算して2年間保存することが定められています。近年、歯科技工指示書を電子化し、共有・保存するシステムが開発されています。

=== 過去問題 ===

出題傾向

歯科診療特有の歯の部位の概念に基づく管理・登録（一歯ごとの管理、喪失歯の登録など）についてが頻出です。

歯科電子診療録における歯の部位データの利用と管理について誤っているのはどれか。（2022）

1）一歯毎に区別して管理する。

2）災害時の身元確認に利用できる。

3）歯面・歯根単位での管理が望ましい。

4）複数の歯を同時に扱えるようにする必要がある。

5）抜歯後の箇所については一歯毎の管理はしない。

定期的に歯科医師が訪問診療を行っているとき、誤っているのはどれか。（2019）

1）歯科医師は歯科衛生士への指示内容の要点を診療録に記録する。

2）歯科衛生士は患者に提供した文書をもとに業務記録を作成する。

3）歯科衛生士は患者に提供した文書の写しを歯科医師に提供する。

4）歯科衛生士が単独で行った保健指導の診療録への記載は不要である。

5）歯科衛生士の実地指導料を算定する場合は、その内容等を記載した文書を患者に渡す必要がある。

2-7　その他の診療科・センターに関するシステム

SBO2.7.2-2.7.11

ここがポイント

各診療科やセンターには、特有の診療や検査、注意点があります。各部門システムに求められる機能もその特徴に即したものになるため、本節では各科の特徴を中心に理解しましょう。

1. 産科（周産期）診療に関するシステム

周産期医療において、最も重要なのは異常の早期発見のためのスクリーニングです。産科診療では、妊婦の情報を診療日時とともに時系列で示した**プレグノグラム**（妊娠経過図）が用いられています。プレグノグラムは診療日時に対し、検査値などをグラフ化したもので、異常の早期発見に役立ちます。また分娩経過中の管理には、**分娩経過図**（パルトグラム）が用いられ、陣痛発作時間や胎児心拍数が記録されるほか、新生児の出生後は**アプガースコア**（医学・医療系5-2参照）によって心拍数や刺激に対する反応を評価します。産科システムでは、これらの記録機能のほか、異常値が発生した場合に警告する機能などが求められます。

2. 眼科診療に関するシステム

眼科診療の特徴は、診療・処置や検査およびそこから得られる情報が多様であることです。眼科では、診療科独自の検査を行うことも多く（医学・医療系6-5参照）、特殊な検査機器を用いることもあります。診療や検査で得られる情報は、視力などの数値だけでなく、眼底写真やシェーマ（スケッチ）などの画像データが多いことも特徴です。

眼科診療に特化したシステムでは、「緑内障検査セット」、「結膜炎検査セット」などの登録によりワンクリックで必要な検査項目がすべて入力される機能があります。また、検査だけでなく薬剤や処置などもまとめて入力する機能がある場合もあります。そのため検査の一括オーダや実施入力などの機能の必要性は低くなります。

また、多様な検査結果と所見、評価などの記録をファイリングシステムに保存できること、片眼ごとの記録、所見を手描きで示したシェーマが登録できること、検査機器や HIS との連携ができることが必要です。画像情報が多く、疾患の経過が長いことから、データの保存容量が大きいことも求められます。

3. 耳鼻咽喉科診療に関するシステム

　耳鼻咽喉科は、耳・鼻・のど・頸部を中心に、広範囲の疾患を扱うこと、感覚器官、摂食・嚥下・発声・呼吸などの幅広い症状を扱い、それぞれに応じた診断法や、自科検査、自科処置が多いという特徴があります。内科的、外科的な治療・処置のどちらも行うため、システム化が難しい診療科であるものの、近年では内視鏡の画像情報の活用やモダリティとの連携が広がっています。

4. 血管カテーテル検査・治療に関するシステム

　血管カテーテル検査とは、細く柔らかい管（カテーテル）を使い、血管内の疾患を調べる検査のことをいいます。おもに放射線部門で検査が行われることが多いため、放射線部門システムとの連携が必要になります。

5. 外来化学療法に関するシステム

　外来化学療法とは、主にがん治療において、患者が外来に通院して医薬品（抗がん剤）を用いた治療を行うことをいいます。

　使用する薬剤やその用量や用法、投与間隔、投与サイクルなどを時系列で示した治療計画をレジメンといい、抗がん剤治療はこのレジメンに基づいて治療が進められます。このため、外来化学療法に関するシステムにおいては標準的な化学療法を行えるよう標準レジメンの登録機能や投与量の算出機能、レジメンの誤選択を防止する機能、レジメン別実施件数などの統計データを集計できる機能が必要となります。

　また、抗がん剤は副作用が起きやすいことから、投与量について医師の決定に基づく減量調整機能、インシデントを登録できる機能が必要です。病床管理機能や予約機能との連携も必要になる場合もあります。

6. 重症・急性期部門業務に関するシステム

　ICUに代表される重症・急性期部門はxCUとも呼ばれ、他科と比べて注射や点滴を多用する特徴があります。このため重症・急性期部門業務に関するシステムでは、薬剤注入速度の変更など、頻回な変更指示へ柔軟に対応できる機能、処置・手術実施後に指示を登録できる機能、患者の容態変化を見越した条件付きの指示ができる機能が必要です。また、一般診療科と異なり特殊治療を行うことが多いため、その管理ができること、点滴や薬剤など複数のルートを管理できること、生体モニタとの連携も求められます。

7. 救急部門業務に関するシステム

　救急医療は患者の重症度に応じて一次（初期）救急、二次救急、三次救急と段階を分けて、24時間体制であらゆる急病や怪我に備えることで地域の医療を支える仕組みです。ICUなど重症病棟と類似していますが、より迅速な対応が求められます。

　救急部門では患者の氏名などの情報が不明の状態でカルテの記入を行う場合が多いため、仮の患者IDを発行してモダリティや重症系システムを運用する場合があります。

8. 入退院支援・地域連携部門に関するシステム

　入退院支援・地域連携部門は、患者の入退院に関わる支援や地域の他の医療機関からの患者の受け入れおよび退院患者に関する情報を他の医療・介護施設と共有し、連携するなどの業務を行っています。各部門との連携や多職種での支援が多いことが特徴です。入退院支援・地域連携部門システムでは、患者の入退院支援対応進捗管理や退院支援計画書の作成、紹介情報管理、連携患者履歴管理機能などにより、業務を支援しています。

9. 医療安全管理部門業務に関するシステム

　医療安全管理部門は、医療事故への対応、安全管理体制の構築、医療事故を防止するための情報収集・分析・対策・評価、医療安全に関する職員への教育・研修の実施などを行う部門です。

　一般に医療事故をアクシデント、患者には実

害がなかったが事故につながる可能性があった事象（ヒヤリ・ハット）をインシデントと呼び、その収集や分析、報告にはインシデント・アクシデントレポートシステムが使われます。

インシデント・アクシデントレポートシステムは今後の事故を防止するための仕組みであり、重大事故事例のみならず、事故につながるヒヤリ・ハットも登録します。登録はすべての職員が行い、医療安全管理部門の職員が分析したうえで、医療安全管理担当者（ゼネラルリスクマネージャー）と共有します。この場合、報告がしやすいようにレポートは報告者の実名を伏せるなどして院内に公開します。また、今後の事故を防ぐために、医療事故を起こした職員でもアクセスできることが求められます。

インシデント・アクシデントレポートシステムの導入によって、発生した事案の情報の迅速な収集・集計・分析が可能となります。なお、報告内容によって参照権限を設定できる機能もあります。

医療安全管理部門では、そのほかに e-ラーニング・研修管理システムも使用し、医療従事者への教育・研修を行っています。

10. 感染制御部門業務に関するシステム

厚生労働省の「医療機関における院内感染対策について」によると、**院内感染**とは、医療機関において患者が原疾患とは別に新たにり患した感染症または医療従事者などが医療機関内において感染した感染症と定義されています。感染制御部門は、こうした院内感染の予防と制御を目的として、院内感染対策や感染症診療などを行う部門です。医師、看護師、薬剤師、臨床検査技師、事務職員などで構成された部門横断的な**感染制御チーム**（Infection Control Team：ICT、2-17参照）を設けている場合もあります。感染制御部門では、各部門と連携し、薬剤耐性菌対策、アウトブレイクの早期発見と対応、職員の感染対策および教育、後出の感染サーベイランスなどを行います。

上記の厚生労働省の指針によると、一定期間内に一定の場所（同一の病棟・医療機関）で発生した院内感染の集積が通常よりも高い状態のことを**アウトブレイク**といい、迅速な状況把握が必要となります。抗菌薬の使用による院内での多剤耐性菌の出現は、アウトブレイクにつながる可能性があります。そのため、入院患者から耐性菌が検出された場合には、病床マップ（2-5参照）をもとにした感染症マップ機能を用いて、発生状況の登録と分析が必要になります。

抗菌薬の使用量などを把握して抗菌薬を適正使用することは、薬剤耐性菌の発生抑制につながります。そのため、感染制御部門システムでは、抗菌薬使用状況モニタ機能などの抗菌薬適正使用支援システムの機能が必要になります。また、感染対策を支援する臨床経過図や、感染症発生状況のモニタ（サーベイランス）の機能も求められます。サーベイランスは、感染対策の有効性の評価、発生頻度の分析などを行い、手術部位感染も対象としています。

=== **過去問題** ===

問題 7-1　産科（周産期）診療に関するシステムで記録・評価に用いられるのはどれか。<u>2つ</u>選びなさい。（2022）
1) DESIGN-R®
2) パルトグラム
3) アプガースコア
4) フェイススケール
5) スライディングスケール

問題7-2 眼科システムの機能として必要性が最も低いのはどれか。(2022)
1) 眼科検査機器から検査結果情報を取得する。
2) 所見を手描きで示したスケッチを登録する。
3) 診療録や自科検査結果をまとめたレポートを電子カルテに送信する。
4) 検査結果と所見、評価などの記録をファイリングシステムに保存する。
5) 複数の自科検査を一括してオーダ入力し、検査後にそれぞれ実施入力する。

問題7-3 外来化学療法システムに含まれる機能として誤っているのはどれか。(2022)
1) ベッドコントロールができる。
2) 投与後起きた副作用等のインシデントを登録できる。
3) レジメン別実施件数などの統計データを集計できる。
4) 標準的な化学療法を行えるよう標準レジメンを登録できる。
5) 患者の体調変化に応じて抗がん剤の投与量を自動計算できる。

問題7-4 通常、重症・急性期部門システムの機能において必要性がもっとも低いのはどれか。(2018)
1) パスの作成管理
2) 特殊治療の管理
3) 点滴ルートの管理
4) 生体モニタとの連携
5) 注射の頻回な速度変更への対応

問題7-5 救急時等で、患者IDが空欄でも運用することができるのはどれか。2つ選びなさい。(2023)
1) モダリティ
2) 重症系システム
3) 薬剤部門システム
4) 医事会計システム
5) 電子カルテシステム

問題7-6 医療安全管理部門の業務でないのはどれか。(2023)

1) 医療事故への対応
2) 安全管理体制の構築
3) 医療事故を防止するための情報収集
4) 医療情報システムの安全管理対策の立案
5) 医療安全に関する職員への教育・研修の実施

問題7-7 医療安全管理部門システムの機能でないのはどれか。(2023)
1) レポート管理機能
2) レポート作成機能
3) レポート分析機能
4) 教育・研修支援機能
5) サーベイランス機能

問題7-8 インシデント・アクシデントレポートシステムについて正しいのはどれか。(2022)
1) 重大事故事例のみ登録する。
2) レポートは報告者の実名で院内に公開する。
3) レポートはリスクマネージャー以外も登録する。
4) レポートは一定期間経過後、速やかに抹消する。
5) 医療事故を起こした者からのアクセスを制限する機能が必要である。

問題7-9 インシデントレポートシステムの導入目的でないのはどれか。(2019)
1) 報告数を削減できる。
2) 集計作業が容易となる。
3) 報告者が報告しやすい環境ができる。
4) 報告内容ごとに参照権限を設定できる。
5) 事案が発生したときに情報を速やかに収集できる。

問題7-10 感染制御部門システムの機能のうち、薬剤耐性菌の発生抑制と最も関連が深いのはどれか。(2022)
1) 感染症マップ機能
2) 手術部位感染モニタ機能
3) 感染症発生状況モニタ機能
4) 感染対策ラウンド支援機能
5) 抗菌薬使用状況モニタ機能

2-8　医事部門業務に関するシステム　SBO2.8

> **ここがポイント**
>
> 医事会計システムは、初診患者の登録に始まり、会計、診療報酬請求、再診受付、入退院管理など幅広い医事業務全般をサポートし、各部門システムと連携しています。

1. 医事部門と医事会計システムの概要

医事部門は病院内で患者の受付・案内・電話対応を行うほか、診療報酬の算定やチェック、レビューといった管理を行います。ここで使われるのが**医事会計システム**です。医事会計システムは医療機関全体でほぼ100％導入されており、病院情報システムの基盤ともいえます。

医事会計システムには患者登録、外来・入院受付、診療報酬計算、DPC 管理（対象病院）、収入金管理、未収金管理、レセプト電算処理、医事統計作成などの機能があります。

2. 医事会計システム

（1）患者登録・受付業務の流れ

患者は初診時、受付で保険証もしくはマイナンバーカード、診療申込書を提出します（2-4参照）。また、紹介状がある場合には紹介状も提出します。これをもとに患者基本情報が医事会計システムに登録され、診察券も作成されます。

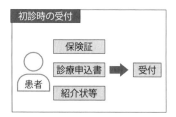

医事会計システムに登録される情報としては、患者基本情報（2-2参照）のほか、次のようなものがあります。

・保険情報（保険証の記号・番号）
・保険証の確認日
・限度額適用認定証の所得区分
・緊急連絡先

・未収金情報
・勤務先
・紹介状の有無
・リハビリテーションの起算日

（2）会計

オーダエントリシステムによって医事会計システムに情報が送信されると、会計窓口では患者に一部負担金の請求書（一般的には領収書も兼ねています）を発行します。

もし未収金が発生した場合は医事会計システム上で未収金登録を行います。未収金は債権として会計上扱われますが、会計上の基準から、システム上の金額と、帳簿上の金額に差異が発生する場合があります。

（3）レセプト作成

レセプトとは診療報酬明細書のことをいい、診療報酬請求を行うために審査支払機関に提出するものです（医学・医療系2-2参照）。

1）接続形式

レセプトは原則として電子データでの提出が義務付けられ、2024年9月までにオンライン請求に移行することとなっています。

オンライン請求ネットワークに接続するにはネットワーク回線が必要となり、IP-VPN または IPsec ＋ IKE のいずれかの方式で接続します。

2）病名登録

レセプトには患者に実施した検査や治療の根拠となる傷病名の記載が必要となります。傷病名の記載は主治医が行う必要がありますが、オーダエントリシステム上で医師が登録を行うと、その情報がレセプトに転記されるという機能もあります。

3）基本マスター

電子レセプトは厚生労働省が定める方式に基づき、医科の基本マスターを使って作成されます。これによって、保険医療機関、調剤薬局、健康保険組合等の保険者、審査支払機関において仕様の共通化を図っています。

医科に関する**基本マスター**は6種類あり、医科診療行為、医薬品、修飾語、傷病名、特定器材、コメントマスターがあります。

電子カルテでは、医師が標準病名マスター（6-1参照）を使用して病名登録します。このとき、医師が病名（例えば「感冒」「風邪」「かぜ」など）を入力すると、代表的な「リードターム」と呼ばれる標準標記に索引テーブルを使い変換できます。

この病名登録によって医事会計システムの傷病名マスターにリンクすることができ、診療報酬請求はこの傷病名マスターを使って行われます。

（4）統計

医事部門で発生する情報を、日次、月次、年次などの区切りで集計し、病院内の日々の活動を数値化し、経営分析に用いたり、行政へ報告したりするために行われます。対象となるデータは、病床数や在院患者数、手術等の実施状況など多岐にわたります。

=== 過去問題 ===

出題傾向
医事会計システムの登録情報や医科レセプトの基本マスターに関する問題が頻出です。

問題 8-1　医事会計システムの機能でないのはどれか。（2022）
1) DPC 管理
2) 収入金管理
3) 未収金管理
4) カルテ管理
5) レセプト電算処理管理

問題 8-2　レセプト電算処理システムに関係しないのはどれか。（2017）
1) 医療機関
2) 介護施設
3) 調剤薬局
4) 健康保険組合
5) 審査支払機関

問題 8-3　電子レセプト（医科）で使用される基本マスターでないのはどれか。（2021）
1) 医薬品マスター
2) 修飾語マスター
3) 傷病名マスター
4) 特定器材マスター
5) 看護実践用語標準マスター

2-9　看護部門業務に関するシステム　SBO2.9

ここがポイント
看護部門システムには看護師の管理業務を支える看護管理業務システムと看護業務を支える看護業務支援システムがあります。

1. 看護部門システムの概要

看護師は病院内において最も患者と接することの多い職種であり、病院内で最も多くの人員が配置されています。看護部門システムは、看

護師の業務を円滑に遂行し、患者ケアの質を向上させるためのシステムであり、大きく**看護管理業務システム**と**看護業務支援システム**に分類されます。

2.　看護管理業務システム

看護管理業務システムは、看護部門の管理業務全般をサポートする役割を果たします。主として看護師長級以上の管理職によって利用され、その主な機能は次のとおりです。

1）管理日誌の作成

管理日誌には、病棟管理日誌、外来管理日誌、看護管理日誌、手術室管理日誌などがあります。管理日誌作成機能によって患者の入退院情報や外来受診情報、看護師の日々の業務記録などを電子的に管理します。

2）勤務管理

勤務管理機能では、看護職員の勤務予定表の作成などを行います。勤務実績の情報は看護管理日誌に反映されます。

3）人事・キャリア管理機能

人事・キャリア管理機能は、職員基本情報、免許情報などの職員情報管理やラダーレベル別評価などのキャリア開発支援などの機能があります。

3.　看護業務支援システム

看護業務支援システムは、看護の現場で看護師が患者に対するケアを効果的かつ効率的に提供するためのシステムであり、看護過程に沿った看護実践の記録を支援するシステムと、看護業務を支援するシステムとの2つに分かれます。

（1）看護過程に沿った看護実践の記録を支援するシステム

一般的に**看護過程**は看護アセスメント、看護診断、目標設定・看護計画、実施、評価を繰り返すプロセスをいいます。看護記録システムでは、看護診断で抽出された問題点ごとに看護計画を作成する機能があります。

1）看護アセスメント

看護師が患者の主観的・客観的な情報を収集し、得られた情報をシステムに登録します。

2）看護診断

登録された情報から、看護の観点で解決すべき問題（**看護問題**）を明らかにします。看護問題の入力に際しては、NANDA-I（医学・医療系5-4参照）などの看護診断ラベルを使用することができます。

3）目標設定・看護計画

看護問題ごとに看護計画を策定します。看護計画には患者目標や具体的な計画を記載します。看護計画の実施入力はMEDIS-DCが作成した看護実践用語標準マスター（医学・医療系5-4参照）を利用することができます。

4）実施

看護計画に基づいて様々な看護介入を行います。実施内容に基づき、看護経過記録を作成します。システムによっては、実施内容が自動転記されるものもあります。

5）評価

看護目標に対する患者の状況について、結果を評価します。評価した内容は次のプロセスに反映させます。

なお、看護記録においては、看護の経過を叙述的に記録するため、SOAP形式で入力します（医学・医療系8-2参照）。また、評価においてはバイタルサインやケアの実施状況（フローシート、温度板、熱計表、熱型表ともいう）を表形式で一覧表示できる機能が求められます。

（2）看護業務を支援するシステム

看護計画に基づいた看護指示を確認、実施入力できる機能や指示を日ごとのワークシートに反映させる機能、個々の患者のバイタルサインや看護必要度、経過記録などを一覧で表示する機能などがあります。

患者管理機能は、患者の状況把握に使われます。例えば、ケアプランを看護オーダとしてスケジューリングできるなどの機能があります。

ワークシートは患者情報、オーダ情報を参照、共有できるようにする機能で、実施すべき業務を担当別、オーダ種別、患者別などに整理して一覧表示、印刷することができます。

過去問題

出題傾向

看護管理業務システムと看護業務支援システムのそれぞれに含まれる機能が頻出です。

問題9-1　看護業務支援システムの機能はどれか。2つ選びなさい。(2023)
1) 看護計画
2) 看護勤務管理
3) 病棟管理日誌
4) ワークシート
5) クリニカルパス

問題9-2　新規の患者が入院してきたとき、看護業務支援システムへ最初に入力するのはどれか。(2022)
1) 評価
2) 看護計画
3) 看護診断
4) 看護アセスメント

5) 看護介入の実施情報

問題9-3　看護業務を支援するシステムについて適切でないのはどれか。(2017)
1) 患者の看護上の問題点の入力に NANDA-I を利用することができる。
2) 看護の経過を叙述的に記録するため SOAP 形式の入力が用いられる。
3) 看護計画の実施入力に利用できる MEDIS 標準マスターが整備されている。
4) 看護計画は患者の個別性に対応するためマスターを用いずに自由記載とする。
5) バイタルサインやケアの実施状況を表形式で一覧表示できる機能が求められる。

2-10　薬剤部門業務に関するシステム　　SBO2.10.1

ここがポイント

薬剤部門業務では医師からのオーダに基づき、処方・調剤を行います。この際、処方内容をチェックする機能が求められます。

1. 医薬品処方の概要

外来患者に医薬品が処方される場合、一般的に次のような流れで進みます。

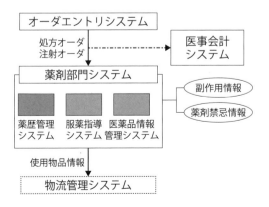

（1）オーダ発行

医師が診断を行い、それに基づき**処方オーダ**を発行します。この際医師は、体重、内服薬歴、注射薬歴、病名情報、アレルギー歴をチェックし、処方オーダに薬剤名や分量、用法・用量などを登録します。

なお、緊急の場合には投与後に使用した薬剤のオーダ入力が行われることもあります。オーダ登録が行われると、処方情報は、薬剤部門システムと医事会計システムに送られ、薬剤師による監査・調剤、医事会計部門での診療報酬の計算が行われます。

後出の、入院患者に対する注射オーダの場合、

オーダ時点ではなく実施入力をもって医事会計に情報が行くことが多いため、注意が必要です。

2．オーダ時のチェック機能

処方オーダには薬剤検索、薬剤情報表示といった機能のほか、処方オーダでの登録ミスを防ぐため、次のようなチェック機能があります。

（1）薬剤名称

類似の薬品の誤登録などのミスを防ぐため、フリーテキストではなく、事前にマスター登録しておいた中から選択できるようにし、さらに3文字以上入力しないと候補が出ないようにすることや、病院が採用している薬剤のみ登録できるようにする機能が使われています。

（2）制限量と常用量

医薬品の中には使用量の上限（**制限量**）が定められていたり、適切な分量（**常用量**）が記載されていたりする場合があります。医師が常用量の1.5～2倍以上の処方を行った場合、処方オーダ上で警告が出される機能が使われています。

（3）アレルギー等禁忌チェック

アレルギーを有する薬剤や副作用のある薬剤については事前にマスター登録し、処方オーダ時に患者のアレルギー情報や病名との照合を行うことで禁忌チェックを行っています。

このため、アレルギーを起こした薬剤やその薬剤と同系統の薬剤をコードで管理するほか、患者情報の登録の際には、「アレルギーの症状・程度」を入力できるように、医薬品アレルギーの既往の有無を医師や薬剤師が確認し、その日付の入力を行うといった機能があります。

（4）後発医薬品

厚生労働省の推奨のもと、医療費を抑制するために、多くの医療現場で後発医薬品が使用されています（医学・医療系5-3参照）。このため、処方オーダにおいて先発医薬品の名称で検索した時に、あわせて一般名も選択候補に挙げる機能があります。

3．薬剤部門システムの概要

薬剤部でオーダを受け付けると、薬剤処方に関する伝票や、注射の場合には注射箋を出力します。医療法において、病院または医師が常時3名以上在籍する診療所には常勤の薬剤師を配置することが定められており、処方内容は薬剤師による処方監査を受けます。処方監査とは医師が発行した処方がその患者にとって適切な内容かを薬剤師がチェックする重要な業務です。

なお、病院外の調剤薬局で薬を受け取る場合には処方箋が発行されるだけとなります。

（1）内服薬と外用薬

内服薬の場合には継続して処方されることが多いため、過去の処方を閲覧・流用できる機能（**Do処方**）が求められます。

処方オーダでは内服薬と外用薬のほか、インスリンなど在宅自己注射が認められている薬剤の払い出しも行っています。

（2）分量、用法・用量

内服薬・外用薬は次の内容が登録されます。

	分量	用法	用量
内服薬	1回分の投与量	1日服用回数・服用時期	投与日数
外用薬	1回量／総量	1日使用回数・使用部位使用方法	投与日数／投与総量

なお、内服薬の分量は1回量と1日服用回数で表記することが標準となっています。

（3）調剤監査

処方箋に基づき調剤を行います。必要に応じて自動分包機や散薬混合ロボット、注射薬自動払い出し機といった設備が使われます。

調剤後、処方箋と薬剤の照合を行う調剤監査が行われ、薬剤師から患者に薬が提供されます。

4．注射オーダ

（1）注射剤の搬送方式

注射剤の運用には一本渡し方式と定数配置薬方式があります。

一本渡し方式は薬剤を投与する前に薬剤部にオーダし、薬剤部が搬送する方式で、在庫管理に優れているという特徴があります。

定数配置薬方式は一定の薬剤を病棟、外来な

どに配置しておき、現場で使用の際には在庫一覧表で管理し、定期的なタイミングで薬剤部が補充を行うものです。期限切れの薬剤が出やすかったり、薬の取り出し時の間違いが発生しやすかったり、病院全体の注射薬の在庫が多くなりがちになるというデメリットもありますが、重症系病棟などでは緊急時に速やかな投与が可能になるという特徴があります。

なお、実際には薬剤の種類や部署によって一本渡し運用と定数配置運用が組み合わせて行われています。

（2）注射オーダの流れ

注射剤の多くは入院患者に投与されますが、外来や処置、手術、検査でも投与されます。病棟での注射剤投与は、医師から薬剤部に調剤・払い出しのオーダおよび看護師への投与指示出しを行い、患者への投与が行われた後、医事会計部門へ実施情報が送られるというフローで行われます。医師が投与前に指示を変更する場合もあるため、投与が完了するまで適時修正できることが求められます。

なお、注射剤の投与の前には**ミキシング**という作業が行われ、その際に注射剤の内容などを記載したラベルを貼り付ける作業を行います。

（3）注射剤の三点認証

注射の実施時に注射器のボトル（対象物）に貼りつけたラベル、患者（対象者）の識別情報、そして注射を行う実施者の3点に付与されたバーコードを読み取ることで、異なる薬剤ではないか、異なる患者ではないかチェックを行うことを**三点認証**といいます。三点認証によって、ラベルが発行された後の医師の指示変更を検知することが可能となり、あわせて、いつ・誰が行ったかという診療録への実施記録や、医事会計部門への実施情報の連携を行うこともできます。

5.　入院患者への処方
（1）与薬管理

入院患者への処方は定時的なものと臨時的なものがあります。どのタイミングで患者に薬剤を渡すか（**与薬**）があらかじめ指定されるので、

それに合うようにあらかじめオーダを登録しておく必要があります。病棟に届けられた薬剤は、看護師がオーダと別に発行される紙の指示簿等（**与薬指示**）に従って与薬します。

この際、患者が薬を飲まないという状況も考えられるため、処方データでは1日単位での管理を行いますが、この予約指示や服薬記録における分量は1回服用単位とし、これに基づき実施入力を行い、記録を管理します。

（2）持参薬

患者が持参してきた薬剤については、その内容について確認を行います。この場合は**持参薬**を処方した病院等に確認を行うことが望ましく、それ以外の場合には院内の薬剤師が鑑別を行い、持参薬マスターに登録して情報共有をしておく必要があります。

持参薬についても通常の処方オーダと同様に服薬指示ができますが、このとき持参薬マスターは、院内で採用している医薬品マスターとは別に作成して運用します。

6.　抗がん剤プロトコル管理システム

抗がん剤プロトコルとは、がんの種類に応じた薬物治療計画のことで、プロトコルに時系列が示されるものを**レジメン**と呼びます。これらは院内の審査委員会などによって登録が行われます。

抗がん剤の投与量は、患者ごとの身長・体重から割り出される体表面積や検査結果値などを指標として、オーダエントリシステム上で算出されます。このように投与量が患者ごとに異なるため、一般的に抗がん剤の注射オーダにおいては一本渡し運用が行われています。

抗がん剤プロトコル管理システムにおいては、登録された内容を複数人で確認し、レジメンに基づく用法・用量・スケジュールの管理、累積投与量の管理などを行い、システム上で抗がん剤プロトコルの量を超えてオーダできないようにしたり、体重の計測が一定期間行われないと警告が発せられたり、当日の検査結果を見てから投薬の可否を判定するなどの機能が求められます。

7. 麻薬管理

　患者に麻薬を処方する場合は、**麻薬施用者免許**を取得した医師が、診察室の近くにあるプリンターで処方内容を即時出力し、麻薬施用者番号、署名または記名押印、患者の氏名などを記載したうえで交付します。

　麻薬は処方可能な投与日数に一定の制限があ

るので、これを超えると警告が発せられる機能が求められます。そして、施用した場合には実際に使用した数量を ml 単位でカルテに記載しなければならないほか、注射薬として麻薬を使用する場合などには、麻薬帳簿に記載する必要があります。

═══════════ **過去問題** ═══════════

> **出題傾向**
>
> 処方オーダ時のチェック機能のほか、注射実施時の三点認証の対象、薬剤の一本渡し運用と定数配置運用の違いについてが頻出です。

問題 10-1　患者毎に医薬品アレルギーを登録し、薬剤オーダをするときに自動チェックするシステムを開発した。仕様や運用について適切でないのはどれか。(2023)
1) 薬剤名をフリーテキストでも登録できるようにした。
2)「アレルギーの症状・程度」を入力できるようにした。
3) アレルギーを起こした医薬品と同系統の医薬品もチェック対象とした。
4) 医薬品アレルギーの既往がないことを確認した日付を入力できるようにした。
5) 電子問診票で患者が入力したアレルギー情報はそのまま反映しないようにした。

問題 10-2　処方オーダシステムの機能について適切でないのはどれか。(2023)
1) 前回処方を閲覧できる。
2) 他医師の処方の流用を禁止する。
3) 内服薬は1回量と1日服用回数で表記する。
4) 常用量の1.5〜2倍以上の処方で警告を発する。
5) 患者に重大な影響を及ぼす医薬品を強調表示する。

問題 10-3　注射実施時の三点認証の対象でないのはどれか。2つ選びなさい。(2021)
1) 患者
2) 薬剤
3) 実施者
4) 主治医
5) 実施場所

問題 10-4　注射薬の一本渡し運用の説明として適切なものはどれか。(2019)
1) 抗がん剤の運用に適している。
2) 期限切れの薬剤が放置されやすい。
3) 重症系病棟での運用に適している。
4) 薬の取り出し時の間違いが発生しやすい。
5) 病院全体の注射薬の在庫が多くなりがちである。

問題 10-5　処方監査にもっとも関連が低い患者情報はどれか。(2017)
1) 体重
2) 年齢
3) 検査値
4) 手術日
5) アレルギー歴

2-11　検体検査部門業務に関するシステム　SBO2.10.2

> **ここがポイント**
>
> 検体検査は医師の診断の根拠となるため、検査項目は多岐にわたります。院内での検査は多くの場合自動化されていますが、臨床検査技師が自ら検査を行う場合もあります。

1. 検体検査システムの概要

　検体検査では、血液や尿・便など患者から採取した試料を用いて検査を行います。検体検査には、血液検査、一般検査、遺伝子検査などがあります。

　検体検査は、一般的に検査オーダ発行後、患者受付、検体受付処理、検査実施、極異常値の検出、報告書作成のフローで行われます。検体検査部門のシステムは**検査情報システム**（Laboratory Information System：**LIS**、**臨床検査情報システム**ともいう）を中心に構成され、HIS と接続しています。

　LIS では検査依頼情報の受け取り、検査受付処理、検査依頼情報の分析装置への送信、検査結果の HIS への送信が行われます。近年では**検査自動化システム**（Laboratory Automation System：**LAS**）を加え、検査を全自動で行うことが増えています。

　検査情報システムには、精度管理、検査進捗管理、採血支援、試薬物品等の在庫管理、顕微鏡画像等の画像管理、検査結果の入力、台帳・報告書の出力などの機能が含まれます。

2. 検査オーダ

　検査オーダでは、医師が診察を行い、どの検体を採取するかといった情報や必要な検査項目を登録します。診断の根拠とするため、検体検査では多種多様な検査項目を設定できなければなりません。このため、オーダエントリシステムでは、複数の項目からなる検査依頼項目セットを設定し、**セットオーダ**ができる必要があります。

　検査オーダが登録されると、患者氏名・患者番号・採取日・依頼診察科や患者のバーコードが印字された**検体ラベル**が発行されます。従来、血液検査などの検査では、このラベルを臨床検査技師などがプリントし、検体容器に手貼りしていましたが、近年では採血管準備装置が普及し、ラベルの発行と採取管などへの貼りつけが自動的に行われるようになっています。

3. 検体受付・検査実施
（1）準備作業

　検休検査では複数の検査が必要になるため、患者を効率的に誘導し、検査順を管理することが必要です。このため、検体検査では予約は必要とされないことが一般的です。検体採取後、院内で検査するものと外部の検査機関に送るものを振り分けます。

（2）検体受付

　検体検査は、検体受付処理を行ってから実施されます。検体受付処理は、検体ラベルの読み込みによる到着確認、検体の状態や量の確認が行われ、問題があれば再採取を行います。また、検体受付時に検査実施情報が送信され、HIS 経由で医事会計システムに伝送されます。

（3）検査実施・分析・精度管理

　検査や検査データの入力の多くは自動化されています。検査は複数行われる場合が多いため、イベント・ステータスという情報のやり取りが行われることがあります。これは、検査がすべて終わっていなくても、途中段階での進捗状況をオーダエントリシステムや電子カルテに送信するという仕組みです。

　検査の自動化に伴い、分析機器などの精度管理が必要となりました。**精度管理**とは機器が正しい測定結果を出すために行う、説明書等に基づいた管理のことです。

また、2018年の医療法などの改正により、医療機関が自ら検体検査を行う場合、精度管理の責任者を置くこと、標準作業書・作業日誌・台帳の作成などが求められています。

院内での検査の場合はそのほとんどが自動化されていますが、臨床検査技師が自ら検査を行う**用手法検査**もあります。検査データの入力も基本的には自動的に行われますが、用手法検査の場合には技師が手入力する必要があります。

4. 結果報告

収集されたデータをもとに検査報告書が印刷物もしくはオンライン上で確認されます。同時にこの検査結果は検査の依頼情報とともにデータベースに記録されます。検査にかかる時間が異なるため、複数の検査を同時に依頼された場合でも、結果をまとめて報告することは必須ではありません。また、検査結果の**基準値**は同一医療機関の同一検査項目であったとしても、測定手法の違いなどから一定となりません。

5. 微生物検査

微生物検査は、血液や尿、喀痰などの生体試料から細菌や真菌などの病原微生物の有無を調べる検査です。病原微生物が検出された場合は、分離培養・菌種の同定・細菌感受性検査などが行われます。他の検査と異なり、検査結果により追加での検査が必要になること、検査の日数がかかることが特徴です。

═══════════ 過去問題 ═══════════

> **出題傾向**
> 検体検査システムの特徴や必要な機能について問う問題が頻出です。

問題 11-1 検体検査部門に関連した業務のうちオーダエントリシステムの機能で運用するのはどれか。（2023）
1) 極異常値の検出
2) 検査結果の精度管理
3) 検査依頼項目セットの作成
4) 外来迅速検体検査加算の算定
5) 採血管への検体ラベルの自動貼付

問題 11-2 検体検査部門システムについて正しいのはどれか。（2021）
1) 検体採取時刻による管理が行われる。
2) 検査結果はすべてテキストデータである。
3) 検体到着処理を行ってから検査を実施する。
4) 同時に依頼された検査はまとめて報告される。
5) 同一医療機関の同一検査項目の基準範囲は一定である。

2-12　生理検査、内視鏡検査・治療部門業務に関するシステム
SBO2.10.4-2.10.5

> **ここがポイント**
> 生理検査は患者自身を対象に検査を行うこと、検査結果が画像や波形といった様々な形で表現されることが特徴です。

1. 生理検査部門システムの概要

生理検査（**生理機能検査**）では、患者自身を対象に身体の機能検査を行います。生理検査には心電図や呼吸機能検査、心音図、脳波、筋電図、超音波などがあり、予約が必要な検査と不要な検査があります。

生理検査部門システムには、予約管理、患者受付、画像管理、レポート作成機能が必要とされます。

生理検査では、まずオーダエントリシステムに検査依頼情報（検査目的・項目、依頼医師、患者基本情報、予約情報など）が登録されます。検査予約には、オーダ時に予約枠が公開され申込者が予約日時を指定できる**オープン予約**と、検査申し込みを受けて検査部門側が日時を指定する**クローズ予約**があります。これらの予約方式に対応する機能が必要であるとともに、予約枠を越えてオーダする機能や、必要に応じて予約枠を閉じる機能が必要となる場合もあります。

登録された依頼情報は生理検査部門システムで受信されると、検査機器へ送信されます。患者到着後、検査受付を行い、患者確認、検査装置ごとの患者振り分けなどが行われ、検査が実施されます。検査結果は、検査機器から生理検査部門システムに送信され、ファイリングシステムへの保管、レポートの作成、検査結果画像のPACS（2-3参照）や汎用画像ファイリングシステムでの管理などが行われます。検査実施情報はHISに送信され、医事会計システムに転送されます。

2. 検査の実施と結果の入力・保存

多くの生理検査では臨床検査技師が検査を行います。

検査の結果得られるデータは、数値・画像・動画・波形など多様な形態があり、取り扱うデータ量も検査項目ごとに異なります。また検査結果をもとにレポートを作成します。レポート作成機能では、結果画像の添付や画像への書き込みができる仕様であることが必要です。

検査データに関しては、超音波検査装置の多くが**DICOM**（6-2参照）に対応し、波形情報の標準規格として**MFER**（Medical waveform Format Encoding Rules）が利用されるなど、規格の統一が図られてきています。

3. 内視鏡検査・治療部門システム

内視鏡検査・治療部門は、内視鏡を用いて体内の臓器や組織を観察し、必要に応じて治療を行う部門です。生理検査部門に組み込まれている場合もあれば、独立した一部門となっている場合もあります。

内視鏡検査・治療部門システムでは、HISから受信した検査依頼内容、患者情報を基に受付を行います。検査や治療実施時には、これらの情報を確認し、麻酔などの前処置を行い、処置内容を入力します。HISに実施情報を送信し、検査や治療が行われた後、内視鏡レポートの作成や器具の洗浄管理などが行われ、履歴が登録されます。

検査では、患者の誤認を防止するため、患者IDの確認などを行います。検査ではおもに静止画像を撮影し、検査結果に基づき**内視鏡レポート**を作成します。DICOM規格に対応していない内視鏡システムの画像をPACSで保存する場合にはDICOM規格への変換が必要になります。

内視鏡レポートには、撮影した画像を添付することや、画像への書き込みが必要になるため、それに応じた機能が必要です。X線透視を伴う内視鏡検査を行った場合には、内視鏡レポートに放射線画像を添付するため、放射線画像機能との連携が必要な場合があります。

また、病理診断が必要な組織を採取した場合、病理オーダを依頼し、診断結果の病理レポートを受信する必要があるため、病理部門システムとの連携が必要です。

検査実施後には、使用した機器の洗浄を行います。感染予防のためにも洗浄・消毒の履歴管理を行うことが必要です。

内視鏡検査では、検査時に出血を伴う治療や組織採取を行う場合があるため、内視鏡検査オーダでは、検査目的や検査指示だけでなく、患者の肝炎ウイルスの有無や抗凝固薬など出血を引き起こす可能性のある薬剤の服用歴の確認などの機能があることが必要です。

━━━━ 過去問題 ━━━━

生理検査システム、内視鏡検査システムに求められる機能が出題されています。

問題 12-1　生理機能検査部門業務に関するシステムの機能として関連がもっとも弱いのはどれか。（2023）
1) 画像管理
2) 患者受付
3) 精度管理
4) 予約管理
5) レポート作成

問題 12-2　生理機能検査システムについて誤っているのはどれか。（2016）
1) 画像を含むレポートを作成する機能がある。
2) 取り扱うデータ量は検査項目ごとに一定である。
3) 超音波検査の画像転送には DICOM が用いられる。
4) 検査時に患者情報や検査目的を参照する機能がある。
5) 予約枠を越えてオーダする機能や必要に応じて予約枠を閉じる機能がある。

問題 12-3　内視鏡検査オーダに実装する機能として適切なのはどれか。2つ選びなさい。（2023）
1) 検査の費用を計算する機能
2) 検査予約の枠を管理する機能
3) 検査結果報告書を作成する機能
4) 病理検査オーダを連動して依頼する機能
5) 検査で使用する薬剤の在庫を管理する機能

2-13　病理検査部門業務に関するシステム　　SBO2.10.6

ここがポイント

病理検査は患者の体から採取された組織や細胞などの検体について検査を行います。病理検査には一定の時間が必要ですが、がん検査では迅速診断をすることもあります。

1. 病理検査の概要

　病理検査とは、患者の体から採取された組織や細胞から顕微鏡標本を作り、それを観察して診断を行うものです。この診断にあたっては、病理医という専門の医師が行います。

2. 病理検査の業務フロー

　病理検査には組織のかたまりを薄く切って顕微鏡で観察する**組織診断**や、がんの細胞の存在を調べる**迅速診断**などがあります。ここでは組織診断の基本的な流れについてみていきます。

（1）病理検査オーダ

　生理検査や手術などで患者の検体採取が行われると、患者の氏名や年齢などの情報と合わせて病理検査オーダの登録が行われます。このとき、検査の依頼書には検体の写真や、部位を図示するシェーマを記載することがあり、病理検査ではこういった画像の編集を行う機能が求められます。

（2）切出（きりだし）

　検体は自己融解を防ぐための固定処置がなされたあと、必要な部分の**切出処置**が行われます。このとき、もともとどのような形だったかの記録を残すため、**マクロ写真**と呼ばれる写真によって記録を残します。

（3）標本化

　切り出した検体は ID を記載した専用容器に収めて保管し、その後検体を薄く切って、スラ

イドガラスに載せて**標本**を作製します。出来上がった標本はラベルを貼りつけるなどして管理します。

標本が実際に観察できるまでには最大3日間ほどの時間を要するため、病理検査部門システムでは進捗管理の機能が求められます。

出来上がった標本は場合によってはセカンドオピニオンのために別の病院に貸し出されることがあるため、適切な管理が求められます。

（4）報告書作成

病理医の所見や診断がまとめられたレポートが作成されます。このレポートは複数回の修正を経る場合があるため、システム上での版数管理を行う必要があります。

なお、2-12で紹介したように、内視鏡検査の途中で病理検査がオーダされることがあります。この場合、診断医が先に登録された内視鏡検査の結果だけを見て、その後のオーダによって登録された病理検査の結果を見落とす場合があります。このため、病理検査の報告書については**未読管理**も求められます。

3. 迅速診断

迅速診断（術中迅速診断）は、がんの手術の際に採取された細胞組織にがん細胞が含まれているかどうかをその手術中に検査します。検査結果によって手術の内容を変更するなど、治療に効果的な検査ですが、10〜20分程度の短時間で検査結果を伝えることとなります。このため、術中迅速診断を行う場合には臨床検査技師や病理医の予約を行うことが必要です。

4. 病理検査部門システムに求められる機能

病理検査部門システムでは、診断進捗管理機能、診断報告書作成機能、過去診断症例の表示機能、検体の顕微鏡写真を登録する機能、切り出し図作成機能、組織診断を入力する機能、標本ラベルを印刷する機能、画像編集機能、術中迅速診断の予約管理機能などが必要となります。また、医事会計情報の送信や、他の検査のレポート作成時に病理検査の結果を参照できることも必要です。

過去問題

出題傾向

一時期出題が止まっていましたが2023年に出題がありました。進捗管理が必要になる点などを押さえておきましょう。

問題 13-1　病理部門システムの機能でないのはどれか。（2018）
1) 治療計画の作成
2) 切り出し図の作成
3) 診断報告書の作成
4) 過去診断症例の表示
5) 医事会計情報の送信

問題 13-2　病理部門システムの機能として優先度が低いのはどれか。（2016）
1) 組織診断を入力する機能
2) 標本ラベルを印刷する機能
3) 顕微鏡写真を登録する機能
4) 検体のマクロ写真を登録する機能

5) リストバンドを読み込み登録する機能

問題 13-3　病理検査に関するシステムについて誤っているのはどれか。（2016）
1) 診断の進捗管理を行う。
2) 術中迅速診断は予約を行う。
3) シェーマなど画像の編集を行う。
4) 他の検査のレポート作成時に参照される。
5) オーダ時点で必要な検体ラベルの枚数が決まる。

問題 13-4　診療側からのオーダに加え、検査結果に応じて部門側が独自に追加検査を行うことがあるのはどれか。（2014）

1）病理検査
2）心電図検査
3）呼吸機能検査
4）心エコー検査
5）腹部超音波検査

2-14　画像診断・検査部門業務に関するシステム　SBO2.10.7

ここがポイント

HIS（病院情報システム）から検査オーダを受け、RIS（放射線部門システム）で検査の実施や管理などを行います。そしてこれらの画像情報はPACSで管理されます。

1. 画像診断・検査部門システムの概要

　画像診断・検査部門はX線一般撮影装置やCT、MRIといった画像撮影装置を使って、検査や治療を行う部門です。大きく分けて画像診断検査と核医学検査の2つの種類があります（医学・医療系6-4参照）。画像診断・検査部門システムは、後出の放射線部門システムを中心とした画像撮影装置との連携が特徴です。

（1）画像診断検査

1）X線検査

　一般的な胸部X線検査などの**単純撮影法**と消化器系検査で用いられるバリウムなどの造影剤を用いて撮影する**造影検査**があります。単純X線撮影検査は一般に予約枠の管理を必要としません。

2）CT検査

　X線ビームを身体の周囲から照射し、得られるデータをコンピュータ処理し、内部の断層画像を得る検査です。造影剤を用いると血流の豊富な組織が白く映るため、血流の豊富な腫瘍組織や炎症部位の診断に有効です。ただし、造影剤には副作用があるため、嘔吐の対策として食事制限を行うほか、腎機能障害の有無を調べたり、腎機能の評価に用いられるクレアチニンのチェックを行います。

3）MRI検査

　強力な磁力によって高解像度の内部画像を生成する検査で、断面方向を自由に設定できる特徴があります。MRI検査時には、強力な磁力

が発生するため、検査の前には金属を外してもらうなどの対応が必要です。このほか検査前には刺青の有無、妊娠の有無、閉所恐怖症の有無、ペースメーカーをはじめとする体内金属の有無といったチェックを行います。

4）超音波検査

　X線の照射を行わない検査で、超音波の発信／受信素子を体にあてて行います。なお、超音波検査は生理検査部門で実施する病院もあります。

5）IVR（InterVentional Radiography）

　X線やCTなどの画像診断を活用して血管内治療を行うことをいいます。

（2）核医学検査

　核医学検査とは**放射性医薬品**を投与し、体外に放出された放射線を測定することにより、臓器や病変部の生理的、機能的な状態を調べる検査です。

・PET（Positron Emission Tomography）

　^{18}F-FDGなどの陽電子を放出する放射性同位元素で標識した医薬品を注射し、放出された放射線を身体の周囲360°方向から測定することで、腫瘍などの状態を調べる検査です。

2. RISの機能

　各部門システムはその多くが病院情報システム（HIS）の中で運用されていますが、放射線部門では、その中心に**放射線部門システム**（Radiology Information System：**RIS**）があり、

RIS を PACS（2-3参照）に連携することで画像を管理しています。

（1）RIS の機能

RIS はオーダエントリシステムと連携し、放射線科内の次のような機能を担っています。

・検査オーダを受け、予約管理と依頼情報の参照
・患者受付から、患者の誘導と並行して依頼情報の検査機器（モダリティ）への送信
・検査実施情報の記録と医事会計システムへの送信
・医療材料の在庫管理
・**照射録**など、法令に基づく記録の管理
・フィルム管理
・統計処理

RIS と PACS

（2）画像診断・検査部門のワークフロー

オーダエントリシステムにおいて医師からの撮影依頼が登録されると、その情報が RIS に転送され、実施手続きを行います。

検査では、設備の一定時間の確保のために予約が必要です。検査予約は外来と入院で別に管理されています。検査予約には内視鏡検査と同様にオープン予約とクローズ予約があり、一般的に PET 検査などの核医学検査や血管造影検査などでは物品の準備や医師の手配が必要になることから、クローズ予約を行います。

患者を受け付けると、検査室に自動で割り振るほか、患者の情報や検査依頼情報が検査室にある端末に転送され、さらにそれが検査装置に送られます。

検査終了後は被ばく線量や、レセプト作成に必要な撮影回数の情報が検査装置から RIS に送られます。

その後、使用した医療材料等の入力や、検査者から依頼した医師への連絡事項等の実施入力を行い、その後読影医による読影レポートが作成されます。

依頼医師はオーダエントリシステムを通じて撮影実施情報を確認します。

（3）RIS の構築

RIS と検査装置はネットワークを通して接続され相互に情報をやり取りします。このときの規格は、DICOM（6-2参照）でほぼ統一されており、RIS から検査装置へ患者情報や依頼情報などを送る際は **DICOM MWM**（Modality Worklist Management）が、検査装置から RIS に実施情報を送る際は **DICOM MPPS**（Modality Performed Procedure Step）が使われます。

RIS の構築の際には検査項目など各種のマスタ登録を行う必要があり、その際の標準的なコードとして **JJ1017** があります。

RIS では文字情報を扱うことが基本となるため、検査画像を参照することはできません。このため、画像の参照にあたっては PACS を利用することとなります。

（4）PACS との連携

検査装置で得られた画像情報は PACS に蓄積されます。PACS では画像を管理するだけでなく、その画像を転送することによって、電子カルテ上での確認などができます。

なお、RIS と異なり、PACS には医事会計システムに実施情報を送る機能はありません。

3. 被ばく線量管理

X 線や CT で検査を行う場合は、一定量の放射線被ばくを受けます。このため、医療法施行規則において「診療用放射線に係る安全管理体制の確保」が定められており、その項目の1つに「放射線診療を受ける者の被ばく線量の管理及び記録」があります。検査を行った際の放射

線量の情報のことを **RDSR**（Radiation Dose Structured Report）といい、多くの場合 DICOM RDSR として線量情報が定義されています。なお、機器が DICOM-RDSR に対応していない場合には DICOM-MPPS を用います。

4．医用画像表示用モニタ

　モニタ診断にあたっては、モニタの違いによる所見の差異や不鮮明な画像による見落としなどが発生しないよう、モニタの継続的な品質管理が重要です。医用画像の適切な表示品質や安全性の向上を図るため、医用モノクロ画像を表示するカラーおよびモノクロ医用モニタを対象に「医用画像表示用モニタの品質管理に関するガイドライン」に基づいた運用が求められてい

ます。その概要は次のとおりです（※2024年改訂予定）。

（1）試験

　モニタの使用前に、仕様が適合しているかなどの確認を行う**受入試験**を行うほか、使用後にはモニタの品質を維持管理するために**不変性試験**を行うこととされています。

（2）医用モニタ品質管理責任者

　医療機関は医用モニタの受入試験、不変性試験に精通している医用モニタ品質管理責任者を選任することとされています。選任された医用モニタ品質管理責任者は導入、維持管理、対応について責任を負います。なお、医用モニタの品質管理に関する業務の一部は医療機関より外部に委託することができます。

過去問題

出題傾向

検査の運用時に使用するシステム（RIS、PACS）を問う問題が頻出です。また、検査自体の特徴や画像検査のモニタの仕様についても押さえておきましょう。

問題 14-1　放射線画像検査オーダ情報を受信し、実施手続きを行うのはどれか。2つ選びなさい。（2022）
1) RIS
2) HIS
3) PACS
4) モダリティ
5) レポートシステム

問題 14-2　造影 CT オーダのチェック項目としてもっとも必要とされるのはどれか。（2018）
1) 処方歴
2) 依頼者
3) 刺青の有無
4) 腎機能障害の有無
5) ペースメーカーの有無

問題 14-3　放射線検査の運用とそれに関連するシステムの組み合わせで誤っているのはどれか。（2017）
1) 医師が検査を依頼する ― RIS
2) 検査依頼情報を撮影装置に送る ― RIS
3) 読影医が画像診断を行う ― PACS
4) 医師が画像を閲覧する ― PACS
5) 医師が撮影実施情報を確認する ― オーダエントリシステム

2-15　放射線治療部門業務に関するシステム　SBO2.10.8

ここがポイント

放射線部門システムのうち、放射線治療部門の業務を支援するために構築されるのが治療 RIS です。放射線治療では複数回の放射線の照射を受けるという特徴があります。

1.　放射線治療の流れ

放射線部門システム（RIS）のうち、放射線治療部門の業務専用に構築されたものが**治療 RIS** です。放射線治療部門のシステムは治療 RIS を中心として、HIS、**放射線治療計画システム**（Radiation Treatment Planning System：**RTPS**）、放射線治療装置、治療計画用 CT との連携が必要です。また、他の治療部門との連携や情報共有が円滑に行えることも治療 RIS に求められる機能です。

がんの治療方法の 1 つである放射線治療は、次のような流れで進みます。

（1）医師の診察

院内の各診療科や放射線治療部門のない別の病院から患者の紹介を受け、放射線治療医が診察を行います。放射線治療の施行を決定した場合には、HIS から治療 RIS に、患者基本情報と放射線治療の依頼情報が送信されます。

（2）治療計画の立案

治療計画策定では、まず CT 画像の撮影・RTPS への送信が行われます。この画像をもとに、がん病巣の位置を特定し、最適な治療範囲を決定し、線量分布計算を行い、治療計画を立案します。この計画が安全であるかについては、医学物理士や診療放射線技師といった専門の医療従事者が検証を行い、医師が確定入力をします。治療計画のデータは後述する DICOM RT サーバに送られます。

（3）放射線照射

放射線治療には、外部照射と内部照射があります。外部照射とは一般的に**リニアック**（直線加速器）という装置を使い、放射線を体外から照射する方法です。一方、内部照射には放射性同位元素を容器に密封して、病巣近くに直接刺入する方法、食道や子宮などの腔内に管を挿入し、放射線源を送りこむ方法、放射性同位体を投与して、選択的にがん細胞に取り込ませる方法があります。

検査と異なり、放射線治療では 1 回の治療で複数回の放射線を外部照射します。医療機関の多くが上記のリニアックを用いており、この場合週に 4 〜 5 回、がんの種類によっては朝夕の 2 回施行する場合があります。このため、放射線治療の予約では同時に複数日の予約を行うことがほとんどです。

（4）照射録

放射線治療においても、被ばく線量の照射情報を記録することが義務付けられています。

（5）経過観察

放射線治療による副作用は、治療開始から治療終了後数週間程度で起こる急性期反応と、それ以降に出現する晩期反応があります。入院治療の場合、副作用への対処や経過観察を多職種で行うため、情報共有が重要です。

2.　DICOM RT

DICOM において放射線治療分野の情報について規定されているものの総称を **DICOM RT** といいます。DICOM RT によって、機器間での画像情報や非画像情報、空間情報などの連携が行われています。

過去問題

出題傾向

放射線部門システムの機能や HIS、モダリティとの情報の授受の特徴が出題されています。

問題 15-1 放射線治療業務と情報システムについて正しいのはどれか。(2022)
1) 放射線治療は原則として1回の照射で完了する。
2) 放射線治療部門専用の治療 RIS が構築される。
3) 放射線治療計画の確定入力は診療放射線技師が行う。
4) 密封小線源による内部照射装置と PACS とを接続する。
5) 放射線治療計画データや照射野の情報は PACS で参照できる。

問題 15-2 通常、病院情報システムから放射線治療情報システムへ送信される情報はどれか。2つ選びなさい (2018)
1) 照射実施情報
2) 患者基本情報
3) 放射線治療の依頼情報
4) 照射回数分の治療予約情報
5) 治療計画用の CT 撮影オーダ

2-16 そのほかの部門業務に関するシステム
SBO2.10.9-2.10.18

ここがポイント

前述の各部門システムのほか、手術部門や輸血部門に関するシステムなどがあります。特に物流管理部門システムは医薬品や医療材料を扱うため、各部門システムと連携します。

1. 手術部門システム

(1) 手術部門の概要

外来診察で手術が決定してから、入院・手術・退院までの期間のことを**周術期**といいます。手術中から手術後にかけては体温・血圧・心拍数・尿量などに変化が起こりやすいため、**バイタルサイン**を生体情報管理モニタで確認することが重要です。

このとき、電子カルテシステムから生体情報管理モニタに患者情報が送られ、バイタルサインが記録されます。また、手術後に患者のバイタルサインに異常があると、ナースコールシステムに連携されるようになっています。

(2) 手術部門システム

手術前には手術室の予約管理、スタッフの確保、輸血や医療材料の手配が必要です。また、麻酔を使用する場合にはその内容を**麻酔記録**として記録します。術中には看護師による**術中看護記録**が、手術後には執刀医による**手術記録**が作成されます。このとき、手術記録はイラストが用いられるため、ペンタブレットで入力することで記録するか、紙に記載後スキャンして記録を作成します。

2. 輸血部門システム

輸血部門では安全な輸血を行うために、輸血前の血液検査と輸血実施前の血液検査を行います。輸血前の検査には血液型検査、感染症検査と不規則抗体スクリーニングがあり、不規則抗体を持っている患者にはその抗体と反応しない血液を輸血しなければなりません。この検査結果の情報は電子カルテシステムに送信されます。

輸血予定日の3日前以内に採取された患者血液と輸血する血液製剤の適合性を**交差適合試験**

（**クロスマッチ**）によって確認します。ただし、「輸血療法の実施に関する指針」では、あらかじめ、ABO血液型、RhD抗原型検査と抗体スクリーニング検査により、臨床的に問題となる抗体が検出されず、かつ以下の条件を完全に満たした場合に、ABO血液型の適合性を確認することで輸血が可能であると定められており、この方法を**コンピュータクロスマッチ**と呼びます。

1. 情報システムに、結果の不一致や血液製剤の選択が誤っている場合に警告する機能があること
2. 血液製剤の血液型が再確認されていること
3. 2回以上、異なる検体により患者の血液型が確認されていること

なお、緊急時や手術内容によっては患者本来の血液型とは異なる血液製剤を使用する場合もあります。

輸血実施時には、患者のバイタルサインや副作用を記録します。また、**特定生物由来製品**に指定された血液製剤は、血液製剤に関する使用記録を作成する必要があり、使用した血液製剤の種類（製品名）、製造番号（記号）、投与日（時刻）、患者の氏名・住所などを記録し、20年間保存しなければなりません。

また、1980年代に血液製剤にヒト免疫不全ウイルス（HIV）が混入した経緯から、すべての血液製剤はバーコードで管理されています。このバーコードには、血液型、製造番号、有効期限、放射線照射情報といった情報が記録されています。

輸血を受けた患者は、輸血による合併症や副作用の有無を確認するため、輸血後2～3カ月をめどに輸血後感染症検査を行います。なお、輸血オーダまたは輸血実施によって自動的に検査オーダを発行するシステムも出てきています。

なお、輸血には手術に備えてあらかじめ採血しておいた患者自身の血液で行うもの（自己血輸血）と、血液製剤で行うものがあるので、血液部門システムではその管理も行うこととなります。

3. リハビリテーション部門システム

リハビリテーションでは理学療法士、作業療法士、言語聴覚士といった療法士が患者の状態改善を図ります。医師がどのようなリハビリを行うかなどのオーダをオーダエントリシステムに登録すると、その情報がリハビリテーション部門システムに送られます。この情報をもとに実施するリハビリの予約や実施単位の管理などを行いますが、このとき療法士が1日に担当する訓練の上限が定められているため、リハビリテーション部門システムは勤怠管理システムと密接に関連することになります。

また、リハビリテーションの実施にあたっては医師による実施計画書の作成が必要であり、リハビリテーション部門システムはその支援をします。

なお、実施計画書は診療報酬請求の根拠にもなるので、医事会計システムとも連携するほか、訓練終了後には別の施設で継続してリハビリテーションを行う場合もあるため、地域医療連携システム（5-3参照）との連携も必要になります。

4. 血液浄化部門システム

血液浄化部門では、**透析**や血漿交換療法など、体液の是正や有害物質の除去を行います。透析は、過剰になった水分や老廃物を人工的に除去する治療法で、血液透析や腹膜透析があります。この水分の除去を除水といい、患者の状態にあわせた除水量、除水速度の管理が必要です。一般的に血液透析の場合、週に2～3回、1回3～5時間程度、腹膜透析の場合は月に1～2回通院し、1回20～30分の治療を1日に3～5回行います。同時に複数日の予約が行われることが多いため、血液浄化部門システムではスケジュール調整機能が必要となります。

透析患者は体重管理が重要となるため、体重計と連携して透析前後の体重を管理する機能があります。この体重をもとに適切な除水を行うための量が計算され、除水情報として管理され

ます。また、治療中には血液検査が行われ、その結果は血液浄化部門システムに取り込まれます。

5. ME機器管理システム

医療機器全般をME（Medical Engineering）機器と呼んでいます。医療機関で扱われるME機器はCTのような大型精密機械から輸液ポンプのような小型のものまで多数あり、その管理にME機器管理システムを用います。ME機器管理システムには、台帳管理、部品在庫管理、貸出・返却管理、修理・点検・保守の履歴管理といった機能があります。

6. 栄養・給食部門システム

（1）栄養・給食部門の概要

栄養・給食部門は主に病棟の入院患者に対して給食を行います。「入院時食事療養費に係る食事療養及び入院時生活療養費に係る生活療養の実施上の留意事項について（令和2年3月5日）」では、「食事は医療の一環として提供されるべきものであり、それぞれ患者の病状に応じて必要とする栄養量が与えられ、食事の質の向上と患者サービスの改善をめざして行われるべきものである。」とされており、メンバーは管理栄養士を中心としたスタッフで構成されています。

（2）食事オーダの概要

入院時の食事は患者ごとの対応が必要となるため、食事オーダは医師が行います。この医師のオーダに基づき食事を提供するのが栄養・給食部門システムです。栄養・給食部門システムには、献立管理、食数管理、材料管理、帳票管理などがあります。

食事オーダは食種、配膳先、アレルギー情報、開始・終了の日付といった情報で構成されます。アレルギー情報は電子カルテシステムに患者情報として登録されているので、オーダ入力時には電子カルテシステムからの情報を取り込むことでチェックをすることが可能となります。

食事オーダエントリシステムでは、食事オーダの締め切り時刻の設定を可能とすることや、

食事を中止する場合の食止めオーダが出せること、主食、副食、飲物等のメニューを選択可能とすること、医師の判断のために、オーダ時に選択したオーダ内容の栄養量や患者のBMI等を表示させる機能などが求められます。

なお、食事内容は診療報酬計算に使われるため、医事会計システムとの連携も必要となります。

（3）管理栄養士との連携

栄養の管理は治療において重要な要素となるので、管理栄養士を中心に医師や看護師などで構成される**栄養サポートチーム**（Nutrition Support Team：**NST**）が組織される場合があります。

管理栄養士は栄養指導や栄養管理において栄養管理計画書や栄養指導報告書、栄養治療実施報告書の作成を行うため、栄養・給食部門システムにはこれらの報告書の作成機能が求められます。

7. 物流管理部門システム

病院内の医薬品や医療材料、一般消耗品などの購買管理、在庫管理、配送管理などを行うのが**物流管理部門システム**（Supply Processing and Distribution：**SPD**）です。病院内で必要な医薬品や医療材料については、医薬品は薬剤部門で、医療材料については材料部で管理するという運用がなされることがほとんどですが、物流管理部門ではそうした部門に医薬品や医療材料を届けるほか、院内から請求を受けた物品の仕入れ業者への発注、仕入れた物品の入庫処理といった業務を行います。

物流管理システムを導入することで、在庫スペースの削減や、定数管理に基づく安定した供給、余剰在庫、デッドストックの解消、発注・検品にかかわる業務の効率化が図れます。

医薬品・医療材料については、医薬品医療機器等法によりバーコード表示を行うことが定められており、取り違え事故の防止や医薬品流通の効率化、トレーサビリティの確保が図られています。

商品出荷時にGS1という国際標準の商品コー

ドの印刷（ソースマーキング）を行うことで、リコール時の対象製品の特定、物品の受発注、検品、在庫管理、鋼製器具や医療機器の貸出管理ができます。

このうち、医療機器については元梱包装単位でGS1-128の表示が義務化されています。

また、医療用医薬品については元梱包装単位でGS1-128、調剤包装単位・販売包装単位ではGS1 DataBarが用いられており、内服薬のPTP包装シートや外用剤のチューブなどにも表示されています。

なお、GS1-128のバーコード情報には商品コード、有効期限、ロット番号情報が含まれています。

8. 診療情報管理部門システム

診療情報管理部門は、診療記録などの保管や運用が適正に行われるように管理する部門であり、ICD（6-1参照）疾病分類による診断傷病名の正確なコード化、診療記録の監査、各種統計作成などを行います。

診療情報管理部門システムでは、がん登録支援、紙の診療録のアリバイ（所在）管理・貸出管理、患者基本情報と退院時要約情報の収集・点検、各種診療情報の抽出と分析・改善、クリニカルパス（医学医療系4-2参照）の作成・改定の支援と、DPCコーディング支援などを行います。DPCコーディングとは、入院医療費の診断群分類別包括支払い制度（DPC/PDPS、医学・医療系2-2参照）において、最も医療資源を投入した病名をICD-10（6-1参照）のどのグループに属するか分類・決定することです。

なお、DPC関連業務は診療報酬請求に密接に関係するため、医事部門で扱う病院も多くあります。

9. 経営企画部門システム

経営企画部門では、病院の予算編成などの経営計画、経営改善、新規プロジェクトの推進といった業務を行っています。これらの業務にあたっては財務・管理会計情報が欠かせません。財務・管理会計情報は病院の収入に関わる医事会計システムの情報や、費用に関わる人件費、物品費、薬剤費などの情報を統合したもので、これらをもとに経営企画上の分析を行います。

10. 臨床研究支援部門システム

臨床研究支援部門は、臨床研究や治験（医学・医療系9-3参照）の企画、プロジェクト管理、データの管理、調整事務局業務などの支援を行っています。治験には医師や看護師、薬剤師といった病院職員のほかに、製薬会社などの治験依頼者や、データマネージャー、治験の支援をする治験コーディネーター（Clinical Research Coordinator：CRC）など、多くの人が関わっています。

病院内などに置かれる倫理審査委員会で実施の可否が判断され、試験実施が決定されると、被験者を募り、システムを使ってランダムに被験者を割り付けます。

実施中は治験が治験実施計画書に基づき適正に行われているか治験依頼者に保証するためのモニタリングが行われ、治験を通じて得られたデータはインターネットあるいは専用回線を通じて、CDISC標準に準拠して医師が入力するほか、治験コーディネータが入力する場合もあり、システムには外部の関係者が利用できる機能も求められます。こうして収集されたデータはデータクリーニングを行い、統計的に検証できるように処理されます。

═══════════ 過去問題 ═══════════

出題傾向

輸血部門、リハビリテーション部門、栄養・給食部門、物流管理システム部門からの出題が中心です。特に医薬品のバーコードについて出題されています。

問題16-1　輸血実施時に記録する必要性が<u>もっとも低い</u>のはどれか。(2019)

1) 血液製剤種
2) 輸血既往歴
3) 血液製剤番号
4) 輸血投与時刻
5) 輸血製剤投与により生じた副作用

問題16-2　リハビリテーション部門システムと連携する必要性が<u>最も低い</u>のはどれか。(2022)

1) 予約システム
2) 勤怠管理システム
3) 検査情報システム
4) 医事会計システム
5) 電子カルテシステム

問題16-3　通常、透析管理システムの機能に<u>含まれていない</u>のはどれか。(2015)

1) 服薬管理
2) 除水情報管理
3) スケジュール管理
4) 透析前後の体重管理
5) 検査結果の取り込み管理

問題16-4　食事オーダエントリシステムを開発する際の要件として<u>適切でない</u>のはどれか。(2022)

1) 食事オーダの締め切り時刻の設定を可能とする。
2) 主食、副食、飲物等のメニューを選択可能とする。
3) 食事オーダの修正はオーダ入力した医師のみ可能とする。
4) 食物アレルギー情報を登録し、オーダ入力時にチェック可能とする。
5) オーダ時に選択したオーダ内容の栄養量や患者のBMI等を表示させる。

問題16-5　医薬品バーコードの表示目的で<u>誤っている</u>のはどれか。<u>2つ</u>選びなさい。(2013)

1) 地域連携の推進
2) 医薬品流通の効率化
3) 医薬品販売価格の把握
4) トレーサビリティの確保
5) 医薬品の取り違え事故の防止

問題16-6　診療情報管理部門システムに求められる機能<u>でない</u>のはどれか。(2021)

1) がん登録支援
2) DPCコーディング支援
3) 診療報酬明細書作成支援
4) 紙の診療録のアリバイ管理・貸出管理
5) 患者基本情報と退院時要約情報の収集、点検

2-17　多職種連携に関するシステム　SBO2.11

ここがポイント

チーム医療は複数の職種が患者のケアに取り組む横断的な取り組みです。部門が異なるメンバー間でどのように情報共有をするかがポイントとなります。

チーム医療の概要

チーム医療とは、医師や看護師だけでなく、薬剤師や管理栄養士、理学療法士や臨床検査技師といった複数の職種がそれぞれの専門知識を活かして、介入対象となる患者に最適なケアを提供する取り組みのことです。

電子カルテシステムによって、複数の医療従事者が患者情報を参照することが可能となりましたが、チーム医療を支えるシステムにはさらに、介入対象患者の選出や介入期間の管理、介入の進捗状況の一覧表示、チームの活動目的に応じた記録記載書式の設定も求められます。なお、構成メンバーが保持している資格を管理することも情報共有のために重要となります。

医師などからチーム介入依頼が発行されると、チームでは回診を行うほか、患者の経過確認の

ため、定期的にカンファレンスを行い、これらの記録をシステムに入力します。また、2-16でも触れた栄養サポートチーム（NST）では、栄養管理計画書の作成や管理も行います。

主な医療チーム

チームの種類	目的	主なメンバーの職種
感染制御チーム（Infection Control Team：ICT）	院内感染症・薬剤耐性菌の発生状況の把握、抗菌薬使用状況の把握、感染予防教育など	医師、看護師、薬剤師、臨床検査技師など　微生物検査部門とも連携
栄養サポートチーム（Nutrition Support Team：NST）	栄養不良の早期発見・治療など	医師、看護師、薬剤師、管理栄養士、歯科医師など
緩和ケアチーム（Palliative Care Team：PCT）	生命を脅かす疾患に伴う問題に直面している患者と家族のQOL向上など	医師、看護師、薬剤師、医療ソーシャルワーカー（MSW）、公認心理師など
褥瘡ケアチーム（Pressure Ulcer Care Team：PUT）	褥瘡の予防対策・早期治療・再発防止など	医師、看護師、薬剤師、理学療法士など
摂食・嚥下チーム（Swallowing Support Team：SST）	摂食・嚥下機能の維持・回復、誤嚥性肺炎防止など	医師、看護師、薬剤師、管理栄養士、歯科医師、言語聴覚士など

════════ 過去問題 ════════

出題傾向

出題頻度は高くありませんが、2022年、2023年に出題されています。チームの特徴からシステムに必要とされる機能について押さえておきましょう。

問題 17-1 横断的チーム医療を支える情報システムの機能として適切でないのはどれか（2022）

1) 介入の進捗状況を一覧表示する。
2) 介入対象患者の選出や介入期間を管理する。
3) 構成メンバーが保持している資格を管理する。
4) チームの活動目的に応じた記録記載書式を設定する。
5) 全ての記録記載書式に全職種のメンバーが入力できるように設定する。

問題 17-2 栄養サポートチーム（NST）を支援するシステムの機能として必要性がもっとも低いのはどれか。（2023）

1) 回診記録の入力
2) 褥瘡の処置記録
3) チーム介入依頼の発行
4) カンファレンス記録の入力
5) 栄養管理計画書の作成・管理

3 病院情報システムの導入

病院情報システムの導入戦略　　　　　　　SBO3.1

> **ここがポイント**
> 病院情報システムの導入にあたっては、現状分析が欠かせません。また、導入戦略の評価については、フレームワークを適用することで適切に行うことができます。

1. 病院情報システムの導入

　病院における医療情報システムの導入にあたって、前提となるのは「導入目的を明確化すること」です。医事会計システムであれば診療報酬請求の適正化、給食部門システムであれば食材の管理、輸血部門システムであれば輸血時の安全管理、外来患者案内システムであれば患者サービスの向上といった点を考慮します。このとき、病院内すべての業務をカバーするような計画は現実的とは言えず、一定の選択と集中が求められます。また、導入の責任は医療機関の管理者にあるという認識も欠かせません。厚生労働省の示す「医療 DX の推進に関する工程表」では、マイナンバーカードと健康保険証の一体化の加速や全国医療情報プラットフォームの構築、診療報酬改定 DX といった目標が掲げられており、今後そのような事項への対応が必要になります。

2. 病院経営の現状分析

　病院経営の現状分析には複数のフレームワークが用いられます。その中でも **SWOT 分析**は「強み・弱み・機会・脅威」という 4 つの視点から病院がどのような状態にあるのかを分析することができます。このうち、強みと弱みを内部環境要因、機会と脅威を外部環境要因としてとらえます。

1) 強み (Strength)

　病院の強みとして、専門的な技術をもった医療従事者の存在や、設備の充実などが挙げられます。

2) 弱み (Weakness)

　医療従事者の不足や高い離職率、古い設備などがあります。

3) 機会 (Opportunity)

　情報技術の進歩、新しい医療技術の導入、医療政策の変化があります。

4) 脅威 (Threat)

　医療政策の変化は脅威ともなります。また、感染症の流行も大きな脅威です。

　このうち、外部環境要因として最も大きいのは医療保険制度・診療報酬制度（医学・医療系 2-2参照）であり、こうした外部環境要因の動向には注意が必要です。

3. 病院情報システム導入戦略の評価

　病院情報システム導入戦略の評価をすることは容易ではありませんが、その判断ツールの 1 つとして**バランスト・スコアカード**（Balanced Scorecard：**BSC**）があります。BSC は戦略マップ、重要成功要因（Critical Success Factor：CSF）、重要業績評価指標（Key Performance Indicator：KPI）などを活用し、財務の視点、顧客の視点、内部業務プロセスの視点、学習と成長の視点という 4 つの視点から業績や組織戦略の評価を行います。

4. 最高情報責任者 (CIO)

　最高情報責任者（Chief Information Officer：**CIO**）は、情報システムの最適化の役割に加えて、組織全体を俯瞰した、経営の変革を推進する主導的役割を果たします。

　医療 CIO も同様に医療機関において医療情報システムの最適化を主導するとともに、情報技術に基づいた経営戦略、組織改革の提案などを行います。医療 CIO は IT 部門の長より経営に近い立場で病院組織の管理運営を担うことが期待されています。また、様々な部門の状況を把握するために、各部門の病院スタッフとの継続的なコミュニケーションも欠かせません。

━━━━━━━━━━ 過去問題 ━━━━━━━━━━

出題傾向

出題頻度は高くありませんが、医療情報システムの導入目的や導入時の注意点について押さえておきましょう。

問題 1-1　情報システムの導入や更新に影響を与える外部環境要因はどれか。<u>2 つ</u>選びなさい。（2023）
1) 情報技術の革新
2) 医療保険制度の動向
3) 施設の建て替え計画
4) 情報部門の人員体制
5) 電子カルテシステムの更新時期

問題 1-2　医療情報システムとその導入目的の組み合わせについて<u>誤っている</u>のはどれか。（2022）
1) 医事会計システム ― 診療報酬請求
2) 給食部門システム ― 食材の管理
3) 輸血部門システム ― 輸血時の安全管理
4) 外来患者案内システム ― 患者サービスの向上
5) インシデント・アクシデントレポートシステム ― 勤務評価

問題 1-3　医療情報システムの導入について正しいのはどれか。（2022）
1) 診療報酬改定ごとにシステム更新する。
2) 導入の責任は医療機関の管理者にある。
3) 病院の全業務を搭載するように計画する。
4) 導入コストが最も安価なシステムを選択する。
5) スタッフの業務負荷よりも医療の効率化を優先する。

| **3-2** | 病院情報システムの導入と各種契約 | SBO3.2.1-3.2.2 |

ここがポイント

IT 資源調達フェーズでは、病院側からベンダに情報提供を依頼し、その情報と内部分析をもとにどのような IT 資源を調達するのか、調達仕様を決定し、契約まで行います。

1. IT 資源調達フェーズ

　病院情報システムの導入は、現状分析を基に **IT 戦略実行計画書** を策定することから始まります。この IT 戦略実行計画書に基づき、**IT 資源調達計画** の策定、ベンダへの情報提供依頼、調達要件の決定、**提案依頼書**（Request For Proposal：**RFP**）の発行、提案書の評価、調達先の選定、そして契約までを行う一連の流れのことを「IT 資源調達フェーズ」といいます。

2. RFI

　IT 資源調達計画書の策定にあたっては外部分析と内部分析が行われます。外部分析では、システム技術など最新の情報を入手するために、

開発を依頼したいベンダに対し、情報提供依頼を行うことがあります。

このときベンダに依頼するのが**情報提供依頼書**（Request for Information：**RFI**）です。

RFIには企業概要、保有製品概要、提供可能なサービス、保守体制、導入実績、部門システム接続実績など、計画策定にあたり知りたい情報を記載します。

内部分析では業務フローなどから病院組織の現状と、ありたい姿（課題）を分析します。

こうして得られた情報をもとに、調達要件を決定します。調達要件としては、システム化の目標、予算、開発機器のコスト負担、評価プロセスと評価基準、ハードウェア性能の保障要件などのほか、ユーザの利便性を高める機能や、カスタマイズの程度、プロジェクト管理と報告を行うことなどがあります。

3. 契約

調達要件がまとまると、ベンダに提案依頼書（RFP）を発行し、ベンダの検討・選定を経て契約に至ります。契約の手続きにおいては予算規模が大きくなるほど時間を要するため、進捗状況について病院側の導入担当者とベンダ側で都度確認しあい、スケジュール管理、異動などによる人員確保などの点で大きな影響が出ないようにする必要があります。

システム等の納品後は発注者側で検収という作業を行って、契約内容との適合をチェックし、支払いを行うことで1つのフェーズが終了しますが、この後も、ベンダ側に契約不適合責任が発生する場合があります。これは、契約内容に実際の成果物が適合していない場合にベンダ側が負う責任で、発覚した場合は修理対応が求められるほか、発注者側に損害が発生した場合には損害賠償を求められる場合があります。

4. リースとレンタル

情報システムのハードウェアやソフトウェアは、机や棚といった一般的な備品と比べて陳腐化が早いという特徴があります。一般的な備品は購入したら消耗するまで使う場合がほとんど

ですが、情報システムはある程度時間が経過した段階で買い換えなければならず、その都度、多額の費用を負担することになります。こういった場合に備え、リースやレンタルで対応することがあります。

（1）リース

リース契約では、物件の管理は契約者（ユーザ）が行いますが、所有権はリース会社が保有するものです。

購入のように一度に多額の費用が必要にならず、毎月ごとなど、一定のスパンでリース料を払うことになり、契約者のキャッシュフローを平準化することができます。また、固定資産税などの税金処理も行う必要がなく、税務上の事務処理を省力化できます。

なお、レンタルに比べて割安で、長期間の契約に向いていますが、契約期間の途中では原則として解約することができません。契約終了後、必要がなくなれば返却し、必要であれば再リースまたは購入することもできます。

（2）レンタル

レンタルは短期間で機器を使いたい時に適しています。所有権および物件の管理責任はレンタル会社がもち、リースに比べて割高であり、必要がなくなれば中途解約ができるという特徴があります。

5. 保守契約

IT資源の調達契約とは別に、システム等の安定的な稼働のために**保守契約**を結びます。このとき、ベンダとの間でサービスレベル契約（Service Level Agreement：**SLA**）を組み込み、ベンダがどの程度の品質を保証するか、インフラや部門システムの優先度に応じた保守範囲・期間・体制を明確にします。具体的には、コスト低減のため、保守契約はサーバ系のみとし、端末は障害発生時などスポット対応とすることが挙げられます。SLAが維持されるためのプロセスのことを**サービス・レベル・マネジメント**（Service Level Management：**SLM**）と呼びます。

また、契約締結に並行して緊急時にベンダと

の対応が可能な各部門の担当者、病棟責任者などで構成される緊急連絡網も構築しておく必要があります。

6. 業務委託契約と人材派遣契約

システム運用にあたって、業務を外部に依頼する方法として**業務委託**と**人材派遣**があり、正社員のような雇用契約とは別の形態で運用されます。

（1）業務委託契約

業務委託は特定の業務を遂行し、成果物を完成させることで報酬が支払われる契約です。受託した個人や会社が病院など委託者からの指揮命令を受けずに、作業の完成についてのすべての責任を負う方式であり、委託者が受託者に労務管理責任を負うことはありません。

（2）人材派遣契約

人材派遣は、派遣社員が派遣元と雇用契約を結んだ上で派遣先に派遣される契約で、派遣社員は派遣先の指揮命令を受けます。派遣するほう（派遣元）に労働者の雇用責任があるのが特徴で、労務管理責任は内容に応じて派遣元と派遣先が負います。

過去問題

出題傾向

IT 資源調達時に考慮すべきこと（RFI に含まれる事項など）、リースとレンタルの違いなどが頻出です。

問題 2-1　医療情報システム調達のために行う RFI に含まれないのはどれか。（2023）
1）企業概要
2）調達範囲
3）導入実績
4）保守体制
5）部門システム接続実績

問題 2-2　IT 資源調達フェーズの作業項目に含まれないのはどれか。（2018）
1）RFP の発行
2）経営戦略策定
3）IT 導入計画の作成
4）調達案件定義の決定
5）調達先の選定・契約

問題 2-3　リースによる調達について誤っているのはどれか。（2023）
1）主に短期契約である。
2）物件の管理は契約者が行う。
3）原則として途中解約できない。
4）契約者のキャッシュフローを平準化する。
5）物件に関わる税務上の事務処理を省力化できる。

問題 2-4　レンタルによる調達において誤っているのはどれか。（2018）
1）使用後は返却する。
2）中途解約が可能である。
3）物件の管理はユーザが行う。
4）所有権はレンタル会社にある。
5）契約期間はリースより短期である。

問題 2-5　業務委託と人材派遣に関する記述で正しいのはどれか。（2021）
1）人材派遣では派遣先に労働者の雇用責任がある。
2）人材派遣では労働者は派遣元から指揮命令を受ける。
3）業務委託では委託会社が労働者の労務管理責任を負う。
4）業務委託では労働者は委託会社から指揮命令を受ける。
5）業務委託では受託会社が作業の完成についてのすべての責任を負う。

3-3　導入フェーズからサービスイン　SBO3.2.3

ここがポイント

導入フェーズでは設計、開発、テスト段階を経たのち、ユーザ教育、リハーサルを行うことでサービスインを迎えます。

1. システム導入フェーズ

　一般的にシステム導入やソフトウェアの開発にあたっては、院内にベンダを交えた各種ワーキング・グループ（以下、WG）が作られ、前項で触れた調達要件に基づいて、**上流工程**（設計→開発（プログラミング））から**下流工程**（テスト→運用）という段階を踏みます。この順序で進められる開発モデルのことを**ウォーターフォールモデル**といい、このモデルでは前の工程に後戻りをすることを想定していないという特徴があります（情報処理技術系7-1参照）。

2. 外部設計と内部設計

　設計段階には外部設計と内部設計という段階があります。**外部設計**はユーザから見える部分の設計、具体的にはユーザの業務機能のことを指します。このため、外部設計にあたっては病院職員も参加します。

　内部設計はユーザから見えない部分の設計を行うことで、ここから開発段階までは病院職員は参加しません。内部設計が決まると設計に基づいて開発が始まります。

　もし、設計段階が完了し、開発段階に入るところで、重要な機能修正の要望があった場合、院内でのシステム導入に関する意思決定をする委員会などに諮った上で、ベンダの担当営業に見積もりを依頼するなどの対応を取ります。

　システム導入フェーズではスケジュールに何らかの遅れが発生することがあるため、その場合には遅れの原因を調査し、遅れが一時的なものなのか、今後も拡大していくものなのかを判断した上で、必要に応じてスケジュールの調整を行います。なお、遅れがプロジェクトにもたらす影響について確認することも重要です。

3. テストとユーザ教育
（1）単体・結合・システムテスト

　ベンダのシステム開発者は、各プログラムが正常に動くかの**単体テスト**、そして、単体テストが完了したプログラム同士を連携させて機能するか確認する**結合テスト**、さらに、システムが要件通りに動作するかを確認する**システムテスト**を行います。

（2）ユーザ教育

　システムが完成する直前の段階で、病院側が主となってシステムの操作方法や注意点を学ぶユーザ教育を行います。ユーザ教育は研修形式で、対象（全職員など）や期間を調整して行いますが、以下の点に留意することが重要です。

・日時を決めて操作研修を行う
・自習環境を準備する
・各部署の代表者の出席を必須とし、出席できない利用者への周知を依頼する
・システム全般に係る教育と職種に特化した教育を分けて研修が実施できるように予定を組む
・利用者向けの操作研修時に使用する患者として、実在しない研修用のダミーを準備する
・実際の業務に対応するよう、新システム用の各種マスタを準備し、設定してから行う

　こうしたユーザ教育とともに、業務の流れに沿った運用マニュアルの作成も病院側が主となって行います。なお、システムの操作マニュアルは、ユーザ教育に先立って、ベンダによって作成されます。

（3）運用テスト

　運用テストは本番環境で実際にシステムが動くか検証するための**リハーサル**です。実際の運用を想定した複数のテストシナリオを用意し、模擬患者を使ってのシミュレーションを行います。運用テストの主な目的は、既存システムとの連携確認や新しい運用で円滑に業務が行える

かを明確にすることであり、参加するユーザは操作方法などの教育を既に受けた状態である必要があります。

　リハーサルが完了し、旧システムからのデータ移行作業などが完了すると、実際のサービスインを迎えることとなります。

━━━━━━━━━━ 過去問題 ━━━━━━━━━━

出題傾向

システム導入時に病院主体で行うこと、ベンダ主体で行うことが頻出です。

問題 3-1 　医療情報システムの構築において病院職員が参加しないのはどれか。(2018)
1）外部設計
2）操作教育
3）内部設計
4）要件定義
5）リハーサル

問題 3-2 　情報システムの導入にあたり病院側が主となって行うのはどれか。2つ選びなさい。(2016)
1）結合テスト
2）リハーサル
3）データベース設計
4）運用マニュアル作成

5）操作マニュアル作成

問題 3-3 　新システム導入時の利用者向け教育について適切でないのはどれか。(2021)
1）利用者向け教育は、新システム用各種マスターの作成前に行う。
2）操作研修は日時を決めて行う他、空き時間に各自自習できる環境を準備する。
3）各部署の代表者の出席を必須とし、出席できない利用者への周知を依頼する。
4）システム全般に係る教育と職種毎の内容に特化した教育を分けてスケジュールする。
5）利用者向けの操作研修時に使用する患者として、実在しない研修用のダミーを準備する。

| 3-4 | 病院情報システム導入に関わる組織体制 | SBO3.3 |

ここがポイント

病院情報システム導入時には各種の WG が作られ、各部門間の調整を図る必要が出てくる場合があります。この際、医療情報部門が重要な役割を担います。

1. 病院情報システム導入時のワーキンググループ（WG）

　各部門システムを導入する場合、対象となる部門と医療情報部門などによる WG を作り、

課題や導入範囲を検討しますが、電子カルテシステムを導入するなど、すべての部門に関わるシステムの導入、追加、更新をする場合は、各部門の担当者からなる部門横断的な WG をつ

くります。部門によって求める機能や課題が異なり、WG間で意見が一致しない場合には、院内調整が必要になります。このため、これらのWGの上位に、システム導入に関わる意思決定機関となる委員会を設置し、所属長や部門システムの責任者などを構成メンバーとして、全体調整にあたります。また、各WGには医療情報部門担当者を参加させることにより、WGの運営を補助し、円滑なシステム導入を図ることができます。

2. ベンダ内の組織体制

開発を行うベンダ側には、一般的にプロジェクトの統括責任者がいて、その下にプロジェクトを管理するプロジェクトマネージャが配置されます。プロジェクトマネージャのもと、システム担当や教育担当などのメンバーが参加しています。

3. 各種WGの機能

WGでは、現状業務の分析、システム化対象範囲の決定、業務運用フローの策定、そしてベンダ技術者とのシステム構成等に関する協議を行います。

4. 院内調整

病院内には様々な職種や部門があることから、システム導入にあたっては院内各部門間の調整が必要となります。そのために重視するポイントには以下のものがあります。

・プロジェクトの目的を理解し、導入によって解決したい病院の課題を把握する
・全体最適の視点で検討する
・各部門の業務内容、制約条件などを相互に理解する
・部門の利益のみを優先しない
・従来の業務フローに固執しない
・稀なケースではシステムのみでの対応にとらわれずに運用も含めて検討する
・検討事項は解決していてもその都度記録を残す

5. 医療情報部門担当者の役割

医療情報部門は、すべてのWGの構成メンバーとなり、プロジェクトを主導します。各部門間、病院とベンダ間、ベンダ間の調整や情報共有を担い、WGで会議が行われた際には、速やかな議事録の作成、欠席者への情報共有なども行います。

また、日常的な運用保守において遭遇した課題がWGの議題になかったときに、メンバーに代わって提出することもあります。

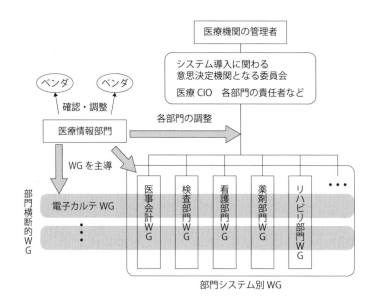

同時に、ベンダとの間での調整が求められる場面も出てきます。例えばベンダからの報告内容と業務部門へのヒアリング内容に差異があった場合に、ベンダに再確認を取るなどの作業があります。

医療情報技師は Communication、Collaboration、Coordination の **3 つの C** に基づき、病院とベンダの仲立ちをすることが求められます。

過去問題

問題 4-1　病院情報システム導入時の各種ワーキング・グループの活動と関連性が最も低いのはどれか。（2022）
1）現状業務の分析
2）導入予算総額の変更
3）業務運用フローの策定
4）システム化対象範囲の決定
5）ベンダー技術者とのシステム構成等に関する協議

問題 4-2　病院情報システム導入時の院内部門間調整において適切でないのはどれか。（2018）
1）部門の利益のみを優先しない。
2）従来の業務フローに固執しない。
3）プロジェクトの目的を見失わない。
4）お互いの業務内容をよく理解する。
5）レアケースに対するシステム対応を重視する。

問題 4-3　病院情報システムの導入プロジェクトにおける医療情報部門担当者の対応として適切でないのはどれか。2 つ選びなさい。（2023）
1）業務部門からのカスタマイズ要求をそのままベンダーに伝えた。
2）業務運用について 2 つの部門間で対立が起きたので、調整を各部門の代表者に任せた。
3）ワーキンググループの欠席者に対し、ワーキンググループ開催後速やかに資料と議事録を送付した。
4）ベンダーからの報告内容と業務部門へのヒアリング内容に差異があったためベンダーに再確認した。
5）日常的な運用保守において遭遇した課題がワーキンググループの議題になかったため代わりに提出した。

| 3-5 | 要求仕様書の構成と書き方 | SBO3.4 |

1. 要求仕様書とは

要求仕様書はシステムやソフトウェアなどに対して、導入目的、導入範囲、必要な機能、希望するシステム・機器などについて、発注者側が作成する文書です。記載される項目としては次のものがあります。

（1）件名・目的・概要

調達したいものを明確にした件名、導入の目

的・求められる導入効果、導入範囲、おおまかな導入スケジュールなどを記述します。

（2）技術要件

システムが満たすべき機能や性能、保守などを記述するもので、次の調達物品と合わせて記載されることもあります。

具体的には、システム導入の前提条件および制約条件、機能要求仕様（必要となる機能）、非機能要求仕様（必要となる機能以外の性能・機能）を示します。

（3）調達物品

ハードウェアおよびソフトウェア等の要件について示します。病院情報システムの導入の場合には次のように部門システムごとに示していきます。

ハードウェアおよびソフトウェア要件

・システム基本要件
・ハードウェア要件
・サーバ要件
・電子カルテシステム
・オーダエントリシステム
・看護業務支援システム
・医事会計システム

これらの項目について、さらに細かく、次のように記載していきます。

記載例

1-1　PACS用サーバ（1台）

1-1-1　サーバは24時間365日連続稼働ができること。

1-1-2　機種については導入時期の最新モデルを採用すること。

1-1-3　○Gbyte相当以上のメモリを搭載すること。

⋮

上記のように、1つの項目には原則1つの要件を記載します。なお、要求仕様書ではこのほかに、守秘義務、納品に関する条件（納期、納品場所、納品物、納品形態）、検収条件、著作権の取り扱い、入札の場合は応札要件についても触れる場合があります。

また、既存システムとの連携が必要なシステムの導入の際には、既存システムの製品名・接続機器一式や連携させるデータの項目、システム連携仕様の開示方法、既存システム側で発生する接続費用の負担方法といった項目を記載する場合もあります。

過去問題

出題傾向

要求仕様書に含まれる事項を問う問題が出題されています。

問題 5-1　医療情報システムの要求仕様書に含まれないのはどれか。（2022）

1) 納期
2) 概算見積
3) 検収条件
4) 導入目的
5) システムの納品形態

問題 5-2　既存システムとの連携が必要なシステムの導入において、要求仕様書の記載内容として適切でないのはどれか。（2023）

1) 既存システムの製品名
2) 連携させるデータの項目
3) システム連携仕様の開示方法
4) 既存システム側で発生する接続費用の負担方法
5) 接続テストで確認が必要な全てのシステム連携パターン

4 病院情報システムの運用

4-1　病院情報システム運用管理規程　SBO4.2

ここがポイント

> 病院情報システムの基本方針のことをポリシーと呼び、ポリシーをもとに運用ルールを文書化したものを運用管理規程と呼びます。

1. 医療情報システムの安全管理に関する規程

　病院情報システムは、情報を正確に入力して保存でき、安全に運用できることが求められます。そのためには、病院情報システムが決められたルールに従って使われることが重要です。

　病院情報システムの基本方針のことを**ポリシー**と呼び、ポリシーをもとに運用ルールを文書化したもののことを**運用管理規程**と呼びます。

　なお、医療情報システムの安全管理において必要な規程・文書類については「**医療情報システムの安全管理に関するガイドライン**第6.0版（令和5年5月）（企画管理編）」において、次の項目を遵守することが求められています。

---

① 医療機関等が医療情報システムの安全管理に関して定める各種方針等を実現するために必要な規程等の整備を行い、経営層の承認を取ること。
② 規程等に基づいて、医療情報の取扱いや医療情報システムの構築、運用を行うために必要な規則類の整備を行うこと。規則類は必要に応じて見直しを行うこと。
③ 医療情報システムの構築、運用における通常時の対応に必要なマニュアル類や各種資料の整備を担当者に指示し、確認すること。
④ 非常時における医療情報システムの運用等に関するマニュアル類や各種資料の整備を担当者に指示し、整備状況を確認の上、経営層に報告すること。

　医療情報システムの安全管理に関する規程には次のものが挙げられます。

・組織規程
・個人情報保護規程
・運用管理規程
・人事・権限規程（認証との関係で対応）
・情報管理に関する規程
・資産管理に関する規程
・監査に関する規程

　各種規程の策定の際、文書体系の参考となるのが**情報セキュリティマネジメントシステム**（Information Security Management System：**ISMS**）です。ISMSは情報セキュリティの国際規格でもあり、方針・規程・手順・記録類といった分類で文書化の構造を示しています。

2. 運用管理規程の概要

　安全管理のために定める規程のうち、病院情報システムの運用に関する基本方針を定めたものを運用管理規程といい、その整備や適切な運用は組織的安全管理対策の1つです。運用管理規程は情報システム運用に関して医療機関が負うべき管理責任や説明責任を果たすために極めて重要であり、病院の最高意思決定機関で承認を得て定めなければなりません。

　また、運用管理規程は医療情報システムに関係する法令や各種ガイドラインに準拠する必要があります。ガイドラインには前掲の「医療情報システムの安全管理に関するガイドライン」

（7-3参照）のほか、「医療・介護関係事業者における個人情報の適切な取扱いのためのガイダンス（平成29年4月14日通知、令和6年3月一部改正）」などがあります（7-4参照）。

盛り込む項目には以下のものがあります。

（1）総則

対象システム、対象情報、対象者を定めます。

（2）管理体制

システムの運用管理の担当者を組織化し、責任者や管理者、そして監査責任者等を定めます。

（3）管理者および利用者の責務

それぞれの役割について定めます。例えば運用責任者は患者や利用者からの苦情に対する受付体制や、システム管理者や監査責任者からの問題点の報告に対する対応。運用管理者は運用上必要な作業手順書の整備と利用者

の教育・訓練の実施。監査責任者は、監査計画立案、実施、報告書作成と運営責任者への報告などがあります。

また、利用者の責務として個人情報等の適切な取り扱い、システム異常時の対処、適切なシステム利用などがあります。

（4）一般管理における運用管理事項

（5）業務委託の安全管理措置

（6）情報及び機器の持ち出しについて

（7）外部の機関と医療情報を提供・委託・交換する場合

（8）災害やサイバー攻撃等の非常時の対応

（9）教育と訓練

（10）監査

（11）規程の見直し

（12）罰則

遵守事項に違反した場合の罰則を定めます。

過去問題

出題傾向

システム運用管理規程の作成時の留意点、必要な記載事項およびシステム利用者の責務を問う問題が頻出です。

問題 1-1　病院情報システム運用管理規程に記載が必須でないのはどれか。（2021）
1）患者や利用者からの苦情に対する受付体制
2）システムを構成する具体的な機器名やソフトウェア名
3）監査計画立案、実施、報告書作成と運用責任者への報告
4）運用上必要な作業手順書の整備と利用者の教育・訓練の実施
5）システム管理者や監査責任者からの問題点の報告に対する対応

4-2　　　病院情報システムの運用管理　　　SBO4.3.1-4.3.3

ここがポイント

病院情報システム担当者は問い合わせ対応をはじめとして、ネットワーク管理や端末等の管理などの業務を行っています。

1. 病院情報システム担当者の業務

病院情報システム担当者が日常で行う安全対策には、安全管理体制の整備、安全管理者の決定、運用管理規程の策定などの**組織的安全管理対策**、入退室の管理や情報媒体の盗難・紛失対策などの**物理的安全管理対策**、利用者の識別・認証、アクセス権限の管理、アクセスログの監視などの**技術的安全管理対策**、職員などの教育・訓練などの**人的安全管理対策**があります。病院情報システム担当者は、これらの安全対策を主導する立場にあります。主に次の業務を行っています。

（1）問い合わせ対応

機器の使い方やシステムの操作方法、端末の不具合などのユーザからの問い合わせに対応します。病院情報システム担当者が最も対応することの多い業務です。

（2）ネットワーク管理

病院情報システムを中心に、院内のネットワークや、外部（インターネット）接続が適切に行えるようにします。また、不正ソフトウェアの侵入に対して保護対策を行います。

（3）端末／資産管理

端末等のIT資産の数や稼働状況を管理します。サーバへのウイルス対策ソフトのインストールやサポート切れの前に新しいOSへの更新を計画するといったことが含まれます。

（4）性能管理

端末等の機能が適正に維持されているか確認をします。特に、急にPC端末の動作が遅くなったなどの場合には、マルウェアに感染している疑いがあります。

（5）システム／ネットワーク監視

障害の検知や、ユーザの端末やシステムへのアクセスを監視します。

（6）情報システム監査

後述の**3. 情報システム監査**を参照。

（7）障害対応

（4-4参照）

2. アクセスログの監視

不正なアクセスを検知し、外部からの攻撃を防止するため、ユーザが各種の端末やシステムにアクセスした際はその全ての記録（**アクセスログ**）を収集します。このため、管理するシステム全体で時刻情報の同期を取らなければなりません。

この記録は外部の攻撃者によって改ざん等が行われないような防止策を講じる必要があります。例えば、リモートメンテナンスによりアクセスされた後には外部攻撃の可能性も考慮し、責任者がその内容を確認するといった取り組みが必要です。

3. 情報システム監査

情報システム監査は、情報システムの安全性、適合性、効率性を評価するために行われます。この場合、担当者による日常的な自己点検だけではなく、客観的な監査によることが重要であり、病院内または外部の第三者による監査が行われます。得られた監査結果は経営陣に報告し、監査において指摘事項が確認されれば、改善に努めることになります。

4. マスター管理

（1）マスターの概要

マスターとは、コンピュータが対象物を一意に特定できるコードと対象物の名称、分類情報などを収容した管理データです。データベースにおいて「男性は1、急性虫垂炎は5409」といった番号（コード）を振って管理することで、データの処理を容易に行うことができます。

マスターには、基礎的・固定的なコードが格納されており、例として病名マスター、医薬品マスターなどがあります。

例えば「急性虫垂炎」が盲腸や盲腸炎と呼ばれるように、コードに対応する1つの疾患に複数の呼び方があると、コンピュータが同一の対象であるということを認識できず、処理に時間がかかってしまう恐れがあります。マスターの意義はこのような表記の揺れをなくし、病名等の入力時にマスターから選択した項目を入力させることで、正確な処理が可能になることにあります。

（2）マスター管理

マスター管理作業では、混乱を防ぐために、年度ごとのマスターは重複しないコードで管理することや、同じコードのマスターを同時に別々の端末で編集できないよう排他制御することが求められます。また、あるコードの名称が別の名称に変わった際に、全く別のものとしてとらえられないよう、変更履歴を管理することも求められます。

（3）医療情報の標準化

1つの病院内でマスターを作成し、その病院内で完結させる場合もありますが、患者への質の高いケアのためには、病院だけでなく、薬局や介護施設といった施設との地域医療連携が欠かせません。標準マスター（6-1参照）を使用することで、他施設との連携が容易になります。

また、独自のマスターを使用している場合、マスター更新時、自分たちで更新しなければならず、大変な労力が発生しますが、標準マスターを使用することでその更新の手間を省くこともできます。

═══ 過去問題 ═══

出題傾向

マスター管理や標準病名マスターそのものを問う問題が出題されています。

問題 2-1 医療情報システムの運用について正しいのはどれか。（2023）
1) ユーザに管理者権限を付与する。
2) すべての端末で共通のパスワードを設定する。
3) サーバにウイルス対策ソフトをインストールする。
4) リモート保守用のVPN装置の設定を外部業者に一任する。
5) 遠隔地からtelnetで病院端末にアクセスできるようにする。

問題 2-2 標準マスターを利用することによって期待できる効果はどれか。2つ選びなさい。（2023）
1) マスターの更新が容易になる。
2) ユーザ管理の労力が軽減される。
3) 他施設とのデータ連携が容易になる。
4) 改ざんされていないことの証明が容易になる。
5) 施設独自の運用に対応したマスターを作成できる。

4-3　ユーザ管理　　　　SBO4.3.4

ここがポイント

病院情報システムにおいて、ユーザにアカウントを割り当てる場合、アクセス権限の設定などを行い、そのアカウントが適正に取り扱われる必要があります。

1. ユーザ管理の必要性

電子保存の3基準の「真正性」の確保では、正当な権限を有するユーザのみがアクセスできることが求められています。そのためには、適切なユーザ認証、アクセス権限の管理など、ユーザの管理が必要です。

2. ユーザアカウント登録と使用停止

病院情報システムでは、各ユーザにアカウントが割り当てられ、それによってシステムへのアクセスが管理されます。職員の新任・離職などによってアカウントに異動が生じる場合には、そのタイミングに合わせてアカウントの登録や

変更、停止の手続きをとります。

　新規ユーザには、病院情報システムの研修を行い、アカウント登録時のIDと初期パスワードが印刷された紙は、直接本人に渡すようにします。

　一方で、職員が退職した場合には、不正なアクセスを防ぐため、速やかに利用権限を停止（無効化）します。ただし、当該職員が退職した後も、患者のカルテの確認などの際に、どのユーザが何をしたかが特定できるよう、アカウントの削除は行いません。

3．アクセス権限の管理

（1）セグリゲーションの原則

　特定の個人に権限が集中して不正の温床となることを回避するため、権限と責任を分離することで、セキュリティを強化させる手法のことを**セグリゲーション**（segregation）と呼びます。

　例えば、管理者権限を与えた人物が不正なアクセスを試みた場合、アクセスログを自身で消去して、その痕跡を消去することができてしまいます。このような場合の対策として、特定のユーザに権限が過度に集中しないよう、アクセス権限を分散させるようなユーザ管理を行います。

　また、すべてのユーザが患者情報にアクセスできるようにしてしまうと、不用意に患者のプライバシーを侵害する可能性があるため、職務遂行に際して必要最低限の権限のみを付与するようにすることが重要です。例えば、システムでのユーザ認証と同時にアクセス制御リストを参照し、使用できるデータやアプリケーションに制限をかけるといった運用が考えられます。

　さらに、誰が、いつ、誰の、どの情報をどのように処理したかの記録を残すため、共用アカウントは使用しないことも求められます。

（2）ユーザ権限の委任

　看護師などが医師に代わって代行入力する場合、医師の権限を一定のユーザに委任することが求められますが、責任は医師が負うことが原則です。

4．ユーザ管理における安全管理対策

　アクセス権限の管理のほかにも、病院情報システム運用上の安全管理対策としては、アクセスの記録、利用者の識別および認証、ネットワークからの不正アクセス防止といったものがあります。

（1）利用者の識別および認証

　本人であることの確認のために、IDとパスワードのほかにICカードが必要となるような**2要素認証**を採用することが挙げられます。

（2）ID・パスワードの管理

　ID・パスワードの漏洩防止のため、管理者であっても利用者のパスワードを参照できないようにすること、利用者がIDとパスワードを書いた紙をパソコンに貼ることの禁止、パスワードを忘れたユーザには、電話でなく、職員証持参で病院情報部門に確認に来るようにさせるなどの対策が挙げられます。

（3）ネットワークからの不正アクセス防止

　アクセス記録を定期的にチェックし、システムがマルウェアに感染したような不審な挙動がないか、ユーザが不正アクセスを行っていないかを確認します。

　また、近年では職員や患者が外部からアクセスを行う場合もあります。この場合には参照する情報に対するアクセスの許可／不許可および、許可する場合の条件などをあらかじめ整理し、ルールとして明文化しておくことが必要です。

═══════════ 過去問題 ═══════════

出題傾向

利用者のアカウント管理、アクセス権管理について出題されています。

問題 3-1　病院情報システムにおいて、利用者が退職した際の利用者アカウントの取扱いとして適切なのはどれか。（2022）
1）速やかに利用権限を停止する。
2）速やかにアカウントを削除する。
3）速やかに参照権限のみに変更する。
4）一定期間経過後、利用権限を停止する。
5）一定期間経過後、アカウントを削除する。

問題 3-2　特定の個人に権限が集中して不正の温床となることを回避するための手法はどれか。（2023）
1）多要素認証
2）レジリエンス
3）セグリゲーション
4）シングルサインオン
5）スイスチーズモデル

4-4　システム障害時の対応　　SBO4.3.6

> **ここがポイント**
>
> 病院情報システム担当者は常に予期せぬシステム障害に備える必要があります。初動対応では障害範囲の確認、障害の切り分け、影響レベルの把握といった作業を行います。

1. システム障害時の初動対応

　ある部署で何かしらの障害が検知され、病院情報システム担当者に連絡があった場合、まず次のような対応が考えられます。

（1）障害範囲の確認

　現場へのヒアリングなどを通じて障害範囲の確認を行います。具体的には、トラブルの検知された端末以外に、周辺の他の端末でも類似した現象が起きていないかなどを確認します。そして、今後影響が予想される部署に対しても連絡を行います。

（2）障害の切り分け

　原因の特定を行う作業を**障害の切り分け**といいます。情報収集を行って、障害がヒューマンエラーなのか、ハードウェア、ソフトウェア、ネットワークなどのどこにあるのかを確認します。このとき、実際に操作するなどして、可能な限り障害発生時の状況を再現します。

（3）影響レベルの把握

　業務にどれだけの影響が出ているのかを把握します。
　システム障害時の初動対応ではこれらの作業を行い、障害の影響を最小限に留め、医療が継続できるようにします。

2. 情報共有と体制整備

　予期せぬシステム障害に備えて、病院情報システム担当部門ではあらかじめマニュアルを整備するなどして障害時の体制を整備することが求められます。

（1）内部体制

　システム障害時には責任者や他部門の関係者と速やかに情報共有することが必要です。このため、あらかじめ緊急連絡網を定め、関連部署の誰に何を報告するかを決めておきます。
　医療機関により運用管理規程は異なりますが、障害対応レベルの定義を行い、障害の影響度に応じた対応方法を策定します。具体的には、全端末でアクセスできない場合にはレベル5、特定の1台のみ起動しないといった場合にはレベル1というような分類を行います。
　障害発生時にはそれぞれの程度に応じて、障害を一定時間以内に復旧させることができるのであれば、各部門は一時待機、復旧できないレベルの事象であれば外来診療部門は紙カルテへの切り替えや障害期間中に発生したオーダや診療情報の事後入力といった対応をとります。

（2）院内放送

　全部門に影響する障害が発生した際、障害が回復した際には職員や患者向けに院内放送を行

うことを定めている医療機関もあります。事前に障害発生時の放送マニュアルの整備を行い、放送の間隔などもマニュアルで決めておくことで、情報伝達不足を防ぐことが可能です。

（3）患者誘導

障害時には外来業務の混乱が起こりやすく、院内放送だけでは何に障害があり、患者にどのような指示をすべきかがわからない場合があります。そのため、患者の待機の有無や会計の方法などを具体的にどのように説明するのかを事前に取り決め、マニュアルを作成している場合もあります。

（4）外部体制

障害の内容がシステムに起因するものであれば、開発を担当したベンダ側に速やかに連絡を取り、復旧体制を取ることが必要です。そのため、保守契約を結ぶ際に連絡先、対応時間、対応範囲を協議し、情報共有の手段も確保しておくことが重要です。

3. 原因特定の進め方・復旧作業

原因が特定されるまでは紙カルテへの切り替

えなど一時的な代替手段を講じ、過去に同様の障害がなかったかを確認して対応策を調査するなどして根本的な原因を解決するための作業を行います。

例えば、電子カルテ端末が動かなくなり、確認したところ影響が病院全体に及んでいるようなケースでは、電子カルテソフトの不具合や、サーバのハードウェア障害、サーバ用スイッチ（通信機器）の故障、場合によってはランサムウェアなどのウイルス感染などが原因として考えられます。

また、入院病棟にある無線方式の生体情報モニタからのデータが途切れるというケースでは、電子カルテ用の無線LANのアクセスポイントを増設したことや、ナースコールの機器を増設したこと、電子レンジを設置したことなどが原因として考えられます。

障害から復旧した後も、障害の再発防止策を検討して実施し、より障害に強いシステムが構築できるように取り組みます。

═══════════ **過去問題** ═══════════

出題傾向

障害発生時にシステム担当者がすべき対応、利用者がすべき対応についての問題が頻出です。

問題 4-1 障害発生の連絡を受けたとき、病院の医療情報システム担当者が最初に行うべき対応はどれか。（2023）
1）障害の範囲を確認する。
2）端末やサーバを再起動する。
3）障害の発生を病院内にアナウンスする。
4）自動動作しているバックアッププロセスを中断する。
5）今後の障害発生の防止のためにマニュアルを整備する。

4-5　　　　　BCPとディザスターリカバリー　　　SBO4.3.7

1. 事業継続マネジメント

　日本は災害の多い国であり、震災や大規模水害が発生すると、病院運営のみならず、病院情報システムにも大きな影響があります。このように、事業の中断・阻害が起こった際の対応に関する枠組みとして**事業継続マネジメント**（Business Continuity Management：**BCM**）があります。また、事象発生時に事業を継続させるための取り組みのことを**事業継続計画**（Business Continuity Plan：**BCP**）と呼びます。

　BCPの策定・運用においては主に次の内容を検討します。なお、BCPは策定後も適宜見直していく必要があります。

・優先的に復旧すべき「重要な業務」を明確にする。
・業務再開の制約となる可能性がある要素を検討する。
・システム障害・停止状態からの復旧手順のマニュアルを用意する。
・設定された「目標復旧レベル」までの業務再開の目標時間を見積る。
・発災後の対応について日ごろから教育・訓練を行う。

2. ディザスターリカバリー

　災害発生時には、災害による病院情報システムの停止や損傷・破壊のほかに、病院情報システムの運用管理に必要な資源（要員、機材、電源等）の不足によって運用に支障が発生するおそれがあります。

　このような災害時におけるシステムの復旧および修復のことを**ディザスターリカバリー**

（Disaster Recovery）といい、災害発生時のフェールセーフ、復旧、復帰に向けた対応、資源配分、運用規模の変更といった対応があります。

（1）災害発生時に向けた準備

・情報システムの冗長化（電源、ネットワーク、サーバ等）
・情報システム・サービスの安全な停止のための手順の整備
・非常時におけるリスクを踏まえたセキュリティ対策の準備（認証方法等）
・遠隔制御等による対応方法に関する手順等の整備
・利用者等の関係者の教育・訓練　など

（2）復旧、復帰に向けた対応

・BCPに基づく情報システムにおける運用手順の整備
・発災直後の非常時の運用から、通常時の運用への復帰手順の整備
・停止前の医療情報システムの状態に復旧・復帰するための手順整備
・**バックアップ体制**の整備（遠隔保管を含む）
　バックアップする診療情報として優先度が高いものには、処方歴、既往歴、検査結果、アレルギー情報などがあります。
・臨時措置（仮復旧など）として必要な情報システム資源（情報機器等）の確保方法の準備など

（3）資源配分、運用規模の変更

・資源不足の程度に応じた対応の確認　など

3. 紙運用

　予備系システムを含めた病院情報システムが完全停止した場合や、システムの復旧に時間が

かかるなどの場合には、紙やノートでの運用を行います。このためには、あらかじめ紙伝票を備えておき、防災訓練等の機会を使って紙伝票による運用を実行し手続きの流れを検証しておく必要があります。

また、システム復旧後には、紙の記録を情報システムに事後入力する作業も必要です。

過去問題

出題傾向

障害対策として有用な対応（バックアップなど）を問う問題が出題されています。

問題5-1　BCP（事業継続計画）策定・運用において、考慮すべき事項として適切でないのはどれか。（2014）
1) 災害発生を想定した運用訓練を行う。
2) 完全復旧するまで診療録の参照を禁止する。
3) 優先的に復旧すべき「重要な業務」を明確にする。
4) 業務再開の制約となる可能性がある要素を検討する。
5) 設定された「目標復旧レベル」までの業務再開の目標時間を見積る。

問題5-2　災害発生時の診療に利用するためにバックアップする診療情報として優先度が低いのはどれか。（2019）
1) 処方歴
2) 既往歴
3) 検査結果
4) 再診予約日時
5) アレルギー情報

問題5-3　電子カルテシステムが導入された医療機関における障害時の紙運用について正しいのはどれか。2つ選びなさい。（2023）
1) 白紙にオーダ内容を手書きして実施部門へ搬送する。
2) 防災訓練等の機会に紙伝票による運用を実行し検証する。
3) 停電などにより病院情報システムが完全停止した際に実施される。
4) システム復旧後、紙運用された情報は紙のまま保存しなければならない。
5) ディザスターリカバリーとして予備系システムを準備していれば不要である。

4-6　病院情報システム改善に向けた評価　　SBO4.4.1

ここがポイント

病院情報システムは継続的な改修が重要で、そのためには既存システムの評価も必要となります。具体的な評価指標の例が厚生労働省から示されています。

1. システム評価の概要と評価方法
（1）システム評価の概要

病院情報システムは、外部環境や内部環境といったさまざまな環境の変化を受け、継続的な改善が必要となります。そして、継続的な改善を行うためには、既存の**システムの評価**を行わなければなりません。病院情報システムの評価は、当初の導入目的が達成されたかを明確にすることであり、定期的に評価を行うことによって、より良いシステムに改善することができます。

（2）病院情報システムの評価方法

病院情報システムの導入目的を必要に応じて細分化し、その評価指標を定めます。評価に際しては短期間では効果が見えないものもあり、導入前・導入後だけでなく、一定期間が経過してからの評価が望ましい場合もあります。また、客観的な評価を行うことが難しい場合は、アンケート調査を行うことが有効です。

2．評価軸と評価指標

具体的な評価軸や評価指標について標準的なものはありませんが、厚生労働省が平成21年に策定した「病院における IT 導入に関する評価系（平成21年3月）」では次のように導入目的を明確化したうえで評価指標を示しています（評価項目については抜粋）。

（1）事務職員による事務作業の効率化
・事務作業に関わる総時間（人×時間）
・診療報酬請求の査定・返戻の件数　など

（2）経営指標の把握
・日々の診療科別外来・入院患者数と地域分布
・診療科別、入外別の診療単価、医療費　など

（3）人事管理
・勤務管理計画作成に要する時間
・給与計算に要する総時間　など

（4）患者待遇の向上
・診察待ち時間
・患者満足度調査による予約変更の簡便性　など

（5）患者情報提供サービスの向上
・患者満足度調査による医師説明や、情報提供量と理解に関する満足度　など

（6）医療安全管理
・不適切な処方の頻度
・転記ミスによるインシデント数　など

（7）医療従事者の業務改善
・医師による医局からの診療情報へのアクセス数
・看護師の残業時間
・放射線技師の時間当たりの検査件数　など

（8）医療従事者の情報へのアクセス向上
・時系列データの照会頻度

・処方歴の照会頻度　など

（9）医療従事者の情報共有強化
・医師の診療情報の把握のしやすさ
・看護師の指示の把握のしやすさ、確実性　など

（10）他施設との医療等の連携改善
・診療情報提供書等の作成に要する時間
・診療情報提供書等の内容の充実度　など

（11）医薬品、医療材料の院内在庫・物流管理の改善
・医薬品、医療材料の種目別の在庫数
・医薬品、医療材料の使用決定からその薬品・材料が手元に届くまでの時間　など

（12）医薬品、医療材料の調達改善
・医薬品、医療材料の購入単価　など

（13）情報管理の改善
・把握可能な病院の活動指標の種類
・活動指標を得るために要する時間　など

（14）省スペース
・院内の診療録情報、医用画像情報の保管のために要する床面積　など

（15）研究への貢献
・特定の条件を満たした症例を検索する場合の検索結果の網羅性と検索に要する総時間　など

（16）教育への貢献
・症例検討会の準備に要する時間　など

3．IT導入による典型的な副作用とその評価

病院情報システムの導入に際してはメリットがある一方で、一定の副作用が発生する場合があります。前掲の「病院における IT 導入に関する評価系」では、次のような点が指摘されています。

（1）部分的なコミュニケーションの減少

オーダエントリシステムや電子カルテを導入した際に、それまでは口頭で伝達していた情報もシステム上で明確になる反面、伝達の際のニュアンスが欠落するなどの、コミュニケーションの減少が挙げられます。

（2）ワークフローの変更による混乱

一般に医療機関では医療従事者の不断の努力

で適切な運用手順（ワークフロー）を見いだしていることが多く、その変更に伴う混乱が、システム導入直後に見られます。

（3）障害時の運用の混乱

障害への対応手順を適切に定めておかなければ必要以上に混乱するおそれがあります。

（4）診療の不適切な類型化

一定の診療の類型化を行う場合に、類型化の幅を狭くすると、患者ごとの多様性に対応できない可能性があり、幅を広げると、ほとんど使われない機能が存在することになります。

（5）プライバシーと情報の安全管理

デジタル化された情報はネットワークを介してアクセスが可能となるため、プライバシー保護の観点からはリスクが増大します。

過去問題

出題傾向

病院情報システムの評価指標とその評価項目について、近年出題されています。

問題6-1　病院情報システムの評価について正しいのはどれか。（2022）
1) 定期的に実施する必要はない。
2) 経営指標の把握が最も重要である。
3) アンケート形式による調査は行わない。
4) 導入目的が達成されたかを明確にする必要がある。
5) 上級医療情報技師が評価を実施しなければならない。

4-7　継続的な病院情報システム改善　SBO4.4.2-4.4.6

ここがポイント

病院情報システムの継続的な改善にあたっては、重要目標達成指標や重要業績評価指標を定めて評価をする場合もあります。その際に参考となるのがCSIの概念です。

1. 継続的サービス改善の考え方

病院情報システムを継続的に改善するためには、評価が欠かせません。

また、「我々はどこを目指すのか？」という、最終的な経営目標としての**重要目標達成指標**（**KGI**）と、その下位にあたる中間目標としての**重要業績評価指標**（**KPI**）を定めることで、進捗状況を確認・管理することができます。

これらの目標が設定されたのち、いわゆる**PDCAサイクル**（Plan：計画、Do：実行、Check：測定・評価、Action：対策・改善）のプロセスを実践することが、継続的な改善において重要となります。

また、改善の評価基準となるベースラインとして、技術測定基準、プロセス測定基準およびサービス測定基準があります。

2. CSIの概念

継続的サービス改修（Continual Service Improvement：**CSI**）とは、ITサービスの運用における知識やノウハウを集めたITIL（Information Technology Infrastructure Library）というガイドブックの中にある考え方です。CSIでは、具体的な改善ステップとして

次の7つを上げています。

（1）測定対象の定義

病院の目指す目標などから、測定対象とする具体的な項目を定義します。

（2）測定可能性の確認

定義した項目が実際に測定可能かを確認します。

（3）データ収集

測定方法を確定し、データを収集します。

（4）データ処理

収集したデータを、分析可能な形に加工します。

（5）データ分析

加工したデータを分析し、目標を達成したかどうかを把握し、達成していなかった場合には業務への影響などを検討します。

（6）情報のとりまとめと活用

分析結果をレポートにし、関係者に報告します。

（7）是正活動

関係者はレポートに基づき、具体的な改善活動を実行します。ただし、是正を要する事項が全て改善できるとは限らず、優先順をつけて採否の判断をすることもあります。是正活動を実施したのちに新たに現状を分析し、上述のステップを繰り返します。

3.　代表的なシステム改修
（1）診療報酬改定への対応

2年ごとに行われる診療報酬改定（医学・医療系2-2参照）では、プログラムの改修に加えてマスターの変更や場合によっては運用の変更を行う必要があります。診療報酬改定により医事会計システムに加え、オーダエントリシステムや各部門システムの改修も必要になる場合があります。このときの注意点としては、施行日前に必要なシステム変更を準備しておく必要があることや、システム導入と同等のシステムテストが必要であることが挙げられます。

（2）改修時の注意点

医療現場からの要望に対応する場合は、システム改修のためのワーキンググループをつくり、検討を行います。ワーキンググループでは全体最適の視点に立った検討を行い、医療現場からの承認を得ることが必要です。要望の内容によっては、最終的な目標達成の阻害になる場合もあるほか、必ずしもシステム改修ではなく、運用の改善で対応できる場合もあります。同様に、システム改修に伴う運用の変更による混乱が最小限になるように十分な注意が必要となります。

=== 過去問題 ===

> **出題傾向**
>
> システム改修時の留意点、対応が出題されています。

問題 7-1　病院情報システムの継続的サービス改善（CSI：Continual Service Improvement）に関する記述のうち適切でないのはどれか。（2022）

1）システムの継続的な改善を目指すプロセスとしてPDCAサイクルの実践が挙げられる。

2）是正を要する事項が全て改善できるとは限らず、優先順位をつけて採否の判断をすることもある。

3）改善の評価基準となるベースラインとして、技術測定基準・プロセス測定基準およびサービス測定基準が挙げられる。

4）最終目標としての重要目標達成指標（KGI）と、この下位にあたる中間目標としての重要業績評価指標（KPI）を設ける。

5）医療政策などの外的要因の変化には原則として運用で対応し、システムの見直し・改修という手段はできる限り選択を避ける。

■ 問題 7-2 　病院情報システムの改修について
正しいのはどれか。(2021)
1) システム改修による運用の変更は生じない。
2) 運用の変更でシステム改修を回避することが
ある。
3) 費用対効果の低いものからシステム改修を実

施する。
4) 要求仕様書を満たすシステムであればシステ
ム改修の必要は生じない。
5) 診療報酬改定に伴うシステム改修は医事会計
システムのみに発生する。

第 I 部　医療情報システム系

5 保健・医療・介護を支える情報システム

| 5-1 | 診療所の情報システム | SBO5.2 |

ここがポイント

診療所においても IT 化が進んでおり、電子カルテの普及率は50%程度にまで広がっています。ただし、一般の病院とは求められる機能が異なる部分があります。

1. 診療所の IT 化

（1）診療所の概要

医療施設は、病床が20床以上ある**病院**と、20床未満の**診療所**に分けられます。

診療所は歯科診療所とそれ以外の一般診療所に分けられ、また病床（ベッド）の有無によって**無床診療所**と**有床診療所**に分けられます。

（2）電子カルテの普及状況

近年では診療所における IT 化も進んできており、令和2年度における電子カルテの普及状況は、厚生労働省の医療施設調査によれば、一般病院（病院のうち、精神科病床のみを有する病院および結核病床のみを有する病院を除いたもの）において57.2%であるのに対し、一般診療所（歯科診療所を除いたもの）において49.9%、歯科診療所では48.7%となっており、広く普及が進んできています。

（3）その他のシステム等

Web からの予約システムや問診システムの導入は、事務の軽減や業務の効率化につなげることができます。そのため、新規開業の診療所では徐々に普及しつつあります。

（4）診療所 IT 導入の注意点

診療所の9割は無床診療所であり、人的構成も「一人の医師＋数名のスタッフ」のような少人数であることから、一人が複数の業務を行う場合があること、そして、施設の面積や経済的な面で制約があるということを考慮に入れ、システム導入計画を立てる必要があります。特に、検体検査などは他の施設に委託するケースが多くなります。

なお、ベンダ独自のデータ形式や仕様、施設によって個別対応した機能などはシステム更新の際に移行が困難になる場合があります。

2. 診療所のレセプトコンピュータ

（1）電子データでの提出

診療所における診療報酬請求も電子データで提出を行うこととなっており、2024年9月末をもってオンライン提出が義務化されます。このため、診療報酬明細書（レセプト）の電算処理に対応したシステムが必要となります。

なお、社会保険診療報酬支払基金の令和6年2月診療分における一般診療所の電子レセプトの請求形態は、医療機関数ベースでオンライン81.4%、電子媒体15.3%となっています。

（2）日医標準レセプトソフト（ORCA）

日医標準レセプトソフト（**ORCA**）とは、日本医師会のプロジェクトで開発されたオープンソースのレセプトソフトで、レセプト電算処理システムを標準装備しています。

患者登録、公費・地方公費の上限額の設定、診療行為の入力などの機能があります。

3. 診療所の電子カルテに必要な機能

（1）電子カルテの導入

電子カルテの導入にあたっては、サーバを院内に設置する**オンプレミス型**や、ネットワークに接続して利用する**クラウド型**、そしてその**ハイブリッド型**などの製品があり、施設のシステム導入ポリシーに応じた選択をすることができます。

また、簡便に入力できるよう、ペンタブレットを使用するなど工夫をしたシステムも提供されています。

今後新たに開設される診療所では、電子カルテを導入する施設が中心になることが見込まれますが、各診療所における電子カルテ選択の幅も広がっています。

（2）求められる各種機能

診療所においても病院と同様に診療記録を残す必要があり、修正履歴の保存や、入力情報の欠落や不適切な入力のチェックなどの機能については病院のシステムと同様のものが求められます。

また、様々な医療機関との間で医療を途切れなく継続するため、SS-MIX2（6-5参照）など標準化されたデータ形式で地域医療連携システム（5-3参照）と連携できることが期待されます。

一方で、無床診療所では入院に関する機能は不要であり、有床診療所でも業務内容によっては伝票で運用しているケースもあります。

なお、DPC/PDPS（医学・医療系2-2参照）は急性期入院医療を対象としているため、診療所は対象外です。

過去問題

出題傾向

出題頻度は高くありませんが、診療所システムに特有の必要とされる機能について、2021年、2023年に出題されています。

問題1-1　診療所で利用される医療情報システムについて正しいのはどれか。（2021）
1）クラウド型のシステムを利用できる。
2）電子カルテシステムとして ORCA が普及している。
3）レセプト電算処理に対応したシステムは不要である。
4）自作したシステムを利用することは認められていない。
5）多くの診療所で大規模病院と同じシステムが導入されている。

問題1-2　診療所の電子カルテが必ず備えなければならない機能はどれか。（2023）
1）処方箋の発行
2）インターネットとの接続
3）診療記録の修正履歴の保存
4）地域医療連携システムとの接続
5）レセプトコンピュータとの連携

5-2　遠隔医療システム　　　　SBO5.3

ここがポイント

情報通信機器を活用した健康増進や医療に関係する行為のことを遠隔医療といい、オンライン診療、オンライン受診勧奨等があります。

1．遠隔医療の概要

遠隔医療には**遠隔病理診断**（テレパソロジー）、**遠隔画像診断**（テレラジオロジー）、遠隔皮膚科診療といった分類があります（医学・医療系1-1参照）。また、厚生労働省が示した「オンライン診療の適切な実施に関する指針

（令和5年3月一部改訂）」によれば、遠隔医療とは情報通信機器を活用した健康増進、医療に関係する行為のことをいい、医師（Doctor）―患者（Patient）間（D to P）、医師―医師・看護師などの相談者間における情報通信機器を用いた医療を次のように区分しています。

（1）オンライン診療

遠隔医療のうち、D to P において診察・診断や処方等の診療行為をリアルタイムで行う行為です。

（2）オンライン受診勧奨

遠隔医療のうち、D to P において、診察を行い、疑われる疾患の列挙、受診すべき診療科の選択などの最低限の医学判断を伴う受診勧奨をリアルタイムで行う行為です。

（3）遠隔健康医療相談

遠隔医療のうち、医師と患者間において、状態に応じた医学的助言を行う行為。医師または医師以外と患者間において、一般的な医学情報の提供や受診勧奨にとどまる行為です。オンライン診療・受診勧奨と異なり、診断等の医学的判断を含みません。

2．オンライン診療

オンライン診療は具体的な疾患名を挙げて、その病気に罹患している旨や、医学的判断に基づく疾患の治療方針を伝達すること、一般用医薬品の具体的な使用を指示すること、処方等を行うことなどが該当します。

具体的には、高血圧患者の血圧コントロールの確認や、離島の患者を骨折疑いと診断し、ギプス固定などの処置の説明等を実施することなどが挙げられます。

初診からオンライン診療を実施する場合は、原則として日頃から直接の対面診療を重ねているいわゆる「かかりつけの医師」が行うこととされていますが、既往歴など一定の情報を過去の診療録、診療情報提供書から把握できると判断できる場合にはかかりつけ医以外も実施することができます。なお、当該患者の本人確認は原則として顔写真つきの身分証明書で行います。

なお、オンライン診療では、得られる情報に限りがあるため、医師は、対面診療に相当する程度の患者の心身の状態に関する情報を得られるよう努めなければなりません。このため、十分な情報が得られないと医師が判断した場合には、速やかにオンライン診療を中止する必要があります。

3．オンライン受診勧奨

患者からの症状の訴えや、問診などの心身の状態の情報収集に基づき、疑われる疾患等を判断して、疾患名を列挙し、受診すべき適切な診療科を選択するなど、患者個人の心身の状態に応じた必要な最低限の医学的判断を伴う受診勧奨を行います。

具体的には、発疹に対し問診を行い、「あなたはこの発疹の形状や色ですとじんましんが疑われるので、皮膚科を受診してください」と勧奨することなどが挙げられます。

なお、一般用医薬品を用いた自宅療養を含む経過観察や非受診の勧奨も可能です。

4．オンライン診療におけるセキュリティ

医療機関は、オンライン診療に用いるシステムを提供する事業者による説明を受け、通信の暗号化などの十分な情報セキュリティ対策が講じられていることを確認しなければなりません。

オンライン診療に用いるシステムにセキュリティ上の問題が生じた場合には、当該診療を受けている患者だけでなく、オンライン診療システムに連携している電子カルテやそのほかのシステムにある、すべての患者の情報に影響が及ぶ可能性があります。このため医療機関は、患者に対してオンライン診療を行う上でのセキュリティリスクを説明し、オンライン診療に用いるシステムを利用することについて合意を得た上で、双方が合意した旨を診療録に記載し、オンライン診療を実施することとされています。

また、オンライン診療を行う医師は、厚生労働省が定める研修を受講しなければなりません。

━━━━━ **過去問題** ━━━━━

出題傾向

近年、「オンライン診療の適切な実施に関する指針」に関する問題が出題されています。また、改訂にも注意が必要です。

問題 2-1　オンライン診療について正しいのはどれか。2つ選びなさい。(2023)
1) 暗号化通信が要求されている。
2) 医師は研修の受講が必須である。
3) 録画することが推奨されている。
4) 一般の TV 会議システムは利用できない。
5) 電子カルテ端末で実施しなければならない。

問題 2-2　厚生労働省「オンライン診療の適切な実施に関する指針」(令和4年1月一部改正)における「オンライン受診勧奨」にあたるのはど

れか。2つ選びなさい。(2022)
1) 高血圧患者の血圧コントロールを確認すること
2) 一般用医薬品を用いた自宅療養を含む経過観察をすること
3) 具体的な疾患名を上げて、これに罹患している旨を伝達すること
4) 離島の患者を骨折疑いと診断し、ギプス固定などの処置の説明等を実施すること
5) 疑われる疾患などを判断して、疾患名を列挙し受診すべき適切な診療科を選択すること

5-3　　　　　　**地域医療連携システム**　　　　SBO5.4, 1.3

ここがポイント

医療機関や各施設との間で医療を切れ目なく連携させるためには、地域医療連携システムの活用が重要です。

1. 地域医療の状況

　医学・医療系1-1でも触れるように、我が国では地域医療体制の整備が進められ、急性期医療・回復期医療・慢性期医療を担う病院や診療所に加え、在宅医療や薬局さらには、高齢者施設などの介護との連携が進められています。

　地域医療の連携によって病院—診療所間、病院—病院間での医療連携が促進されることにより、診療情報共有による診療の質の向上や、地域全体としての医療費の抑制、服薬状況の照会ができることによる重複・多剤投薬の回避などが可能となります。

　医療機関や各施設との間で医療を切れ目なく連携させるためには、それぞれの間での情報連携が欠かせません。例えば、かかりつけのクリニックから地域の中核病院に紹介され入院した

地域医療連携のイメージ

患者が、退院後は在宅医療でケアを受けることとなった場合、その患者の情報を在宅医療の医師や看護師が参照できる必要があります。

　そのため、患者の同意のもと、医療機関等の間で、診療上必要な医療情報を電子的に共有・閲覧できる**地域医療連携システム**が全国各地で

稼働しています。また関係機関が円滑に情報を共有するためには、さまざまなレベルの標準化が必要です。

このような医療情報の標準化には、平成18年に厚生労働省が開始した「厚生労働省電子的診療情報交換推進事業」（Standardized Structured Medical Information eXchange：SS-MIX）（6-5参照）のほか、IHE（6-4参照）による標準規格の採用があります。

なお、地域医療連携システムを構築するにあたっては、各医療機関・施設において地域医療連携システム運用管理規程を一元化あるいは統一する必要があります。また、メンテナンスの費用負担や、ネットワークセキュリティについても検討が必要です。

また、患者に対しては診療記録を相互に閲覧する目的で利用することについて同意を得ることや、閲覧可能になる診療情報の内容を説明する必要があり、システム利用者に対してはセキュリティ教育を定期的に実施することが求められます。

2.　地域医療連携システムに求められる機能

地域医療連携システムは、地域医療機関の情報や患者の診療情報などを共有できるシステムで、次のような機能が求められます。

・紹介状作成・管理機能

電子紹介状は、紙ベースの紹介状より多くの情報を伝達することができます。紹介状の電子認証にHPKI（2-2参照）を使用する場合もあります。

・紹介情報登録
・医療機関情報登録
・診療予約機能

CTやMRIの予約ができるものもあります。

・地域連携パス機能
・紹介／逆紹介率の管理

このほかに、製品によっては、退院後にスムーズに在宅へ移行できるように、診療所や訪問看護、介護事業所などとの連携支援を行えるものもあります。

3.　地域医療連携システムの課題

（1）事業継続の課題

地域医療連携システムでは、維持・更新費の負担が問題となることがあり、いかに事業を継続させるかが課題となっています。

（2）検査・薬剤コードの課題

医療機関間の検査や薬剤のコードの相互運用性の確保が課題となっています。具体的には、SS-MIX2データ（6-5参照）を各医療機関から毎回取得する場合、各医療機関のサポートが継続される必要があることなどが挙げられます。

（3）名寄せ方法の課題

名寄せとは、ある医療機関Aを受診したXさんが、別の医療機関Bを受診する際に、確かにXさん本人であるということを確認する作業です。名寄せには次のような方法があります。

・患者に自分が受診している医療機関の患者番号を列挙したものを窓口に提出してもらい登録する。

・医療機関Aが、患者から医療機関Bを受診しているという報告を受けて、医療機関Bの患者番号を問い合わせて登録する。

（4）マイナンバーカードの課題

名寄せへのマイナンバーの使用などのメリットも考えられますが、A県に住んでいたXさんが引っ越した先のB県の医療機関ではじめてマイナンバーカードを使った場合、A県での診療情報とは紐づけができないこと、そしてマイナンバーは変更可能であることにも注意が必要です。

個人単位化された被保険者番号とその履歴によって名寄せをおこなう仕組みが国によって検討されています。

4.　EHRとPHR

（1）EHR

電子化された診療情報を **EMR**（Electronic Medical Record）といい、各医療機関内で患者IDと紐づけられ、各医療機関単位で記録・管理・利用されます。これに対し、**EHR**（Electronic Health Record）は、医療機関間で診療情報を共有・活用する仕組みで、電子健康

記録とも呼ばれます。個人が医療機関を受診した際の診療記録や、処方された薬剤だけでなく、健康診断の結果などの個人の健康情報・医療情報を含めた記録を、地域・全国の医療連携システムで利用できることを目的としています。

（2）PHR

PHR（Personal Health Record）とは、個人の健康情報・医療情報を収集・管理し、国民一人一人が自身の健康に関する情報を蓄積・管理・活用することを目的とした仕組みです。経済産業省を中心にEHRから抽出した診療情報を患者本人がサービス事業者に保存させる取り組みが行われています。PHRでは複数の医療機関の診療情報や健診施設、ウェアラブル端末から発生する健康情報を一か所に収集し、管理・保存すること目指しています。

PHRは法的な記録ではなく、記載内容に制約はありません。また、本人がコントロール権を有しており、生まれてから亡くなるまでの情報を含みうるという特徴があります。PHRは個人の生活習慣の改善、医療の質の向上、災害時医療への活用などのほか、公衆衛生施策や保険事業、研究への利用も検討されています。情報セキュリティの問題や、患者自身が管理することによる情報の取捨とそれによる情報の信頼性などが課題として挙げられています。

（3）どこでもMY病院構想

どこでもMY病院構想とは、政府の高度情報通信ネットワーク社会推進戦略本部（IT戦略本部）が2010年に公表した「新たな情報通信技術戦略」における医療分野の計画の１つです。「自己医療・健康情報活用サービス」とも呼ばれ、個人が自らの医療・健康情報を医療機関等から受け取ってPHRに保存し、それを必要な時に他の医療機関等に対して開示する仕組みです。この構想自体はあまり普及しませんでしたが、電子版お薬手帳などの部分的なPHRの取り組みが日本国内で行われるようになっています。

═══════════ 過去問題 ═══════════

出題傾向

地域医療連携システムに求められる機能と構築の課題およびPHRに関する問題が頻出です。

問題 3-1　地域医療連携システムの目的でないのはどれか。（2016）
1）薬剤の重複の回避
2）患者のプライバシー保護の強化
3）地域全体としての医療費の抑制
4）病診間、病病間での連携医療の促進
5）診療情報共有による診療の質の向上

問題 3-2　地域医療連携システムについて誤っているのはどれか。２つ選びなさい。（2023）
1）医療機関は患者の同意なく患者情報にアクセスできる。
2）更新経費などの維持費の問題で事業継続が課題となっている。

3）医療機関間で患者情報を共有し、医療連携を円滑に行うことができる。
4）全ての医療機関が同じ病院情報システムを使用していなければならない。
5）医療機関間の検査や薬剤のコードの相互運用性の確保が課題となっている。

問題 3-3　PHRについて誤っているのはどれか。（2023）
1）法的記録ではない。
2）健診情報を登録できる。
3）公的機関のみ運営できる。
4）本人がコントロール権を有する。
5）複数医療機関の診療情報を保存できる。

5-4　薬局・訪問看護・介護の情報システム　SBO5.5.1-5.5.3

薬局では処方箋やお薬手帳などで電子化が進んでいます。同様に、訪問看護では看護計画書などが電子化され、介護情報システムでは科学的介護DBが構築されています。

1. 薬局の情報システム

薬局とは、薬剤師が販売または授与の目的で調剤を行ったり、薬剤および医薬品の適正な使用に必要な情報の提供および薬学的知見に基づく指導の業務を行う場所のことをいいます。

（1）薬局業務の概要

病院外の保険薬局で薬の処方を受ける場合、一般的に患者は、処方箋、保険証、お薬手帳を提示します。薬剤師は、これらを確認し、患者への聞き取りも行いながら、患者情報、後発医薬品の希望の有無などを確認します。過去に来局している場合は、**電子薬歴システム**などで過去の薬剤服用歴（薬歴）を参照します。

薬剤師は提示された処方箋の監査を行い、処方箋の内容について疑問な点がある場合、医師に問い合わせる**「疑義照会」**を行います。

処方監査が済むと、その内容をレセプトコンピュータに取り込み、調剤を行います。

調剤時に散薬監査システム、自動錠剤分包システム、計数調剤支援システムなどを使う薬局もあります。

調剤後、調剤監査を行います。薬局によっては別の薬剤師が監査を行う場合や調剤監査システムにより監査を行う場合があります。患者に薬剤を交付し、服薬指導を行うとともに、レセプトコンピュータを使用して会計を行います。あわせて、服薬指導した旨もレセプトコンピュータに入力します。最後に薬歴の記載、調剤録の作成を行います。

（2）処方箋の電子化

2020年7月に厚生労働省が策定した「新たな日常にも対応したデータヘルスの集中改革プラン」に基づき、2023年1月より**電子処方箋**の運用が開始されました。電子処方箋の活用により、医療機関・薬局における併用禁忌や重複投与を防ぎやすくなり、紙の処方箋の紛失を防げるといったメリットがあります。

患者が電子処方箋交付を希望する場合、「電子処方箋の運用ガイドライン第2.1版」に準じ、主に以下の対応を行います。

・医療機関は、処方箋の発行に際して、患者が電子処方箋の交付を希望していること及び当該患者が調剤を受けようとしている薬局が電子処方箋に対応していることを確認し、電子処方箋管理サービスに「アクセスコード」と「確認番号」の発行を要求する。

・医師・歯科医師は、患者の診察を行い、電子処方箋標準フォーマットに基づいた電子処方箋を作成し、患者に「アクセスコード」と「確認番号」を交付する。

・患者は、薬局に「アクセスコード」と「確認番号」を提示する。

・薬局は、「アクセスコード」と「確認番号」により、電子処方箋管理サービスに「電子処方箋」を要求し、薬局の薬剤師が、受信した「電子処方箋」について、必要に応じて医師・歯科医師に対して処方内容の照会を行った上で、調剤し、患者に服薬指導の上、薬剤の交付を行う。

これまでも、医療機関から処方箋をFAXで薬局に送信するサービスが存在していました。また近年では患者が処方箋をスマートフォン等

のカメラで撮影し、そのデータを調剤薬局に送信する仕組みも広がってきています。

処方情報を患者の移動に先んじて送信することにより、薬局での調剤待ち時間を削減することができます。しかし電子処方箋とは違い、これらの場合はあくまでも紙の処方箋が原本であり、薬は紙の処方箋と引き換えに患者に渡されます。

また、処方箋に印字された「院外処方箋2次元シンボル記録条件規約」に基づく2次元コードを読み取り、その情報をレセプトコンピュータに取り込むことで、調剤過誤の予防、院外処方箋の改ざんの検知、事務作業の効率化、正確な点数計算が期待されます。

（3）お薬手帳

お薬手帳は患者に処方された薬剤やその用法・用量を紙のシールで記録するものであり、薬剤師はその履歴を見て、薬の重複や副作用を防ぐことができます。

近年では電子版お薬手帳の活用も進められており、処方内容を電子版お薬手帳に記録することで処方の情報が共有しやすくなります。

電子版お薬手帳は、紙で記録していたお薬手帳をスマートフォンアプリで管理できるようにしたもので、薬の服用歴のほか、自身の健康情報も記録・管理することができます。

なお、厚生労働省からの通知により、データ項目は「JAHIS標準フォーマット」に従うこと、利用者の求めに応じて2次元コードを使用すること、一人の患者の服薬情報を一元的に閲覧できる仕組みの構築が望ましいこととされています。

2. 訪問看護業務支援システム

訪問看護は看護師が患者の自宅を訪問し、その疾患や障害に応じた看護を行うことをいい、看護師は「**訪問看護指示書**」を主治医から交付され、それに従い看護を行います。看護師から主治医には、訪問看護計画書・報告書を定期的に提出する必要があります。

訪問看護計画書は、訪問看護指示書の交付時やケアプラン変更時に作成、提出します。訪問看護報告書は少なくとも月1回、主治医に提出します。こうしたことなどから、主治医のいる医療機関との連携が必要になります。

訪問看護では、介護報酬（介護保険）・訪問看護療養費（医療保険）における請求が発生するため、訪問看護業務支援システムでは、これらの請求を適切に作成する機能が求められます。また、訪問看護において看護師は連絡ノートや訪問看護計画書、訪問看護記録書II、訪問看護報告書といった文書を作成する必要があるため、これらの作成支援機能も欠かせません。

このほか、服薬管理機能、医師指示書管理機能などをもつシステムもあります。

3. 介護情報システム

介護情報システムには、保険者である自治体向けのもの、地域医療・介護情報連携システム、介護サービス事業者向けのものがあります。

（1）保険者向けの介護情報システム

保険者向けの介護情報システムでは、被保険者の資格管理、介護保険料の管理、受給者管理、利用給付管理などの機能が必要とされます。また、要介護認定に関する機能も必須です。

医学・医療系2-3でみるように、介護サービスの必要度の判定では、聞き取り調査以外にコンピュータによる一次判定が行われます。この一次判定には全国標準のアルゴリズムで作られたソフトウェアが用いられています。その後、市町村などに置かれた介護認定審査会において二次判定が行われ、介護の必要度が判定されます。

（2）地域医療・介護情報連携システム

地域医療・介護情報連携システムは、2021年に閣議決定された「経済財政運営と改革の基本方針2021（骨太方針2021）」に基づく、医療・介護の関係機関における情報共有や、電子カルテ情報・介護情報の標準化についての取り組みであり、地域医療連携システムだけでなく、市役所などの自治体や地域包括支援センターなど

とも情報共有が図られています。

（3）介護サービス事業者向け介護情報システム

　介護サービス事業者には、介護サービス事業所、居宅介護支援事業者、地域包括支援センターなどがあり、それぞれ異なるサービスを提供しています。したがって介護サービス事業者向けの情報システムには、それぞれのサービスに応じた次のような機能があります。

・介護サービス事業所

　入退所管理機能、空床管理、利用者のスケジュール管理、利用者の小口現金管理、職員のシフト管理、バイタルサインの記録、ケア内容の記録、業務日誌の記録など。

　このほか訪問介護や看護を行う施設では、前項の訪問看護で必要な機能のほか、モバイル端末を用いて入力できる仕組みも必要とされます。

・居宅介護支援事業者

　利用者管理、ケアプラン・利用者向け同意書の作成・管理機能、居宅訪問管理、給付管理機能など

・地域包括支援センター

　高齢者情報管理、介護予防ケアプランの作成機能など

（4）IoT との連携

　IoT（Internet of Things）とは、「モノのインターネット」と略され、従来インターネットに接続されていなかった機器とインターネットを接続することです。高齢者施設では、例えば利用者の転倒防止のためにベッドセンサーや居室見守りカメラなどの IoT デバイスの導入や、腹部に専用のセンサーを取り付けて排泄の支援をするシステムの導入をする介護施設が増えています。

（5）ケアプランデータ連携システム

　ケアプランデータ連携システムとは、居宅介護支援事業所と介護サービス事業所の間で毎月やり取りされる**ケアプラン**のうち、サービス提供票（予定・実績）をデータ連携するための仕組みです。令和5年3月に本格運用が開始され、従来の紙による手渡しでの運用から大幅な効率化が見込まれています。

（6）科学的介護情報システム（LIFE）

　科学的介護情報システム（**LIFE**）は、介護サービス利用者の状態や、介護施設・事業所で行っているケアの計画・内容などを一定の様式で入力すると、インターネットを通じて厚生労働省へ送信され、入力内容が分析されて、当該施設等にフィードバックされる情報システムのことです。LIFE によって収集・蓄積したデータは、フィードバック情報としての活用に加えて、施策の効果や課題等の把握、見直しのための分析にも活用されるほか、LIFE にデータが蓄積され、分析が進むことにより、エビデンスに基づいた質の高い介護の実施につながることが期待されています。従来は「VISIT」と「CHASE」という2つのデータベースが存在しましたが、令和3年度に LIFE に統合されました。

（7）介護ワンストップサービス

　介護や介護予防のために行うにあたり必要となる手続きについては、従来ケアマネージャーが市区町村の窓口に出向き、行政手続きを行っていましたが、それに代わり、**マイナポータル**で介護に必要な手続きのオンライン申請（ぴったりサービス）ができるようになっています。この際、申請者のマイナンバーカードと、パソコン・カードリーダーもしくはスマートフォンとマイナポータルのアプリが必要となっています。

（8）ケアプラン作成における AI 活用

　ケアマネージャーがケアプランを作成するにあたり、利用者の身体状態等を AI に入力することで AI がケアプランを提案するというシステムの研究が進み、一部ではサービスの提供も始まっています。

過去問題

問題 4-1 「電子処方箋の運用ガイドライン第 2 版」に照らして誤っているのはどれか。（2021）

1）患者は薬局にアクセスコードと確認番号を持参する。
2）医療機関は患者にアクセスコードと確認番号を伝える。
3）医療機関は薬局に電子処方箋を電子メールで送信する。
4）医療機関は電子処方箋に電子署名とタイムスタンプ付与を行う。
5）薬局の薬剤師は調剤結果を作成し、電子署名とタイムスタンプ付与を行う。

問題 4-2 訪問看護業務において訪問看護師が作成しないのはどれか。2 つ選びなさい。（2023）

1）ケアプラン
2）連絡ノート
3）訪問看護計画書
4）訪問看護指示書
5）訪問看護報告書

問題 4-3 介護を支える情報システムについて誤っているのはどれか。（2023）

1）ケアプランデータ連携システムが構築されている。
2）マイナポータルで介護に必要な行政手続きのオンライン申請ができる。
3）ベッドセンサーや居室見守りカメラなどのIoT デバイスが導入されている。
4）要介護認定申請者の要介護度は、主治医意見書をもとに AI（人工知能）によって判定される。
5）介護関連情報の収集・分析・現場へのフィードバックを目的とした科学的介護 DB（LIFE）が構築されている。

問題 4-4 事業者の介護支援システムの機能でないのはどれか。（2021）

1）要介護度の判定
2）小口現金の管理
3）業務日誌等の記録
4）バイタルサインの記録
5）ショートステイ利用者の入退所予定管理

5-5　検査センターのシステム　SBO5.5.4

ここがポイント

検査センターでは検体の分析を行い、その結果を病院や診療所に送ります。データ交換においてはJLAC10という標準コードが利用されています。

1. 検査センターの概要

検査センターは、病院や診療所から預かった検体を分析して結果を報告する外部機関です。2-11で見たように、検体検査部門で受け付けた検体の一部は検体ラベル添付後、検査センターに送られます。このとき病院の検査依頼情報が検査センターに送信されます。

検査センターでの検査・分析結果は検査センターのシステムから病院に送信されます。

なお、検体検査では検体の取り違えが起こりやすいため、検体と患者情報のマッチングはシステム構築にあたって重要なポイントとなりま

す。また、病院内で添付された検体ラベルは検査センターで取り扱うことができない場合があり、その際には検査センターで改めてラベルを貼るという運用が行われています。

2. データの交換方法

臨床検査のデータ交換における標準化では、医療情報システム開発センター（MEDIS-DC）主導の臨床検査データ交換標準化協議会より発表された「臨床検査データ交換規約（暫定版）」（MEDIS-DC 規約）、（一社）保健医療福祉情報システム工業会（JAHIS）の「JAHIS 臨床検査データ交換規約」（JAHIS 規約）、HL7（6-3参照）が使われています。また、臨床検査

項目コードには、日本臨床検査学会が策定したJLAC10が使われています。なお、検査データの二次利用を想定した JLAC11 もあります。

3. 検査センターでの情報セキュリティ対策

検査センターでは、全国の医療機関から送付された検体を迅速かつ適切に検査する必要があります。個人情報を扱うことから、依頼元からの依頼情報の送信、依頼元への検査結果の送信には、情報共有の容易さとともに高いセキュリティが求められます。

（本項に関する過去問は6-4に掲載しています）

5-6　健診システム　SBO5.5.5

ここがポイント

特定健診や特定指導、健康診断や人間ドックで使われるのが健診システムです。健診システムでは予約管理や連携機能、検査結果管理などが求められます。

1. 健診システムの概要

わが国では**特定健康診査**（以下、特定健診）によって生活習慣病を早期発見し、そこから**特定保健指導**（以下、特定指導）を行って予防と改善につなげる取り組みが行われています。また、労働安全衛生法に基づき、職場における雇い入れ時や定期の健康診断（定期健診）も行われています（医学・医療系1-1参照）。

これらのほかに、健康診断ではカバーしきれないその他の検査項目についても検査を行う人間ドックがあり、個人の意思で受けることとなっています。ただし人間ドックは医療保険の給付対象ではないことに注意しましょう。

こうした医療機関で行われる健診業務に用いられる健診システムは、医療機関の規模により求められる機能が異なりますが、特徴的な機能として以下があげられます。

（1）予約・受付管理

大規模な健診センターでは、特に予約・受付管理は重要です。人間ドックや定期健診などの検診コース単位で予約できる機能や、受付で受検者 ID を発行する前に検査オーダを入力できる機能があります。また持ち込み検体の管理機能などもあります。

（2）検査実施・結果・判定入力

各検査の患者ごとの進捗管理や PACS と連携した画像の取り込み機能や検査機器との連携など、一般の検査システムと同じ機能も必要です。これに加え健診では、各検査結果に対してA〜D判定などのレベル分けが必要なため、判定に関する機能も求められます。システムによっては、レベルを自動判定できる機能もあります。

（3）報告書作成

今回の検査結果を取り込み、過去の健診結果

とあわせて報告書を受検者ごとに作成する機能が求められます。

特定健診や特定指導は、社会保険診療報酬支払基金等（審査支払機関）への実施状況報告が必要ですが、人間ドックや特定健診でない通常の健康診断は治療を目的とした検査ではないため、基本的には保険の適用外となります。このため、審査支払機関に対し診療報酬点数に基づいた請求を行うことはなく、レセプトオンライン機能も必要性が低いものとなります。

2. 特定健診・特定指導の報告等

特定健診の検査項目コードには JLAC10が用いられています。前述のとおり、特定健診や特定指導の実施状況などは審査支払機関に報告する必要があり、全国健康保険協会は事業者に特定健診データの電子的な提供を求めています。報告等におけるファイル形式は原則としてXML で行うとされ、HL7に準拠した形式が用いられています。

なお、2022年度からは、全国の医療機関や薬局で患者の直近の医療情報を確認できる仕組みが作られ、災害時などで患者の医療情報を入手するのが困難な場合でも他の医療機関や薬局で患者の特定健診情報等を照会することができるようになりました。

過去問題

出題傾向
一時期出題が止まっていましたが、近年、健診システムに特徴的な機能について出題されています。

問題6-1 健診システムについて誤っているのはどれか。（2022）
1）検査結果と合わせて検査診断レベルを管理する。
2）過去の健診結果も含めた健診結果報告書を出力する。
3）審査支払機関に対し診療報酬点数に基づいた請求を行う。
4）受検者 ID を発行する前に検査オーダ入力する場合がある。
5）検診コース単位（人間ドック、定期健診など）の予約ができる。

問題6-2 総合健診（人間ドック）に用いるシステムの機能としてもっとも必要性が低いのはどれか。（2016）
1）予約管理機能
2）XML データ作成機能
3）PACS との連携機能
4）レセプトオンライン機能
5）受診者ごとの検査結果管理機能

6 医療情報分野の標準規格

ここがポイント

医療の合理化や医療の質を担保するため、厚生労働省標準規格に代表される各種の標準規格や標準マスターの使用が推奨されています。

1. 標準規格・標準マスターの必要性

医療情報システム間、医療情報システムと機器間などにおける情報の電子的な交換のためには、標準化されたコードを用いるとともに情報交換規約を標準化することが必要です。

また、医療情報システムでは、それぞれの病院の事情に応じた独自マスターを作成して運用する場合もありますが、**標準規格**や**標準マスター**を使用することで、医療の合理化や医療の質を担保する取り組みが行われています。

標準規格・標準マスターの使用により病院内のコンピュータやシステム更新時におけるデータの連続性の担保や他の医療機関との連携、診療情報の二次利用などの効率的な運用が可能になります。

こうした医療情報の標準化のため、各組織で共通して利用するマスターや標準規格については、関係諸団体が医療情報標準化推進協議会（**HELICS 協議会**）に標準規格案を提案し、HELICS 協議会が医療情報標準化指針（HELICS 指針）として採択しています。

HELICS 協議会によって採択された指針は厚生労働省での検討を踏まえて厚生労働省標準規格になります。

2. 厚生労働省標準規格

厚生労働省では、病名、医薬品名、臨床検査項目名、データの形式、データの伝達方法などを「**厚生労働省標準規格**」として整備し、普及を進めています。2024年4月現在、厚生労働省標準規格として認められている規格は以下のとおりです。

- ・HS001 医薬品 HOT コードマスター
- ・HS005 ICD10対応標準病名マスター
- ・HS007 患者診療情報提供書及び電子診療データ提供書（患者への情報提供）
- ・HS008 診療情報提供書（電子紹介状）
- ・HS009 IHE 統合プロファイル「可搬型医用画像」およびその運用指針
- ・HS011 医療におけるデジタル画像と通信（DICOM）
- ・HS012 JAHIS 臨床検査データ交換規約
- ・HS013 標準歯科病名マスター
- ・HS014 臨床検査マスター
- ・HS016 JAHIS 放射線データ交換規約
- ・HS017 HIS、RIS、PACS、モダリティ間予約、会計、照射録情報連携指針（JJ1017指針）
- ・HS022 JAHIS 処方データ交換規約
- ・HS024 看護実践用語標準マスター
- ・HS026 SS-MIX2ストレージ仕様書および構築ガイドライン
- ・HS027 処方・注射オーダ標準用法規格
- ・HS028 ISO 22077-1：2015 保健医療情報—医用波形フォーマット—パート 1：符号化規則
- ・HS030 データ入力用書式取得・提出に関する仕様（RFD）
- ・HS031 地域医療連携における情報連携基盤技術仕様
- ・HS032 HL7 CDA に基づく退院時サマリー規約

・HS033 標準歯式コード仕様
・HS034 口腔診査情報標準コード仕様
・HS035 医療放射線被ばく管理統合プロファイル
・HS036 処方情報 HL7 FHIR 記述仕様
・HS037 健康診断結果報告書 HL7 FHIR 記述仕様
・HS038 診療情報提供書 HL7 FHIR 記述仕様
・HS039 退院時サマリー HL7 FHIR 記述仕様

3. 標準マスターコードの概要

医療情報分野における代表的な標準マスターコードや規格には次のものがあります（医学・医療系8-5も参照）。

（1）ICD-10／標準病名マスター

ICD（International Statistical Classification of Diseases and Related Health Problems）は世界保健機関（WHO）が作成している疾病および関連保健問題の国際統計分類です。

日本では第10版（ICD-10）が用いられており、それに準拠する形で（一財）医療情報システム開発センター（MEDIS-DC）が作成しているのが ICD-10対応標準病名マスターです。なお、2019年に WHO において ICD-11が承認されており、今後わが国でも移行していく予定です。

（2）レセ電コード

レセ電コードは「レセプト電算処理システム用コード」の略であり、電子レセプト作成に用いられます。9つ（訪問看護療養費マスターを含めると10）のマスターで構成されます。

なお、レセ電コードマスターのうち傷病名マスター・修飾語マスターと ICD10対応標準病名マスターは相互に連携がなされています。

（3）DPC コード

DPC コードは入院期間中における診断名と提供された治療や処置の組み合わせで患者を分類するためのコードです。14桁で表され、最初の6桁で医療資源を最も投入した傷病名を表します（医学・医療系8-5参照）。

（4）ICD-DA／標準歯科病名マスター

ICD-DA は WHO が作成している口腔および歯科的な疾患における国際疾病分類です。標準歯科病名マスターは、ICD-10対応標準病名マスターから歯科で使用する疾患名を抽出し、ICD-DA などの歯科独自の項目を追加したものです。

（5）K コード／J コード

診療報酬請求用の手術（K）および処置（J）の用語をコード化したものです。

手術・処置については ICD-9-CM が用いられていましたが、より標準化を図った標準手術・処置マスターが MEDIS-DC より提供されています。また、臨床で用いられる手術手技の分類として、外科系学会社会保険委員会連合が作成した手術基幹コード（STEM7）があります。

（6）ICF

ICF（International Classification of Functioning, Disability and Health）は、WHO の国際分類統計の1つで、国際生活機能分類のことです。

（7）SNOMED-CT

SNOMED-CT（Systematized Nomenclature of Medicine-Clinical Terms）は、臨床分野で利用される国際的な医療用語体系です。

（8）LOINC

LOINC（Logical Observation Identifiers Names and Codes）は国際的な臨床検査・生理機能検査に関するコードです。

═══════════ 過去問題 ═══════════

出題傾向
標準規格とその内容の組み合わせが出題されています。

問題 1-1 医療行為に用いる<u>コードでないの</u>はどれか。（2022）

1) ICF
2) STEM7
3) Ｊコード
4) Ｋコード
5) ICD-9-CM

問題 1-2 標準規格とその内容の説明の組み合わせのうち正しいのはどれか。（2021）

1) SNOMED-CT ― 国際的な医療用語集
2) CDA ― 臨床試験データの標準規格
3) CDISC ― 臨床文書の構造に関する規格
4) LOINC ― 看護実践を記述する標準用語集
5) ICNP ― 臨床検査や生理機能検査を表現するコードセット

6-2　　　　　　　　　　　　**DICOM**　　　　　　　　　　SBO6.2.1

ここがポイント

DICOM は医用画像に関する国際標準規格であり、画像の保管ならびに撮影装置や各種システムとの間で様々な画像情報等を交換する際に用いられています。

1. DICOM とは

DICOM（ダイコム：Digital Imaging and Communications in Medicine）とは、医療における医用画像と関連情報の作成・保存および通信に関する国際標準規格です。この規格に準拠した撮影装置（モダリティ）や情報システムの普及により、医用画像データの交換が容易になりました。DICOM の規格書は22のパート（9、13は退役）からなる本体と補遺、修正提案からなり、現在も更新され続けています。

DICOM によるデータ交換はオンライン通信とオフラインでの交換に分かれます。オフラインでの交換は可搬型媒体（CD-R、DVD-R など）により行われるため、保存形式やファイルフォーマットなども規定されています。画像診断部門システムなどでは、DICOM オンライン通信を利用し、RIS（2-14参照）とモダリティ間、同じく PACS（2-3参照）とモダリティの通信や PACS 内のレポートシステムなどが DICOM 規格で運用されています。

画像診断部門システムだけでなく、生理機能検査部門でも超音波検査などで DICOM が利用されており、心電図や脳波などにも利用が拡がりつつあります。

2. DICOM によって定義されているもの

DICOM ではデータそのものを**オブジェクト**（情報オブジェクト定義）といい、画像データ（静止画像、動画像）、波形データのほか、構造化ドキュメント（Structured Report：SR）などのデータもオブジェクトにあたります。オブジェクトには、画像情報などだけでなく、付随する患者情報や検査情報などの複数の属性情報を含んでいます。属性情報の中の要素を識別するものを**タグ**と呼びます。タグには画像の圧縮方式や画像に付随する検査情報などが含まれます。

オブジェクトに対して行う処理を**サービス**、オブジェクトとサービスの組み合わせを **SOP**（Service Object Pair）といい、それぞれ定義されています。また、サービスの種別を**サービスクラス**といい、サービスクラスには、交信確認（Verification）、保存（Storage）、データの検索・取得（Query/Retrieve）、モダリティワークリスト管理（Modality Worklist Management：MWM）、モダリティ進捗管理（Modality Performed Procedure Step：MPPS）などがあります。サービスクラスを提供する側を **SCP**（Service Class Provider）、利用する側を **SCU**（Service Class User）とよび、SCP/

SCU および SOP により情報を定義しています。

　例えば、画像検査実施時には RIS とモダリティ間で MWM により患者情報、撮影条件など情報の授受が行われ、検査結果や実施情報などの情報の授受が MPPS により行われます。

　放射線読影レポートの記録方法や人工知能による CAD の結果記録方法は SR で定義され、放射線検査の被ばく線量の記録方法などの線量情報は、DICOM RDSR で定義されます。

　また、異なる画像表示機器では、モニターの階調特性（輝度特性）により異なる見え方になる場合がありますが、これを防ぐために**グレースケール標準表示関数**（GSDF）が定義され、

同じ階調表現ができるようになっています。

3. 適合性宣言書

　DICOM は多くの規格で構成されていますが、使用する機器等がそのすべてに対応しているというわけではありません。

　機器等が DICOM の規格に準拠しているか、どのような範囲で適合しているかについては、各メーカーの**適合性宣言書**（コンフォーマンスステートメント）で確認することができます。なお、各装置の適合性宣言書に記載されていない接続はできません。

═══════ **過去問題** ═══════

出題傾向
DICOM で定義されているものを問う問題が頻出です。

問題 2-1　　DICOM により定義されていないのはどれか。（2022）
1) 画像表示機器の輝度特性
2) 放射線読影レポートの記録方法
3) 放射線検査の被ばく線量の記録方法
4) 人工知能による CAD の結果記録方法
5) VNA（Vender Neutral Archive）の構築方法

問題 2-2　　DICOM 規格で規定されていないのはどれか。（2017）
1) 読影レポート
2) 画像の圧縮方式
3) 画像に付随する検査情報

4) RIS とモダリティ間の通信
5) 画像検査オーダの送信フォーマット

問題 2-3　　DICOM 規格について正しいのはどれか。（2018）
1) 放射線治療の規格は含まれない。
2) レポートについての規格は含まれない。
3) 可搬媒体による情報交換は規格に含まれない。
4) 検査実施結果情報についての規格は含まれない。
5) 各装置の適合性宣言書に記載されていない接続はできない。

| 6-3 | HL7 | SBO6.2.2 |

ここがポイント
HL7はシステム間や施設間で医療データ交換を行うために開発された文字や数値情報を扱う標準規格です。

1．HL7の概要

　HL7（Health Level Seven）は、医療データ交換を行うために米国で開発された保健医療情報交換のための標準規格で、特定の部門やシステムに特化せず、異なるシステムや施設間の臨床情報を扱うためのデータ交換標準です。

　DICOM が主に画像情報を扱うのに対し、HL7は文字・数値情報を扱うという特徴があります。OSI 参照モデル（情報処理技術系5-1参照）のアプリケーション層（第7層）上でのメッセージトランザクションに由来していることから「7」の値が入っています。

2．メッセージ規格

　文字・数値情報を正しく伝えるためのルールをメッセージ標準規格と呼びます。HL7ではバージョン2（ver.2）やバージョン3（ver.3）などのメッセージ標準が定められており、それぞれメッセージ構造が異なります。

1）HL7 V2.5メッセージ標準

　HL7 V2は診療プロセス、物流、病院運営におけるメッセージをサポートしています。いくつかの系列がありますが、HL7 V2.5では、メッセージを情報（セグメント）、項目（フィールド）、要素（エレメント）で構成し、ER7（Encoding Rule7）で記述し、区切り文字（デリミタ）を使ってデータを表現しています。

　なお、HL7 V2.5は、SS-MIX2標準化ストレージ（6-5参照）における診療情報の標準格納形式です。

2）HL7 V3メッセージ標準

　HL7 V3は医療サービス全体のワークフローを対象にした規約で、XML（情報処理技術系1-5参照）でデータを表現しています。HL7 RIM（Reference Information Model）と呼ばれるモデルに基づき、データ同士の関係性を意味付けができるようになっています。

3．CDA

　CDA（Clinical Document Architecture）は、HL7 V3の構造を活用して、XML で表現する形式です。診療文書の交換を目的としています。

4．HL7 FHIR

　HL7 FHIR（Fast Healthcare Interoperability Resources）は、HL7 V2・V3メッセージ標準の知見に基づき、HTTP（情報処理技術系5-4参照）、JSON（JavaScript Object Notation、JavaScript のオブジェクト記法を用いたデータ交換フォーマット）、XML などのWeb サービスで用いられている技術を採用した新しい医療情報交換フレームワークで、短期間で開発・導入が可能であることや、簡単に情報を取得・共有できるという特徴があります。

　HL7 FHIR を使うことで、Web ブラウザから JSON で作られたデータを容易に取り出すこと、また送信することができます。

　6-1で述べたように、HL7 FHIR は2022年には厚生労働省標準規格にも採択され、今後さらに広い範囲で実装が進むことが予想されます。

＝＝＝ 過去問題 ＝＝＝

出題傾向

HL7の特徴や記述言語を問う問題が出題されています。SS-MIX2標準ストレージとの関係も押さえておきましょう。

問題 3-1　病院情報システムに格納されている検体検査情報を SS-MIX2標準化ストレージに保存するときに用いられるのはどれか。（2017）
1) DICOM
2) HL7
3) HOT
4) J-MIX
5) MFER

問題 3-2 正しい組み合わせはどれか。
(2023)
1) DICOM — CSV
2) CDA R2 — HTML
3) HL7 FHIR — JSON
4) HL7 V2メッセージ — PDF
5) HL7 V3メッセージ — デリミタ

問題 3-3 HL7について誤っているのはどれ

か。(2014)
1) 放射線画像の伝送規格を定めている。
2) 名称は OSI の第 7 層に由来している。
3) HL7 v3は XML 形式に基づいている。
4) SS-MIX の標準化ストレージに採用されている。
5) HL7 v2.5は Encoding rule 7 形式に基づいている。

6-4　IHE　SBO6.2.3

ここがポイント

IHE では、医療現場のワークフローを統合プロファイルと呼び、それに必要な標準規格やその使い方をテクニカルフレームワークとして定めています。

1. IHE の概要

（1）ドメインと統合プロファイル

IHE（Integrating the Healthcare Enterprise）は、医療機器や情報システムの相互接続性を推進するための国際的なプロジェクトであり、医療情報システムを分野（ドメイン）で分け、ドメイン（下表参照）ごとに業務フローを決め、利用するメッセージなどを定めています。

DICOM や HL7がシステムや装置間での情報連携のための仕組みである一方、IHE は医療現場において、標準的なワークフローを定義し、ガイドラインとして提供するものです。この標準的なワークフローのことを「**統合プロファイル**」と呼び、次表のようなものがあります。

放射線領域の主な統合プロファイル

略称	説明
ARI	放射線情報へのアクセス
CPI	画像情報の一貫性確保
ED	エビデンス文書の内容
PDI	可搬型媒体による画像情報交換
PIR	患者情報の整合性確保
REM	被ばく線量管理
XDS-I	医療施設間での画像共有

地域医療連携に関する統合プロファイル

略称	説明
PIX	患者 ID 相互参照
PDQ	患者基本情報問い合わせ
XDS	施設間情報共有
XCA	コミュニティ間連携
CT	時刻同期
ATNA	監査証跡とノード認証

IHE のドメイン

略称	該当する分野
RAD	放射線部門
RO	放射線治療部門
CARD	循環器部門
END	内視鏡検査部門
Eye care	眼科部門
PaLM（LAB + PATH）	臨床検査と病理検査部門
ITI	医療情報連携基盤
PCD（Device）	患者ケア用デバイスの連携手順
Dental	歯科部門
Pharmacy	薬局
PCC	患者ケアに関する医療情報の連携手順
QRPH	品質、研究、公衆衛生

（2）テクニカルフレームワーク

　統合プロファイルでは、予約管理や画像の保存といった機能（**アクタ**）を抽出し、その機能間でどのように DICOM や HL7をはじめとする各種の標準規格を使って情報交換（**トランザクション**）をするかを定義します。こうした統合プロファイルに必要な標準規格とその使い方などをガイドラインの形で定めたものを「**テクニカルフレームワーク**」といいます。日本IHE 協会（IHE-J）では統合プロファイルごとに、テクニカルフレームワークに沿ってシステムや機器同士の接続試験を行う**コネクタソン**を開催しており、接続確認のとれたシステムや機器を認定する取り組みを行っています。

（3）IHE の効果

　IHE には従来からあったシステム－装置間などにおける接続の問題における課題を解消し、システム導入を容易にするという目的があります。とりわけ、機器やメーカーを問わず連携できる（マルチベンダシステム）ことはシステム構成の選択肢が増えることが期待できるほか、打ち合わせや仕様書作成が容易になるといったメリットが期待されます。

過去問題

出題傾向

統合プロファイルの略称とその組み合わせを問う問題が頻出です。

問題 4-1　IHE が提案する地域医療連携に関する統合プロファイルとその説明の組み合わせのうち<u>誤っている</u>のはどれか。（2022）
1) PDQ ― 患者基本情報問い合わせ
2) PIX ― 時刻同期
3) XCA ― コミュニティ間連携
4) XDS ― 施設間情報共有
5) ATNA ― 監査証跡とノード認証

問題 4-2　IHE について<u>誤っている</u>のはどれか。（2021）
1) 統合プロファイル内の各機能を提供する「アクタ」同士の通信をトランザクションと呼ぶ。
2) 地域医療連携における情報連携基盤技術仕様はさまざまな統合プロファイルを含んでいる。
3) システム導入時に IHE を参考にすることで、システム構成の選択肢が増えることが期待できる。
4) システム連携を実現するための標準規格の使い方を示したガイドラインを統合プロファイルと呼ぶ。
5) システムや機器同士の接続試験を行うコネクタソンを開催し、接続性のとれたシステムや機器を認定する。

問題 4-3　IHE に関する説明で<u>誤っている</u>のはどれか。（2016）
1) 通信に HL7と DICOM のみが使われている。
2) マルチベンダ接続によりシステム構成の選択肢が増える。
3) システムの導入にあたって打ち合わせや仕様書作成が容易になる。
4) コネクタソンは特定の統合プロファイルとの適合性を検証するものである。
5) 分野（ドメイン）ごとに業務フローを決め、利用するメッセージなどを定めている。

| 6-5 | SS-MIX | SBO6.2.5 |

> **ここがポイント**
>
> SS-MIXは医療機関間の情報交換や共有を容易に行うための標準規格であり、あらゆる医療施設で利用できることなどを目的として策定されています。各地の地域医療連携システムや災害時のバックアップとして多くの実装例があります。

1. SS-MIX の概要

SS-MIX（Standardized Structured Medical Information eXchage）は「**標準化ストレージ**」という概念をもとに、医療機関間の情報交換や共有を容易に行うための標準規格です。静岡県内における実証事業、厚生労働省の電子的診療情報交換推進事業、2016年の改訂を経て現在ではSS-MIX2が普及しており、厚生労働省標準規格となっています。SS-MIX2では、標準化ストレージと拡張ストレージが定義されています。

2. 標準化ストレージ

（1）コンセプトと概要

SS-MIX2標準化ストレージは次のコンセプトをもとに構築されています。

> ・あらゆる医療施設で利用できる。
> ・導入・運用のコストを抑制する。
> ・特定の企業やベンダの技術・製品には依存しない。
> 　→つまり、リレーショナルデータベースの利用が必須などという条件はないということです。
> ・誰もが理解しやすい単純な構造である。

これらのコンセプトをもとに、標準化ストレージは、各医療機関の病院情報システムから送られてきたデータを、階層化されたフォルダ・ファイルのディレクトリ構造を利用して格納します。このとき、各データは HL7 v2.5で格納されます。

SS-MIX2標準化ストレージの格納ルール

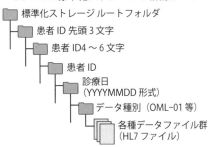

日本医療情報学会「SS-MIX2 標準化ストレージ 構成の説明と構築ガイドライン Ver.1.2h」より作成

（2）活用方法

標準化ストレージに格納されるデータはテキストデータであり、多くの記憶容量を必要としないため、各地の地域医療連携システムや災害時のバックアップとして多くの実装例があります。例えば災害などでA病院の機能が停止した場合において、そのデータを外部保存しておき、B病院でも参照することができるようにすることが期待されています。

（3）格納するデータの種類

日本医療情報学会「SS-MIX2標準化ストレージ仕様書 Ver.1.2h」で示されている、標準化ストレージに格納する主なデータには次のものがあります。

・患者基本情報（氏名、生年月日など）
・血液型
・病名
・アレルギー情報
・外来受診情報
・入退院情報
・食事オーダ
・処方オーダ／実施通知
・注射オーダ／実施通知
・検体検査オーダ／結果

・放射線検査オーダ／実施通知

・内視鏡検査オーダ／実施通知

・生理検査オーダ／実施通知

3.　拡張ストレージ

　標準規格に定められていない診療データについては**拡張ストレージ**に蓄積することができます。拡張ストレージには、テキストファイルやWord、Excel、PDF 等の各種文書や、提供者・利用者が相互合意した JPEG 形式の画像ファイルなどがあります。なお、患者 ID、日付、種別の階層構造は標準化ストレージと拡張ストレージで同じです。

━━━━━━━━━━ 過去問題 ━━━━━━━━━━

出題傾向

「SS-MIX2標準ストレージに格納しないものはどれか」という出題が中心です。なお、SS-MIX2への改訂で内容が変更された項目があるので、過去問には注意が必要です。

問題 5-1　SS-MIX2標準化ストレージに格納しないのはどれか。(2023)
1) 食事オーダ
2) 放射線画像
3) 検体検査結果
4) アレルギー情報
5) 内視鏡検査の実施通知

問題 5-2　SS-MIX2標準化ストレージで取り扱わないデータ種別はどれか。(2018)
1) 病名情報
2) 入院予定
3) 処方オーダ
4) 退院時要約

5) 検体検査結果

問題 5-3　SS-MIX2標準化ストレージについて誤っているのはどれか。(2017)
1) 災害対策として活用することも可能である。
2) リレーショナルデータベースの利用が必須である。
3) 保健医療情報分野の標準規格（厚生労働省標準規格）の一つである。
4) 提供・利用者が相互合意した JPEG 形式の画像ファイルを拡張ストレージに保管できる。
5) 標準化ストレージには HL7v2.5をベースとした処方、注射、検体検査結果を保管できる。

6-6　その他の代表的な標準規格　SBO6.2.6-6.2.7

ここがポイント

臨床試験や研究におけるデータの収集、交換、申請、保存のための標準として CDISC が、心電図、脳波などの波形データを記述するための国際標準に MFER があります。

1.　CDISC

　CDISC は臨床試験データの国際的な標準を策定する団体の名称であり、この団体が策定した新薬の治験を含む臨床試験、臨床研究におけるデータの収集、交換、申請、保存のための標準仕様のことを総称して **CDISC 標準**と呼びます。具体的には規制当局に対して臨床試験データを申請するための SDTM、医療機関におけ

る CRF（Case Report Form、症例報告書）の標準である CDASH などが規定されています。

2．MFER

MFER（Medical waveform Format Encoding Rules）は、わが国で開発された心電図、脳波などの医用波形データを記述するための規格で、ISO22077-1：2015として国際標準になっています。

3．JLAC10

臨床検査項目コードである JLAC10は5つの構成要素からなっています。基本的には分析物コードで整理分類されますが、同じ検査項目でも検査材料や測定法等の付加コードとの組み合わせによってコードが異なり、識別することが

できるという特徴があります。

（1）分析物コード

検査対象物質を5桁の文字列で分類しています。

（2）識別コード

上記の分析物コードを、検査内容によってさらに細分する必要がある場合に、4桁の数列によって分類します。

（3）材料コード

検査材料を3桁の数列で分類します。

（4）測定法コード

測定法を3桁の数列で分類します。

（5）結果識別

1つの依頼検査項目に対する検査結果が単独か複数かいずれかを問わず、結果を2桁の数列で表現するものです。

過去問題

出題傾向

近年の出題頻度は高くありませんが、MFER について出題されています。また5-5でも取り上げた JLAC10に関する出題が頻出です。

問題 6-1　MFER が扱うデータはどれか。（2015）

1）血管造影などの動画像
2）DNA などの遺伝子検査
3）心電図、脳波などの医用波形
4）放射線、内視鏡、超音波などの医用画像
5）血算、血液生化学、感染症検査などの臨床検査

問題 6-2　各種コードとその対象の組み合わせで誤っているのはどれか。（2019）

1）HOT　―　医薬品
2）ICNP　―　医用材料

3）ICD-10　―　国際疾病分類
4）JLAC10　―　臨床検査
5）NANDA　―　看護診断

問題 6-3　JLAC10に関する説明として正しいのはどれか。（2013）

1）主に病理診断の領域で利用されている。
2）依頼時と結果返却時に同じコードが使われる。
3）LOINC とのコード互換性を持たせている。
4）分析物、材料、測定法などの要素コードを連ねて構成される。
5）医療情報システム開発センター（MEDIS-DC）によって提供されている。

7 個人情報保護法

> **ここがポイント**
>
> 個人情報保護法では個人情報の取扱い等について定めています。他の関連法令・ガイドラインと同様、今後も改訂の可能性があるため、動向を確認しておく必要があります。

1. 個人情報保護法関連のキーワード

個人情報の保護に関する法律（**個人情報保護法**）は、個人情報を取り扱う事業者が守るべきルールを定めた法律です。この法律を理解するうえで、まずはおさえておくべきキーワードがあります。

（1）個人情報

生存する個人に関する情報であって、氏名、生年月日、住所、顔写真などから特定の個人を識別することのできる情報のことをいいます。これに加え、他の情報と容易に照合することができ、それにより特定の個人を識別することができるものも含まれます。

医療機関における診療情報は患者の重要な個人情報であり、具体的には下の囲みに示すものなどがあります。また、医師が作成した診療録における医師の判断や評価は、医師側の個人情報となるため、診療録には患者と医師の両方の個人情報が含まれているということになります。

個人情報の例

- ・診療録
- ・処方箋
- ・手術記録
- ・看護記録
- ・X線写真
- ・介護におけるケアプラン
- ・検体ラベル

血縁関係など、死者に関する情報が、同時に遺族等の生存する個人に関する情報でもある場合には、その遺族などに関する個人情報として扱われます。

（2）個人識別符号

指紋や顔の容貌などの身体の特徴をコンピュータで扱うことができるように変換した文字、番号、記号等の符号、およびマイナンバーや被保険者番号などの特定の個人を識別するために公的に割り当てられた文字や番号などをいいます。

ただし、携帯電話番号やクレジットカード番号は、様々な契約形態や使用実態があり、必ずしも特定の個人を識別することができるとは限らないことから、個人識別符号には該当しないとされています。

個人識別符号の例

- ・マイナンバー
- ・基礎年金番号
- ・運転免許証番号
- ・指紋特徴データ
- ・細胞から採取されたDNAの塩基配列

（3）要配慮個人情報

その人に不当な差別や偏見、その他の不利益が生じないように、その取扱いに特に配慮を要する個人情報のことをいいます。人種や信条、病歴や障害、健康診断結果などが該当します。

要配慮個人情報の取得には、原則として本人の同意が必要であり、また、オプトアウト（後述）による第三者提供は認められていません。

（4）仮名加工情報

他の情報と照合しない限り特定の個人を識別することができないように加工された個人情報のことをいいます。

（5）匿名加工情報

特定の個人を識別することができず、さらに復元できないように加工された情報のことをいいます。特定の個人を識別することができないため、個人情報には該当しません。また、原則として本人の同意なしに第三者に対する提供が可能です。

個人情報・仮名加工情報・匿名加工情報の関係

	個人情報	仮名加工情報	匿名加工情報
加工	なし	他の情報と照合しない限り特定の個人を識別することができないように加工	特定の個人を識別することができず、さらに復元できないように加工
個人情報への該当	○	○	×
第三者提供時の本人同意	原則必要	原則必要	同意なしで可能

（6）個人情報データベース等

特定の個人情報を検索できるよう体系的に構成した情報の集合体のことをいいます。

（7）個人データ

個人情報データベース等を構成する個々の個人情報のことをいいます。

（8）保有個人データ

個人データのうち個人情報取扱事業者（後出）が、開示、内容の訂正、追加または削除、利用の停止、消去および第三者への提供の停止を行うことのできる権限を有するものをいいます。

（9）個人情報取扱事業者

個人情報データベース等を使って事業を行っている者のことをいいます。令和5年4月施行の個人情報保護法およびそのガイドラインにより、労災病院を含む国公立の病院や大学病院も民間の病院と同様に個人情報取扱事業者としての規定が適用され、後述する安全管理措置などの対応が必要になります。

事業者は、個人情報を取得するにあたって、あらかじめその利用目的を特定しなければなりません。そして取得した場合には速やかに、その利用目的を本人に通知し、または公表しなければなりません。

この利用目的の公表方法としては、院内等に掲示するとともに、可能な場合にはWebサイトに掲載します。

なお、次の場合にはあらかじめ本人の同意を得ることなく、特定された利用目的の範囲を超えて個人情報を扱うことができます。

本人の同意取得なしで扱うことができる場合

①法令に基づく場合
→捜査対応や弁護士会からの照会など

②人の生命、身体または財産の保護のために必要がある場合で、本人の同意を得ることが困難であるとき

③公衆衛生の向上または児童の健全な育成の推進のために特に必要がある場合で、本人の同意を得ることが困難であるとき
→児童虐待のおそれがあり、通報する必要があるときなど

④国の機関や地方公共団体、またはその委託を受けた者が法令の定める事務を遂行することに対して、協力する必要がある場合で、本人の同意を得ることにより当該事務の遂行に支障を及ぼすおそれがあるとき
→警察の任意捜査に対し個人情報を提供する場合など

⑤学術研究機関が、個人データを学術研究の成果の公表または教授のために使用するとき

⑥学術研究機関等に、個人データを学術研究目的で提供する必要があるとき

個人情報取扱事業者には、病院のWebサイトなどで一定の事項を公表することが定められています。

第Ⅰ部　医療情報システム系

・個人情報の利用目的
・利用目的の変更
・仮名加工情報の情報項目、第三者提供
・匿名加工情報の第三者提供
・安全管理措置

なお、個人情報取扱事業者において一定の個人情報の漏えいがあった場合、個人情報保護委員会への報告が必要となります。

2. 本人の同意

個人情報取扱事業者は、次の場合に本人の同意を得なければなりません。

① 利用目的の範囲を超えて、個人情報を取り扱う場合
② 事業承継とともに個人情報を取得した個人情報取扱事業者が、承継前の利用目的の範囲を超えて、個人情報を取り扱う場合
③ 要配慮個人情報を取得する場合
④ 個人データを第三者に提供する場合
⑤ 個人関連情報を第三者に提供する場合

なお、前ページで示した、本人の同意取得なしで扱うことができる場合と同様、一定の場合には適用されません。

また、要配慮個人情報については、平成27年改正（平成29年5月30日施行）前に適法に取得した個人情報が、施行後に要配慮個人情報に該当したとしても、改めて取得のための本人同意を得る必要はありません。

3. 安全管理措置
（1）安全管理措置の概要

個人情報取扱事業者は、取り扱う個人データの漏えい、滅失、毀損の防止、その他の個人データの安全管理のため、組織的、人的、物理的および技術的安全管理措置等を講じなければなりません。また、個人データは外国においても取り扱うことができますが、その場合には外的環境の把握を行ったうえで、これらの安全管

理措置を講じなければなりません。
1）組織的安全管理措置
個人情報保護に関する規程の整備、公表など。
2）人的安全管理措置
従業者の教育など。
3）物理的安全管理措置
盗難対策、機器の物理的な保護など。
4）技術的安全管理措置
個人データへのアクセス制限など。
（2）従業者の監督
事業者は、安全管理措置を遵守させるよう、従業者に対して必要かつ適切な監督をしなければなりません。この従業者には、医療資格者だけでなく、個人情報取扱事業者の指揮命令を受けて業務に従事する者すべてが含まれます。また、雇用関係のある者のみならず、理事や派遣労働者等も含まれます。
（3）委託先の監督
検体検査、患者等や介護サービス利用者への食事の提供、施設の清掃、医療事務の業務など、医療・介護関係事業者から委託を受けた業務を行う事業者においても安全管理措置を講ずることが求められています。

また、こうした業務を委託する医療・介護関係事業者は、委託先事業者における個人情報の取扱いについて定期的に確認を行い、適切な運用が行われていることを確認する等の措置を講ずる必要があります。
（4）対象者死亡後の安全管理措置
患者や介護施設の利用者が死亡した後もその患者・利用者の情報を保存している場合には、漏えい、滅失または毀損の防止のため、個人情報と同等の安全管理措置を講ずることが求められています。

4. 個人データの第三者提供

個人情報取扱事業者は、原則として事前に説明の上、本人の明示的な同意を得て、個人データを第三者に提供する仕組みを**オプトイン**といいます。

一方で、事前に説明の上、本人から拒否の意思表示がなければ個人データを第三者に提供で

きる仕組みを**オプトアウト**といい、この場合には本人から個人情報取扱事業者に対し、個人データの第三者提供を停止するよう求められた場合には、停止することができるようになっていなければなりません。

5. 個人情報の適正な利用

個人情報を取り扱うにあたっては、次の点に注意します。

（1）診療記録の開示

患者等が患者の診療記録の開示を求めた場合には、原則としてこれに応じなければなりませんが、この場合も患者本人を原則とし、法定代理人がいるなど一定の場合に例外が認められます。ただし、患者から診療記録の個人情報の削除などを求められた場合、記載内容が事実と異なる場合には、訂正・追加・削除は可能ですが、これに該当しない場合は削除の求めに応じる必要はありません。

（2）個人情報の持ち出し

個人情報を含む作業用データを保存したノートパソコンやUSBを院外へ持ち出すなどの行為は、情報漏えいのリスクが非常に高くなります。万が一、個人情報が入った機器を紛失した場合には、公表等の対応が必要になります。

（3）データの取り扱い

個人情報を含むデータを扱う際には、運用管理規程を遵守し、許可を得た上で、ファイルにパスワードを付け、利用後は速やかに消去するといった運用が必要です。

═══════════ 過去問題 ═══════════

出題傾向

本書で取り上げた個人情報保護に関するキーワードの意味を問う問題や患者本人の同意の必要性について出題されています。7-4もあわせて確認してください。

問題 1-1　医療機関における個人情報保護について正しいのはどれか。（2023）
1）医療機関は個人情報取扱事業者ではない。
2）国外に個人情報を提供することは禁止されている。
3）患者からの要求があれば診療録を削除しなければならない。
4）目的によらず診療情報はオプトアウト方式で第三者提供できる。
5）要配慮個人情報を患者から明示的な同意なしで取得できる場合がある。

問題 1-2　「個人識別符号」に該当しないのはどれか。（2017改変）
1）個人番号
2）携帯電話番号
3）基礎年金番号
4）運転免許証番号
5）指紋特徴データ

| 7-2 | 次世代医療基盤法 | SBO7.3 |

ここがポイント

次世代医療基盤法は個人情報保護法の特例法として位置づけられています。医療機関が所有する患者情報の民間企業等による利用や各種研究への利活用の活発化が期待されています。

次世代医療基盤法

医療分野の研究開発に資するための匿名加工医療情報及び仮名加工医療情報に関する法律（**次世代医療基盤法**）は、健診結果やカルテ等

の個々人の医療情報を匿名加工し、医療分野の研究開発での活用を促進する法律です。要配慮個人情報の１つである医療情報の第三者提供に際して、あらかじめ同意を求める個人情報保護法の特例法として位置づけられており、医療機関が所有する患者の医療情報を民間企業等が利用することが可能になるほか、医療機関に蓄積されていた医療情報を各種研究に利活用できると期待されています。

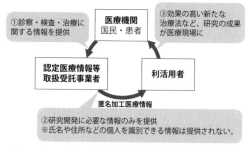

次世代医療基盤法のイメージ

出典：政府広報オンライン（https://www.gov-online.go.jp/useful/article/201811/1.html、2024年３月閲覧）より作成

　次世代医療基盤法の大きな特徴として、最初の受診時にあらかじめ通知の上、本人が停止を求めないなど、一定の要件を満たしたオプトアウト方式を原則とすることで、従来のようなオプトイン方式では収集することの難しかった医療情報を、大規模に収集することが可能となっています。
　データ利活用の仕組みとして、医療機関等から認定事業者へ医療情報を提供することができるほか、認定事業者から利活用者へ匿名加工医療情報を提供することが定められています。

（１）認定事業者

　正式には「認定匿名加工医療情報作成事業者」といい、医療機関等から医療情報を収集し、匿名加工情報とした上で利活用者に提供する者のことをいいます。次世代医療基盤法には、認定事業者を認定するための諸要件が定められています。医療情報等の取り扱いを委託されるには、主務大臣の認定を受ける必要があるほか、その運営にあたっても次のような条件が課せられます。

・従事者に罰則付きの守秘義務が課される。
・医療情報等の漏えい等の防止のための安全管理措置を講じる必要がある。
・医療情報の取り扱いを事業の目的達成に必要な範囲に制限する。

（２）利活用者

　大学、製薬企業の研究者など、研究などのために匿名加工された医療情報を活用する者をいいます。

（３）認定医療情報等取扱受託事業者

　認定事業者から匿名加工のためのデータ処理等を請け負うことができます。

過去問題

出題傾向

次世代医療基盤法で規定されている認定匿名加工医療情報作成事業者について出題されています。

問題 2-1　次世代医療基盤法で定めている認定匿名加工医療情報作成事業者について誤っているのはどれか。（2019）
1）従事者に罰則付きの守秘義務を課す。
2）医療情報等の漏えい等の防止のための安全管理措置を講ずる。
3）医療情報の取扱いを事業の目的達成に必要な範囲に制限する。
4）医療情報等の取扱いを委託されるには、主務大臣の認定を受ける必要がある。
5）医療機関等から医療情報の提供を受けるには、あらかじめ患者の明示的な同意が必要である。

問題 2-2　「医療分野の研究開発に資するための匿名加工医療情報及び仮名加工医療情報に関する法律」についての解説で誤っているのはどれか。(2018改変)

1) 匿名加工医療情報作成事業者を認定するための諸要件を定めている。

2) 匿名加工情報を利活用していくための仕組み

を提供することを目的としている。

3) 医療機関が所有する患者の医療情報を民間企業等が利用することが可能になる。

4) 医療機関に蓄積されていた医療情報を各種研究に利活用できると期待されている。

5) 医療情報が適切に管理されているかを判定する臨床研究審査委員会について定めている。

7-3　医療情報システムの安全管理に関するガイドライン　SBO7.4

ここがポイント

医療情報システムの適切な取扱い等について示したガイドラインであり、第6.0版は概説編・経営管理編・企画管理編・システム運用編の4編と付属資料で構成されています。

1. 医療情報システムの安全管理に関するガイドライン第6.0版の概要

医療情報システムの安全管理に関するガイドライン（以下、医療情報ガイドライン）は、厚生労働省によって策定され、医療情報システムについて、技術的な観点や運用管理上の観点から必要となる対策を示したものです。ガイドラインであるため罰則は定められていませんが、医療情報システムに携わる人には理解と遵守が求められるものです。本書では概要のみを記載していますが、実務上においても一読しておくことは非常に重要です。

なお、医療情報ガイドラインは令和5年に第6.0版として改訂され、概説編・経営管理編・企画管理編・システム運用編の4編と付属資料で構成されています。改訂にあたっては、①全体構成の見直し、②外部委託、外部サービスの利用に関する整理、③情報セキュリティに関する考え方の整理、④新技術、制度・規格の変更への対応、が行われました。

また付属するQ&Aでは、実務上の遭遇する質問に具体的に答えており、あわせて確認するとよいでしょう。

今後もこの分野を取り巻く状況の変化や技術の進歩に応じて改訂が予想されるので、常に最新版の情報を得ておく必要があります。

2. 概説編

概説編では医療情報ガイドラインの目的や対象、全体構成に加え、経営管理編、企画管理編、システム運用編を理解する上で前提となる考え方等を示しています。

3. 経営管理編

医療機関等における医療情報と医療情報システムの安全管理において、医療機関等の経営層が、経営管理上遵守すべき事項や、企画管理やシステム運営の担当部署および担当者に対して指示または管理すべき事項とその考え方を示しています。

4. 企画管理編

医療情報システムの安全管理（企画管理、システム運用）の実務を担う担当者（企画管理者）を対象に、組織体制や情報セキュリティ対策に係る規程の整備等の統制等の安全管理の実務にあたり具体的に遵守が必要な事項、医療情報システムの実装・運用に関する適切な対応をシステム運用担当者に指示、管理するために必要な事項を示しています。

5. システム運用編

医療機関等において医療情報システムの実装・運用を担う担当者を対象にしており、医療機関等の経営層や企画管理者の指示に基づき、医療情報システムを構成する情報機器、ソフトウェア、インフラ等の各種資源の設計、実装、運用等の実務を担う担当者として適切に対応すべき事項とその考え方を示しています。

情報管理（管理・持出し・破棄等）

遵守事項（抜粋）

①医療情報及び情報機器の持出しについての手順の策定と管理および報告
②保守業務を行う事業者に対する個人情報を含むデータの持出しの禁止
③持出しに際する盗難、置き忘れ等の対策として暗号化やアクセスパスワードを設定する

システム運用管理（通常時・非常時等）

遵守事項（抜粋）

①非常時の医療情報システムの運用についての対策の実施
②医療情報システムの稼働状況などを把握するためのパフォーマンス管理などの実施

認証・認可に関する安全管理措置

遵守事項（抜粋）

電子カルテシステムにおける記録の確定手順の確立と、識別情報の記録について、一定の機能があることを確認する

紙媒体等で作成した医療情報の電子化

遵守事項（抜粋）

①スキャンによる情報量低下の防止と必要な情報量の確保
②保管している紙媒体等の検索性の維持
③診療等の都度スキャナ等で電子化して保存する場合、情報が作成されてからまたは情報を入手してから一定期間以内にスキャンを行うことを運用管理規程等に定めること（一定期間とは原則営業日として1日以内。長くとも1〜2日程度以内：Q&Aより）

過去問題

出題傾向

「医療情報システムの安全管理に関するガイドライン」についての問題は頻出です。2023年時点では第5.2版から出題されていますが、最新は第6.0版です。

問題3-1　「医療情報システムの安全管理に関するガイドライン」（第5.2版）では、診療等の都度スキャナ等で文書を電子化して保存する場合、対象文書の発生からどのくらいの期間内にスキャンしなければならないとされているか。（2023）

1) 3時間
2) 12時間
3) 1〜2日
4) 1週間
5) 1ヶ月

| 7-4 | 医療・介護関係事業者における個人情報の
適切な取扱いのためのガイダンス SBO7.5 |

ここがポイント

「医療・介護関係事業者における個人情報の適切な取扱いのためのガイダンス」は、病院や診療所、薬局、介護事業者における個人情報の取り扱いを示しています。

1. ガイダンスの概要

個人情報保護法は分野を問わない一般法ですが、医療・介護分野は取り扱う個人情報の性質や利用方法等から、個人情報の適正な取扱いの厳格な実施を確保する必要があります。

個人情報保護委員会、厚生労働省作成の「医療・介護関係事業者における個人情報の適切な取扱いのためのガイダンス（以下、ガイダンス）」は、病院や診療所、薬局、居宅サービス事業を行う介護事業者などにおける個人情報の適正な取扱いための具体的な留意点・事例等を示したものです。すなわち、個人情報保護法の医療・介護分野での運用に関する具体的指針をまとめたものといえます。以下のように個人情報の取得の際の留意点、第三者への提供などについて示されています。

2. 利用目的の特定と通知

個人情報を利用する場合には、その利用目的や利用範囲をできる限り特定し、院内の掲示やホームページへの掲載で公表しておくことが必要です。また個人情報を取得した場合は、あらかじめ公表している場合を除き、速やかに、その利用目的を本人に通知するか、公表しなければなりません。ただし、7-1で説明したように、本人の同意取得を必要としない場合もあります。

3. 適正な取得

診療等のために必要な過去の受診歴等については、必要な範囲で本人から直接取得するか、第三者提供について本人の同意を得た者から取得することが原則ですが、本人以外の家族等から取得することが診療上または適切な介護サービスの提供上やむを得ない場合はこの限りではありません。

例えば、要配慮個人情報を取得する場合には、あらかじめ本人の同意を得なければなりません。ただし、本人の急病に際し医療従事者が本人の家族から病歴を聴取するなど一定の場合は、本人の同意を得る必要はありません。

また、一般に患者が医療機関に受診し、問診票に患者自身の病状などを記載して、保険証とともに受診を申し出ることは、患者自身が自己の要配慮個人情報を含めた個人情報を医療機関等に取得されることを前提としていると考えられるため、オプトアウト形式での同意取得があったものとみなすことができます。

4. 個人データの第三者提供

あらかじめ本人の同意を得ないで、要配慮個人情報である個人データを第三者に提供することは原則としてできません。

第三者とは、民間保険会社、職場、学校などを指し、検査等の業務委託先や、他の事業者との間で共同利用することを、あらかじめ本人に通知等している場合は、他の事業者への情報提供ではありますが、第三者には該当しません。

また、病院内の他の診療科との連携、介護関係事業者内部における情報の交換などについても、同一事業者内における情報提供であり、第三者に該当しません。

ただし、法令に基づく場合などは、本人の同意を得る必要はありません。

第三者への情報の提供のうち、医療の提供に必要であり、かつ、個人情報の利用目的として院内掲示等により明示されている場合は、原則

として黙示の同意が得られていると考えられています。

5. 開示請求

医療・介護関係事業者は、本人から、当該本人が識別される保有個人データ等の開示の請求を受けたときは、本人に対し、遅滞なく開示しなければなりません。

なお、従来は6ヵ月以内に消去される短期保存データは対象外とされていましたが、令和2年の改正個人情報保護法により、6ヵ月以内に削除する予定の個人データも開示請求の対象となります。

また、患者・利用者と家族や関係者との人間関係が悪化するなどのおそれがある場合、患者に対して十分な説明をしたとしても、患者本人に重大な影響を及ぼす場合などには全部または一部を開示しないことができます。

=== 過去問題 ===

出題傾向

ガイダンスそのものについて問う問題は2022年に出題されています。ガイダンスは2024年3月に最終改正し、4月に施行されています。

問題 4-1　「医療・介護関係事業者における個人情報の適切な取扱いのためのガイダンス」による病院における個人情報保護について誤っているのはどれか。（2022一部改変）
1）患者サービスに必要な情報の利用目的や利用範囲等を周知する。
2）6ヵ月以内に削除する予定の個人データも開

示請求の対象となる。
3）診療提供のために要配慮個人情報をオプトアウト形式で取得できる。
4）患者本人に重大な影響及ぼす可能性がある場合は、開示請求を拒否することができる。
5）要配慮個人情報を本人の同意なしに第三者提供することは、いかなる場合も認められない。

7-5 医療情報に関する各種ガイドライン　SBO7.6

ここがポイント

医療機関ではない、医療情報システムの開発委託先等の事業者についても、遵守すべきいくつかのガイドラインがあります。

1. 医療情報を取り扱う情報システム・サービスの提供事業者における安全管理ガイドライン

本ガイドラインは、医療機関等との契約等に基づいて医療情報システム等を提供する事業者、医療機関等と直接的な契約関係になくても、医療機関等に提供する医療情報システム等に必要な資源や役務を提供する事業者、そして患者等の指示に基づいて医療機関等から医療情報を受領する事業者（以下、「対象事業者」）のための

ガイドラインで、経済産業省と総務省から発行されています。

従来あった「医療情報を受託管理する情報処理事業者向けガイドライン」と「クラウドサービス事業者が医療情報を取り扱う際の安全管理に関するガイドライン」の2つを統合したもので、「医療情報システムの安全管理に関するガイドライン（厚生労働省発行、7-3参照）」とあわせて医療情報分野における「**3省2ガイドライン**」とされています。

対象事業者は本ガイドラインに基づくリスクマネジメントおよび制度上の要求事項への対応が求められ、医療機関等に提供する医療情報システム等に必要な資源や役務の提供に係るサプライチェーン全体について、リスクマネジメントおよび制度上の要求事項に対応することが求められています。

（1）善管注意義務と守秘義務

対象事業者は、医療機関等と委託契約を締結したときに、それが準委任契約である場合は、医療機関等に対し善管注意義務（社会通念上、その職業に通常要求される程度の注意を払う義務）を負います。契約が請負契約等である場合も善管注意義務またはこれと実質的に類似の義務を負います。

契約上は、守秘義務が規定されるのが一般的であるため、このような善管注意義務および守秘義務には、契約内容やその解釈によって一定の事項についての安全管理義務が含まれるとされています。

また、患者との関係では、患者に対する安全管理義務（の一部）の履行補助者の立場となります。

（2）対象事業者の説明義務

医療機関はセキュリティに関する専門性が乏しいことが想定されることから、対象事業者は安全管理義務を履行するために必要な情報を適時適切に医療機関等に提供する義務があります。

（3）危機管理対応時における義務と責任

対象事業者は、発生した情報セキュリティ事故について、速やかに善後策を講じるだけでなく、同様の情報セキュリティ事故が以降発生しないように再発防止策を医療機関等に提案することが必要です。

2. JAHIS 標準23-001「製造業者／サービス事業者による医療情報セキュリティ開示書」ガイド Ver. 4.1

一般社団法人保健医療福祉情報システム工業会（JAHIS）医療システム部会セキュリティ委員会および一般社団法人日本画像医療システム工業会（JIRA）医用画像システム部会セキュリティ委員会が作成した、製造業者による製品のセキュリティに関する書式であり、「医療情報システムの安全管理に関するガイドライン」に沿った内容となっています。

製造業者やサービス事業者はこの書式に従うことで、医療機関等から情報提供を要求されたときに迅速に答えることができるほか、医療機関等は、製造業者によって提供されるセキュリティ関連情報のレビューを行いやすくなるというメリットがあります。

過去問題

出題傾向

「医療情報を取り扱う情報システム・サービスの提供事業者における安全管理ガイドライン」は2022年に出題されています。

問題 5-1　「医療情報を取り扱う情報システム・サービスの提供事業者における安全管理ガイドライン」における対象事業者の「医療情報の安全管理に関する義務・責任」の説明で<u>誤っている</u>のはどれか。（2022）

1）医療機関等の安全管理措置を監督する義務がある。

2）医療機関等の患者に対する安全管理義務の履行補助者の立場となる。

3）医療機関等に対する善管注意義務またはこれと実質的に類似する義務がある。

4）安全管理義務を履行するために必要な情報を適時適切に医療機関等に提供する義務がある。

5）発生した情報セキュリティ事故に対し速やかに善後策と再発防止策を講じなければならない。

8

医療情報のデータ解析

　　　　　医療情報のデータ解析　　　　　SBO8.1-8.4

> **ここがポイント**
> 病院情報システムによって多くのデータが集まることで、そのデータを解析し、経営評価や医療の
> 質評価、臨床研究に生かすことができます。

1. 医療情報のデータ解析の概要

　病院情報システムは主に業務の効率化のために使用されていますが、その一方で、得られた大量のデータを解析して様々な分析と評価を行うことができます。この評価には主に経営評価、医療の質評価、臨床研究における評価などがあります。

（1）DWH

　病院情報システムにある様々なシステムのデータの検索や分析を可能とするように統合したデータベースのことを**データウェアハウス**（Data Ware House：**DWH**）と呼びます。通常のデータベースとの違いは、DWH が病院の業務目的ではなく、情報の二次的利活用を目的としている点です。

（2）ETL

　各種データベースからデータを DWH に保存する一連の処理のことを **ETL**（Extract：抽出、Transform：変換、Load：書き出し）と呼びます。ETL ツールを用いて抽出したデータにマスタデータを結合したり、抽出したデータに別データベースのデータを結合したりすることができます。

（3）病院情報システムから算出できる指標

　自施設の病院情報システムに蓄積されたデータから、例えば次のような指標（医学医療系 3-2 参照）を算出することができます。

- ・逆紹介率
- ・平均在院日数
- ・病床稼働率
- ・転倒転落発生率

2. 医療経営データの解析

　病院の経営管理のために情報システムから得られるデータを活用することは大変重要です。

　医事会計システムや電子カルテシステム、財務管理システムなどから収集されるデータからは、収入、支出、外来・入院患者数、患者待ち時間など多くの情報が得られ、診療科・診療月・病棟別の分析や患者待ち時間と患者満足度の相関分析など多角的な分析が可能です。

　DPC 対象病院については厚生労働省から「DPC 導入の影響評価に係る調査」が公開されています。対象病院から提出されたデータをもとに在院日数、病床利用率、救急車による搬送（割合・1 施設当たり患者数）、救急医療入院（割合・患者数）、他院からの紹介、退院時転帰、入院経路、退院先の状況、MDC（Major Diagnostic Category）構成比、施設別 MDC 比率などの情報を得ることができ、これらの公開データと自施設のデータを比較することにより、地域における自施設の優位性や課題を評価することができます。

3. 医療の質評価

　医学・医療系 3-2 で触れるように、質評価指標にはストラクチャー（構造）指標、プロセス（過程）指標、アウトカム（結果）指標があります。例えばアウトカム指標には再入院率があり、入院患者が一定の範囲にあると仮定して、医療の質が高ければ患者の再入院率は低くなると考えられます。

4. 臨床研究における評価

一般に電子カルテ、健康診断の結果、レセプトデータ、疾患データベースやウェアラブルデバイスから得られるデータなど、診療や日常生活で得られる医療・健康に関わるデータを**リア**ルワールドデータ（Real World Data：**RWD**）と呼びます。リアルワールドデータを用いることで様々な臨床研究が効率的に行われるようになることが期待されていますが、下表のような課題も指摘されています。

リアルワールドデータ活用の課題

①データアクセス・データ連結の課題
・特定の条件を持つ患者を横断的に検索するには、複数の医療機関に分散するデータを連結する必要があるが、個人情報保護の観点から現状では連結が難しい。

②データの質などの課題
・通常の診療における記録と臨床研究で必要な記録の粒度は異なり、情報の不備や欠測値などがある。 ・SOAP 形式で記載された経過記録、レポート、サマリー等の記載内容はフリーテキストであるため構造化されておらず、研究利用が難しい。 ・レセプトデータなど、患者のアウトカムに関する情報がほとんど記録されていない場合、研究への活用が難しい。

③データの標準化の課題
・データの表現が統一規格による標準化がされていない場合があるため、研究に用いるのに標準コードへのマッピング作業が必要になる。

═══════════ **過去問題** ═══════════

出題傾向

2023年に臨床研究データ、病院経営データの解析について出題されています。

問題 1-1 病院経営データの分析について誤っているのはどれか。2つ選びなさい。（2023）
1) 医療機関の患者データの詳細を SWOT 分析する。
2) 相関分析により患者待ち時間と患者満足度の関係を分析する。
3) 医療機関の従業員の満足度を向上させるために KPI を用いる。
4) 月によってばらつきがある外来患者数の推移を移動平均により分析する。
5) データを視覚的に表現し意思決定を支援するためにダッシュボードを使用する。

問題 1-2 リアルワールドデータを用いた臨床研究における課題の指摘として適切でないのはどれか。（2023）
1) SOAP の記載内容はフリーテキストであるため研究利用が難しい。
2) 通常の診療における記録の粒度と研究で必要な記録の粒度が異なる。
3) ある条件を持つ患者を横断的に検索できる仕組みを整備する必要がある。
4) 標準コードが実装されているため各施設のコードをマッピングする必要はない。
5) レセプトデータには患者のアウトカムに関する情報がほとんど記載されていない。

第Ⅰ部 医療情報システム系 問題解答

章	問題番号	解答
1章	1-1	2)
	1-2	3)
	1-3	4)
	2-1	1), 2)
	2-2	5)
	2-3	4)
	2-4	5)
	3-1	5)
	3-2	5)
	3-3	1), 2)
	3-4	2), 3)
	4-1	3)
	4-2	4)
	4-3	4)
2章	1-1	3)
	1-2	4)
	1-3	5)
	2-1	1), 5)
	2-2	1)
	2-3	1)
	2-4	3)
	2-5	4)
	2-6	4)
	2-7	5)
	2-8	2)
	2-9	1), 3)
	2-10	4)
	3-1	2), 5)
	3-2	1)
	3-3	4)
	4-1	1)
	4-2	2), 4)
	4-3	1)
	4-4	4)
	5-1	5)
	5-2	5)
	5-3	1)
	6-1	5)
	6-2	4)
	7-1	2), 3)
	7-2	5)
	7-3	5)
	7-4	1)

章	問題番号	解答
2章	7-5	1), 2)
	7-6	4)
	7-7	5)
	7-8	3)
	7-9	1)
	7-10	5)
	8-1	4)
	8-2	2)
	8-3	5)
	9-1	1), 4)
	9-2	4)
	9-3	4)
	10-1	1)
	10-2	2)
	10-3	4), 5)
	10-4	1)
	10-5	4)
	11-1	3)
	11-2	3)
	12-1	3)
	12-2	2)
	12-3	2), 4)
	13-1	1)
	13-2	5)
	13-3	5)
	13-4	1)
	14-1	1), 4)
	14-2	4)
	14-3	1)
	15-1	2)
	15-2	2), 3)
	16-1	2)
	16-2	3)
	16-3	1)
	16-4	3)
	16-5	1), 3)
	16-6	3)
	17-1	5)
	17-2	2)
3章	1-1	1), 2)
	1-2	5)
	1-3	2)
	2-1	2)

章	問題番号	解答
3章	2-2	2)
	2-3	1)
	2-4	3)
	2-5	5)
	3-1	3)
	3-2	2), 4)
	3-3	1)
	4-1	2)
	4-2	5)
	4-3	1), 2)
	5-1	2)
	5-2	5)
4章	1-1	2)
	2-1	3)
	2-2	1), 3)
	3-1	1)
	3-2	3)
	4-1	1)
	5-1	2)
	5-2	4)
	5-3	2), 3)
	6-1	4)
	7-1	5)
	7-2	2)
5章	1-1	1)
	1-2	3)
	2-1	1), 2)
	2-2	2), 5)
	3-1	2)
	3-2	1), 4)
	3-3	3)
	4-1	3)
	4-2	1), 4)
	4-3	4)
	4-4	1)
	6-1	3)
	6-2	4)
6章	1-1	1)
	1-2	1)
	2-1	5)
	2-2	5)
	2-3	5)
	3-1	2)

章	問題番号	解答
6章	3-2	3)
	3-3	1)
	4-1	2)
	4-2	4)
	4-3	1)
	5-1	2)
	5-2	4)
	5-3	2)
	6-1	3)
	6-2	2)
	6-3	4)
7章	1-1	5)
	1-2	2)
	2-1	5)
	2-2	5)
	3-1	3)
	4-1	5)
	5-1	1)
8章	1 1	1), 3)
	1-2	4)

医学・医療系

1 医学・医療総論

日本の医療政策と医療体制　SBO1.1, 2.3, 2.4

> **ここがポイント**
>
> 医療に求められる社会的な役割や予防医学に基づく健康推進政策、地域医療体制の概要を理解しましょう。

1. 健康の維持増進と医療政策・医療体制

健康とは、世界保健機関（WHO）の定義では、「単に疾病または病弱が存在しないことではなく、肉体的、精神的および社会的に完全に良好な状態である」とされています。

我が国では、高齢人口の増加とともに、健康寿命の延伸、社会保障費の抑制につなげるため、以下のような国民の健康維持増進のための施策が行われています。地域医療、救急医療などの医療体制とあわせて整理しましょう（医療保険制度については、2-1参照）。

2. 日本の健康推進政策

健康に関する法律として「**健康増進法**」が制定されています。健康増進法では、行政に対して健康増進計画を策定し、健康推進事業者や医療機関と連携して国民の健康増進にあたるように定めており、受動喫煙の防止なども規定されています。

健康推進政策は、予防医学の観点から以下の**一次予防**、**二次予防**、**三次予防**の考え方を柱としています。

（1）一次予防

健康な時期に行う以下の対策。

栄養・運動・休養など生活習慣・生活環境の改善、健康教育による健康増進、予防接種による疾病発生の予防、事故防止による障害発生の予防など。

（2）二次予防

疾病や傷害発生時に行う重症化を防ぐ以下の対策。

検診などによる疾病の早期発見・治療、早期の保健指導や合併症対策など。

（3）三次予防

治療の過程において行う再発防止、社会復帰支援の対策。

保健指導、リハビリテーションなど。

我が国の健康推進策の柱となる「21世紀における国民健康づくり運動（**健康日本21**）」では、一次予防を重視し、国民が主体的に取り組む健康づくりを推進しています。2024年には、「健康日本21（第三次）」として改訂され、以下の国民の健康増進の推進に関する基本的な方向が定められています。

> ・健康寿命の延伸と健康格差の縮小
> ・個人の行動と健康状態の改善
> ・社会環境の質の向上
> ・ライフコースアプローチを踏まえた健康づくり

3. 特定健康診査・特定保健指導

特定健康診査（特定健診）・**特定保健指導**は、「健康増進法」、「高齢者の医療の確保に関する法律（高齢者医療確保法）」を根拠として行われています。

本制度は、メタボリック・シンドロームに該当する生活習慣病発症リスクが高い人に保健指導を行うもので、40〜74歳の公的医療保険加入者を対象に、保険者（2-1参照）が主体となり

実施されています。

特定健診では、既往歴の調査（服薬、喫煙習慣などの調査を含む）、理学的検査（自覚・他覚症状の有無）、身長・体重・腹囲・BMI・血圧の測定および肝機能（AST、ALT、γ-GTP）・血中脂質（トリグリセライド、HDL-コレステロール、LDL-コレステロール）・血糖（空腹時血糖、HbA1c）・尿（尿糖・尿蛋白）の検査などが行われます。

「特定健康診査・特定保健指導の円滑な実施に向けた手引き（第4.1版）」では、メタボリック・シンドロームに該当する**特定保健指導**の対象者を、①腹囲が男性では85 cm以上、女性では90 cm以上の者、②腹囲が①を満たさない者でBMIが25 kg/m² 以上の者、の2つに分け、追加リスクおよび年齢に応じて積極支援または動機付け支援の対象としています。

・積極支援の対象

40～64歳で

①かつ追加リスクに2つ以上該当

①かつ追加リスクに1つ該当し、喫煙あり

②かつ追加リスクに3つ該当

②かつ追加リスクに2つ該当し、喫煙あり

・動機付け支援の対象

40～64歳で

①かつ追加リスクに1つ該当し、喫煙なし

②かつ追加リスクに2つ該当し、喫煙なし

②かつ追加リスクに1つ該当

65～74歳で

①または②を満たし、追加リスク1つ以上に該当

追加リスク

脂質	空腹時中性脂肪150 mg/dl 以上（随時中性脂肪175 mg/dl 以上）またはHDL コレステロール値40 mg/dL 未満
血圧	収縮期血圧130 mmHg 以上または拡張期血圧85 mmHg 以上
血糖	空腹時血糖110 mg/dL 以上、HbA1c（NGSP値）5.6%以上または随時血糖が100 mg/dl 以上

4. 地域医療体制

医療と介護は、独立した問題ではなく、健康の維持増進から疾病の予防、早期発見・治療、介護までを包括的に支援する体制を強化することが必要です。

また、医療・介護データの連結も医療・介護支援やこれらの連携評価に重要であり、レセプト情報・特定健診等情報データベース（**NDB**）と介護保険総合データベース（**介護DB**）との連携が検討されています。

近年、高齢者を対象に、切れ目のない予防・医療・介護を、医療機関等が連携して提供するため、**地域包括ケアシステム**が構築されています。地域包括ケアシステムは、高齢者が病気になっても介護が必要になっても、住み慣れた地域で自分らしい暮らしができることを目標に、日常生活圏域（おおむね30分以内で駆けつけられる圏域）において、医療、介護、予防、生活支援、住まいを一体的に提供する仕組みです。

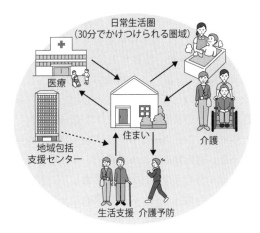

地域包括ケアシステムは、地域の実情に即したものにするため、都道府県または市町村が中心となり構築することが求められています。

地域包括支援センターは、このシステムを支えるもので、市町村を主体として運営されています。地域包括支援センターには「介護予防ケアマネジメント」、「総合相談」、「権利擁護」、「包括的・継続的ケアマネジメント」の主に4つの業務があります。具体的には、以下のような支援を行います。

・**介護予防ケアマネジメント**
介護予防ケアプランの作成など介護予防支援
・**総合相談**
地域の医療・介護・福祉サービスや制度の紹介・利用支援
・**権利擁護**
成年後見制度の活用促進・高齢者への虐待対応
・**包括的・継続的ケアマネジメント**
ケアマネジャーへの支援、地域ケア会議等を通じた自立支援型ケアマネジメントの支援

　一方で、2015年から都道府県が中心となり**地域医療構想**（地域医療ビジョン）・**地域医療計画**が策定されています。地域医療計画の策定には、各地域の医療供給体制の把握が必要になります。**病床機能報告制度**は、地域医療計画の策定のため、医療法に基づき2014年より実施されているもので、各都道府県が地域の医療機関が担う医療機能と資源の現状を把握し、二次医療圏（一般の入院に係る医療を提供する地域的単位）、三次医療圏（特殊な入院に係る医療を提供する都道府県レベルの地域的単位）ごとに需給バランスのとれた医療機能の分化と連携を推進することを目的としています。報告対象は、一般病床、療養病床を有する病院・有床診療所であり、病床機能を高度急性期、急性期、回復期、慢性期の4つに区分し、管理しています。

　これらの情報をもとに医療機能の分化を進めることで、医療費の伸びを抑制することが期待されています。

5.　医療政策を決定する社会的指標

　医療政策を決定するうえで、人口の把握は重要です。5年に1回行われる国勢調査のような、ある時点における人口構成などの統計データを**人口静態統計**、人口構成などの変化に関する統計データを**人口動態統計**といいます。人口動態調査票には市町村に提出される出生票、死亡票、死産票、婚姻票、離婚票があります。この人口動態統計を活用し、合計特殊出生率、死亡統計

などの情報が得られます。

6.　救急医療体制と災害時医療

　救急医療体制は、第一次（初期）救急、第二次救急、第三次救急に分けられます。

・**第一次（初期）救急医療機関**
軽度の救急患者に対して外来診療を提供できる医療機関
・**第二次救急医療機関**
入院を要する救急医療を提供できる医療機関
・**第三次救急医療機関**
高度専門医療を総合的に提供できる医療機関

　治療を受ける必要のある患者の診療や看護を受ける順番などを決定する診療前のプロセスを**トリアージ**といいます。大規模災害では、限られた医療資源を有効に活用するために、以下のように色分けしたトリアージタグを装着させ、治療の優先順位をつけます。

赤	最優先治療群（重症群）。直ちに処置を行えば救命可能。
黄	非緊急治療群（中等症群）。多少治療の時間が遅れても生命に危険なし。基本的には、バイタルサインが安定。
緑	軽処置群（軽傷群）。軽易な傷病で、専門医の治療がほとんど不要。
黒	不処置群。すでに死亡、または直ちに処置を行っても救命が不可能。

　災害時には、重篤な患者に対応する災害拠点病院の整備、災害発生後48時間までの災害急性期に災害現場で医療支援を行う災害派遣医療チーム（Disaster Medical Assistant Team：**DMAT**）を養成するなどの体制が整えられつつあります。DMATが活動する災害急性期ののち、地域の医療サービス体制が回復するまでの間に活動する**JMAT**（Japan Medical Assistant Team）の整備が進められています。

　感染症が急激に世界的に流行することを**パンデミック**といい、2019年末から発生した新型コロナウイルス（COVID-19）のようにパンデミックは社会に対する脅威となっており、感染

症に対する包括的な対応体制の構築を目的とした「日本版CDC」である国立健康危機管理研究機構の整備が進められています。

7. 遠隔医療・オンライン診療

日本遠隔医療学会の定義によると、「遠隔医療とは、通信技術を活用した健康増進、医療、介護に資する行為」とされています。

我が国では、山間部や離島など医療へのアクセスが不便な地域が多いこと、地域により診療科の偏在がみられることがあり、遠隔医療へのニーズが高く、1990年代から遠隔病理診断（テレパソロジー）、遠隔画像診断（テレラジオロジー）が始まりました。その後、地域医療連携、コロナ禍によるオンライン診療の普及など遠隔医療の活用の場が広がっています。遠隔医療には専門医⇔かかりつけ医⇔患者（D to D to P）、医師⇔患者（D to P）、専門医⇔かかりつけ医（D to D）など、医師間、医師と患者間で行われるほか、看護師などの医療従事者も含める場合があります。

オンライン診療（医療情報システム系5-2参照）については、2022年の診療報酬改定で情報通信機器を用いた初診に係る評価の新設が行われるなど、普及を後押しする政策が行われています。

================= 過去問題 =================

出題傾向

一次予防、二次予防に該当するもの、地域包括ケアシステム、特定健康診査やメタボリック・シンドロームの判定項目が頻出です。

問題1-1　予防医学について正しい組み合わせはどれか。（2021）
1) 健康増進 ― 二次予防
2) 事故予防 ― 二次予防
3) 疾病予防 ― 一次予防
4) 早期発見 ― 一次予防
5) 合併症対策 ― 一次予防

問題1-2　地域包括ケアシステム構築の主体となるのはどれか。（2022）
1) 医師会
2) 市町村
3) 保健所
4) 厚生労働省
5) 地域医療支援病院

問題1-3　病床機能報告制度の目的でないのはどれか。2つ選びなさい。（2022）
1) 医療機関の経営状況を把握する。
2) 医療機関間の機能分化、連携を行う。
3) 将来の医療圏ごとの需給関係を分析する。
4) 医療機関が担う医療機能と資源を把握する。
5) 患者に最適な医療機関の選択肢を提示する。

問題1-4　特定健康診査について正しいのはどれか。（2019）
1) 健康保険法に基づいて行われる。
2) 糖尿病を対象とした制度である。
3) 保険者が主体となって実施する。
4) 50歳から74歳までが対象である。
5) 受診者全員が特定保健指導を受ける。

問題1-5　メタボリック・シンドロームの診断に用いられないのはどれか。2つ選びなさい。（2021）
1) 血圧
2) 体重
3) 血糖
4) 尿酸
5) HDLコレステロール

問題1-6　人口動態統計の調査項目でないのはどれか。（2018）
1) 婚姻　　　2) 死産　　　3) 出生
4) 転居　　　5) 離婚

113

1-2　医療倫理　SBO1.2.1

> **ここがポイント**
>
> 医の倫理の歴史的変遷を学び、医療者の責任だけでなく、患者や被験者の権利についても理解しましょう。

1. 医の倫理

医の倫理とは、医療現場・医学研究における倫理を含み、医療者だけでなく医療を学ぶ学生なども守るべき指針です。

医の倫理的原則の基本理念は、紀元前5世紀にギリシャで活躍した医師ヒポクラテスにさかのぼります。その弟子たちが記録した「ヒポクラテスの誓い」は、患者の利益優先や医療者の守秘義務を規定したもので、第二次世界大戦後に採択されたジュネーブ宣言でもこの基本理念が踏襲されています。主要な倫理指針の概要は以下のとおりです。

（1）ヒポクラテスの誓い

古代ギリシャの医師ヒポクラテスに由来する医療倫理の基本で、患者の利益を優先する、患者の秘密を守るなどの医師が守るべき原則を示しています。

（2）ジュネーブ宣言

1948年に世界医師会総会にて採択された、ヒポクラテスの誓いを現代に即した形に改めた医師の人道的目標に対する倫理規範で、第二次大戦中に起きた医師による人道に反する行為の反省に立ち、医療行為の実施にあたっては、患者の権利を守り、患者の尊厳の尊重、秘密厳守、患者を差別しないことを示しています。

2. 患者の権利に関する倫理

患者の権利については、患者の権利章典、リスボン宣言などで明示されています。

（1）患者の権利章典

米国病院協会が示した患者の権利を列挙したものです。米国合衆国憲法における人権章典を念頭に作成されました。この中でインフォームドコンセントについて明文化されました。

（2）リスボン宣言

1981年に世界医師会総会にて採択された、患者の権利についての原則で、良質の医療を受ける権利、選択の自由の権利、自己決定の権利、情報に対する権利、守秘義務に対する権利、健康教育を受ける権利、尊厳に対する権利、宗教的支援に対する権利などが盛り込まれています。意識のない患者の場合、法的な代理人からインフォームドコンセントを得る必要があることが明文化されています。

3. 被験者の権利に関する倫理

医学研究における被験者の権利に関しては、ニュルンベルク綱領から発展し、現在行われている臨床試験（治験）では、医薬品の臨床基準（Good Clinical Practice：**GCP**）が定められています（9-3参照）。

（1）ニュルンベルク綱領

ナチス・ドイツによる非人道的な人体実験の判決をもとに示された、医学研究を行う際に遵守すべき10項目の倫理規定です。

（2）ヘルシンキ宣言

ニュルンベルク綱領を踏まえて、世界医師会総会にて採択された医学研究の倫理原則です。人体実験などのヒトを対象とした医学研究を行う際に、被験者の権利を尊重し、実験前に十分な説明、自由意思に基づく同意が必要であることが示され、インフォームドコンセントの取得や研究倫理審査委員会による審査の必要性なども改定時に盛り込まれました。

━━ 過去問題 ━━

問題 2-1　世界医師会が採択した人体実験に関する倫理的原則はどれか。（2022）
1）リスボン宣言
2）ジュネーブ宣言
3）ヘルシンキ宣言
4）ニュルンベルク綱領
5）ヒポクラテスの誓い

問題 2-2　医の倫理について誤っている組み合わせはどれか。（2021）
1）リスボン宣言 ― 尊厳性の尊重
2）リスボン宣言 ― 自己決定権の尊重
3）ジュネーブ宣言 ― 医師の倫理規範
4）ヘルシンキ宣言 ― 被験者の権利の尊重
5）ストックホルム宣言 ― 患者の権利章典

問題 2-3　リスボン宣言に含まれないのはどれか。（2019）
1）秘密保持
2）自己決定権
3）尊厳性の尊重
4）代理人の役割
5）パターナリズムの普及

1-3　個人情報保護　SBO1.2.2

1. 個人情報とプライバシー

医療情報システム系7章で述べたように、**個人情報**とは、特定の個人を識別する情報を指します。

一方、**プライバシー**とは、自己の情報をコントロールする権利を指します。

2017年に全面施行された個人情報の保護に関する法律（個人情報保護法）は、経済協力機構（OECD）が発表した理事会勧告を基礎として制定されました。この法律では、個人情報を取り扱う際には、利用目的をできる限り特定すること、利用目的を本人に通知、または公表することを定めています。

医療で扱う患者の個人情報もこの法律に準じた扱いが求められます。患者個人の診療データなどの情報を開示する場合、基本的に本人の同意が必要になります。

例外として、児童虐待に関する警察への通報などは本人や保護者の同意を必要としません。本人の同意取得を必要としない例外については、医療情報システム系7-1を参照してください。

2. 個人情報の利用

診療情報の利用には、**一次利用**と**二次利用**があります。一次利用は、患者個人の情報をその本来の目的のために利用することであり、たとえば診療報酬請求やインフォームドコンセントなどへの利用は一次利用にあたります。一方、医学研究や医療政策決定、病院経営のための利用は、二次利用となります（詳しくは、医療情報システム系1-3参照）。

一般に医療者が情報を収集、記載、蓄積、伝

達、利用する場合には、以下の5点への配慮が求められます。

・秘密が守られる権利（守秘）
・自己情報を請求する権利（自己情報の閲覧権・アクセス権）
・知りたくない情報を忌避する権利
・誤りの訂正を求める権利

・自己情報の流れを制御する権利（自己情報のコントロール権）

このほか、個人情報に関するキーワードや個人情報保護法、個人情報取扱事業者等については、医療情報システム系7章を参照してください。

過去問題

出題傾向

個人情報とプライバシーの違い、利用時の同意取得が必要な照会などについて出題があります。また、一次利用・二次利用および個人情報保護については、医療情報システム系1-3、7章をあわせて確認しましょう。

問題3-1　正しいのはどれか。（2017）
1）個人情報とプライバシーは、同じ意味である。
2）プライバシーとは、特定の個人を識別する情報である。
3）本人から保有個人情報の開示請求があっても応じる必要はない。
4）個人情報を取得する場合、利用目的を明確にしなければならない。
5）同姓同名者がいるので、氏名は特定の個人を識別する情報ではない。

問題3-2　医療者が情報を収集、記載、蓄積、伝達、利用する場合に配慮すべき権利とは言えないのはどれか。（2022）

1）秘密が守られる権利
2）誤りの訂正を求める権利
3）自己情報を請求する権利
4）自己情報の流れを制御する権利
5）患者優位な情報に書き換えを求める権利

問題3-3　医療・介護関係事業者が個人の診療データを本人の同意を得ないで提供できるのはどれか。（2022）
1）学校からの欠席に関する照会
2）職場からの休職に関する照会
3）警察からの児童虐待に関する照会
4）製薬メーカーからの治療結果に関する照会
5）民間保険会社からの診断病名に関する照会

1-4　患者への説明責任　SBO1.2.3

ここがポイント

近年、患者の医療への参画が求められており、その基礎となるのが医療者の患者への説明責任です。関連する用語と内容を把握しましょう。

1. 患者の権利

医療者は、あらゆる医療行為について、その

実施の前に、患者に十分に説明し、同意を得る必要があります。この一連の過程をインフォー

ムドコンセントといいます。ヘルシンキ宣言では、医学研究における被験者のインフォームドコンセントが倫理指針として定められ、医療行為における患者の権利は、リスボン宣言で明文化され、これにはインフォームドコンセントの取得も含まれています。

2. 患者への説明責任

患者への説明責任について医療法1条の4第2項では「医師、歯科医師、薬剤師、看護師その他の医療の担い手は、医療を提供するにあたり、適切な説明を行い、医療を受ける者の理解を得るよう努めなければならない。」と定めています。こうした患者の権利に関する用語として以下のものがあります。

（1）インフォームドコンセント

患者に対し、病状や治療法の選択肢、それらの治療プロセス、リスク・ベネフィットなどを十分に説明し、患者（幼児などの場合は代理人）が十分に理解したことを確認したうえで、医療行為を行うことへの同意を得ることです。ただし緊急時には、事後説明もやむを得ないと考えられています。

インフォームドコンセントを取得する際には、専門家ではない患者・家族が理解できるよう配慮するとともに、医学的な根拠に基づき説明することが重要です。患者・家族は説明をもとに医療者とともに方針を決定します。この方針は患者の意向によって変更できるものです。

なお、診療行為には、患者への説明とともに同意書の取得が必須となるものと、同意書の取得までは求められていないものがあります（8-3参照）。

（2）セカンドオピニオン

主治医、かかりつけ医以外の専門知識をもつ第三者に意見を求める行為やその意見を指します。別の医師の意見を得ることで、患者は自己の意思決定の助けとすることができます。

（3）ターミナルケア

終末期医療のことで、病気などの進行により余命がわずかとなった患者に対して、身体的・精神的な苦痛を取り除き、患者と家族に良好な生活の質（Quality of life：QOL）を実現させることをいい、これには患者の「その人らしさ」を支援することも含まれます。

患者の意思が確認できない場合、家族が患者の意思を推定できる場合は、その推定意思を、推定できない場合は、家族の意見に基づき患者にとって最良の方針をとります。

ターミナルケアは、ホスピスなどの専門施設でのケアのほか、訪問診療など在宅でも行われます。

（4）リビングウィル

終末期に、どのような医療やケアを望むかを患者自らが選択し、事前に意思表示をすることを指します。

第Ⅱ部　医学・医療系

=== 過去問題 ===

出題傾向

キーワードの意味を問う問題が頻出です。特にインフォームドコンセントについてよく出題されています。

問題 4-1　インフォームドコンセントを取得する際に適切でないのはどれか。（2022）
1）患者・家族に理解できること
2）医療者による説明が根拠に基づくこと
3）いったん決定した方針は変更ができないこと
4）医療者と共に最良の道筋を考えることができること
5）患者・家族が自由に協議して方針を決定できること

問題 4-2　ターミナルケアについて正しいのはどれか。（2021）

1）ケアチーム内で複数の意見が出た場合には、常に専門医の治療方針を優先する。

2）患者の意思確認はできないが、家族が患者の意思を推定できる場合には、その推定意思を尊重する。

3）患者と医療従事者とが十分な話し合いを行って意思決定した場合には、治療内容を家族に知らせなくてもよい。

4）インフォームドコンセントに基づいて患者が意思決定して文書にまとめられている治療方針は再確認の必要がない。

5）患者の意思確認はできず、家族が患者の意思を推定できない場合は、家族にとって最善の治療方針をとることを基本とする。

問題 4-3　セカンドオピニオン外来について正しいのはどれか。（2018）

1）患者が医師以外の医療職に専門的意見を求めること

2）患者が主治医に無断で別の専門医の意見を聴くこと

3）主治医が自分の判断の正しさを他の医師に確かめること

4）患者が別の医師に相談することで自己決定の助けとすること

5）かかりつけ医が専門的知識を有する医師に診療を依頼すること

2 社会保障と医療制度

日本の医療・医療保険制度　SBO2.1.1-2.1.3

> **ここがポイント**
>
> 日本の医療提供体制、医療保険制度の特徴や医療法における医療機関の定義などを理解しましょう。特に各保険制度と保険者・被保険者については重要です。

1. 日本の社会保障制度

社会保障制度は、国民の安心や生活の安定を支えるセーフティネットであり、**社会保険、公的扶助、社会福祉、保健医療・公衆衛生**の4つの制度からなります。

社会保険制度は、年金、医療保険、介護保険、雇用保険、労働者災害補償保険などからなります。

公的年金制度は、日本に住む20歳以上60歳未満のすべての人が加入する国民年金（基礎年金）と厚生年金の2階建てで構成されています。国民年金は、現役世代の支払った保険料を高齢者などの年金給付にあてる賦課方式をとっています。

2. 日本の医療保険制度

我が国の**医療保険制度**は、医療保険の被保険者（後出）が保険料をあらかじめ出し合い、その保険料を医療費の支払いに充てる相互扶助の仕組みで成り立っています。

主な特徴として、以下があげられます。

- **国民皆保険制度**であること
- 医療そのものを給付する**現物給付**であること
- 患者が医療機関を自由に選択できること（**フリーアクセス**）
- 医療機関は自由開業制であること
- 保険料負担をする社会保険方式であるが、国から大きな公費負担が投入されていること

- 原則、**出来高払い**であること（一部包括払い）
- 患者は、医療費の一定部分を負担する必要があること（**一部負担金の存在**）

我が国では、国民皆保険制度を採用しており、国民は、**国民健康保険、被用者保険**（健康保険、協会けんぽ、共済組合、船員保険など）、**後期高齢者医療制度**のいずれかに加入が必要です。

健康保険事業の運営主体のことを**保険者**といい、医療保険に加入している人を**被保険者**といいます。被用者保険の場合、被保険者に扶養されている家族なども同様の給付を受けることができ、**被扶養者**と呼ばれます。

医療保険制度は、対象者の年齢、職業などにより以下のように分けられます。

（1）国民健康保険（地域保険）
- 保険者：**市区町村・都道府県**
  対象：被用者保険に加入していない住民
- 保険者：**国民健康保険組合**
  対象：同業者組織の組合員（建設業従事者や開業医など）

（2）後期高齢者医療制度
- 保険者：**後期高齢者医療広域連合**（都道府県単位で設立）
  対象：75歳以上または65歳以上で一定の障害がある人

（3）被用者保険（職域保険）

・保険者：**健康保険組合**

　対象：健康保険組合がある事業所の勤務者（主に大企業）

・保険者：**全国健康保険協会**（協会けんぽ）

　対象：健康保険組合がない事業所の勤務者（主に中小企業）、船員（船員保険）

・保険者：**共済組合**

　対象：国家公務員、地方公務員、私立学校教職員など

※被用者保険では、業務外の病気・けが・出産・死亡について給付。

　被保険者は保険者に保険料を納め、保険者は保険証を交付します。被保険者が医療機関へ保険証（被保険者証）を提示し、必要な医療サービスを受けることを**療養の給付**と呼びます。また、療養の給付以外に入院時の食事療養費等の支給も健康保険法に定められています。療養の給付の適用範囲は次のとおりです。

・診察
・薬剤または治療材料の支給
・処置・手術その他の治療
・在宅で療養する上での管理、その療養のための世話、その他の看護
・病院・診療所への入院、その療養のための世話、その他の看護

　医療サービスを行った医療機関は、被保険者が提示した保険証に記載されている保険者に費用を請求するとともに、医療サービスを受けた本人にも**一部負担金**を請求します。その自己負担割合は、保険の種類、被保険者の年齢・収入によって以下の表のように異なります。

年齢	自己負担割合	現役並みの所得の場合
就学前	2割	—
就学以降から70歳未満	3割	—
70〜74歳	2割	3割
75歳以上	1割※	3割

※一定の所得以上の所得がある場合は、2割負担。

3. 医療法

　医療法は、医療を受ける者の利益の保護、良質・適切な医療の効率的な提供体制を確保することで、国民の健康保持に寄与することを目的として制定されました。

　医療法では、医療施設の種類、医療施設の開設・管理・整備・機能分担、医療計画の策定、医療情報の適切な提供、インフォームドコンセントの努力義務、医療の在り方や医療安全対策、などについて規定されています。

　また、医療行為を行う施設を病院と診療所に限定し、それぞれ以下のように定義されています。

・病院：20床以上の病床を有する医療施設
・診療所：病床を有さない、または19床以下の病床を有する医療施設

　病院については、以下のように機能や対象患者によっても分類されています（3-1も参照）。

・一般病院
・特定機能病院（高度の医療の提供等）
・地域医療支援病院（地域医療を担うかかりつけ医、かかりつけ歯科医の支援等）
・精神病院（精神病床のみを有する病院）（対象：精神病疾患）
・結核病院（結核病床のみを有する病院）（対象：結核患者）

　特定機能病院、地域医療支援病院については、一般の病院とは異なる要件（人員配置基準、構造設備基準、管理者の責務等）を定め、要件を満たした病院については名称独占を認めています。また、精神病院や結核病院では、人員配置や構造設備の基準が一般病院などと異なります。

過去問題

問題1-1 わが国の医療制度について**誤って**いるのはどれか。（2019）
1) 国民皆保険制度である。
2) 医療給付は現物給付である。
3) 医療機関は自由開業制である。
4) 患者は医療機関を自由に選択できる。
5) 患者は包括払いと出来高払いを選択できる。

問題1-2 社会保障制度に**含まれない**のはどれか。（2018）
1) 公衆衛生
2) 公的扶助
3) 社会福祉
4) 社会保険
5) 生命保険

問題1-3 医療法に**規定されていない**のはどれか。（2015）
1) 医療安全対策
2) 医療計画の策定
3) 医療用具の有効性の確保
4) インフォームドコンセント
5) 医療施設の種類、施設基準

問題1-4 国民健康保険の保険者でないのはどれか。**2つ**選びなさい。（2022）
1) 国
2) 市町村
3) 共済組合
4) 都道府県
5) 国民健康保険組合

2-2 診療報酬制度（医科・歯科） SBO2.1.4, 2.1.5

ここがポイント
2-1で説明した医療制度の概要とともに、診療報酬制度およびDPC/PDPSの概要、医科と歯科の違いを理解しましょう。

1. 診療報酬制度

診療報酬とは、保険医療機関および保険薬局が保険医療サービスに対する対価として、保険者から受け取る報酬のことです。診療報酬は、**医科、歯科、調剤**に分けて、個々の技術、サービスを点数化しており、診療報酬点数表に記載されています。保険医療機関は、原則として実施した医療行為ごとに、それぞれの項目に対応した点数を合算し、各診療日の診療報酬点数を算定します。通常は1点＝10円として、前項のとおり、年齢や所得に応じた一部負担金を患者に請求します。

診療報酬点数や薬価基準は、**原則として2年**に1回改定されます。

診療報酬請求は、医科、歯科、調剤いずれも1ヵ月ごとに行われ、医科、歯科では入院・入院外の区別が必要です。

また、後出の電子レセプト請求の普及において、未コード化傷病名が問題になることがあります。これは、各医療機関の傷病名マスターに収載されていない病名を記録する場合に、傷病名コードを「0000999」とし、未コード化傷病名として登録できることにより起こる問題で、厚生労働省では、傷病名コードの整備を行い、傷病名コードに記載された傷病名を用いるように周知しています。

2. 診療報酬の流れ

　被保険者は、保険者に保険料を納め、保険者は保険証を交付します。被保険者が保険医療機関から保険医療サービスの提供を受けると、保険医療機関は診療報酬請求点数を1ヵ月ごと、患者ごとに集計し、**診療報酬明細書（レセプト）**を作成します。これは医科、歯科いずれも同様です。このレセプトに基づいて、被保険者には一部負担金の請求、審査・支払機関には一部負担金を差し引いた診療報酬を請求します。

　審査・支払機関は健康保険（職域保険）では、社会保険診療報酬支払基金、国民健康保険および後期高齢者医療制度では、国民健康保険団体連合会です。審査・支払機関は、レセプトを審査し、医療機関への支払を行います。

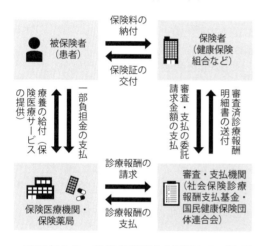

　2011年より、診療報酬請求を**電子レセプト請求**（オンライン請求または電子媒体（光ディスク等）による請求）により行うことが原則義務化されていましたが、2024年以降は、医科、歯科、調剤いずれも原則オンライン請求のみになります。紙レセプトによる請求を行う場合は別途届出が必要です。

3. DPC/PDPS

　DPC/PDPS（Diagnosis Procedure Combination/Per-Diem Payment System）は、急性期入院医療を対象とした診療報酬の包括評価制度です。

　診断群分類である DPC では、患者を **DPC コード**と呼ばれる14桁のコードで表します。

DPC コードは、医療資源を最も投入した傷病名と手術や処置、副傷病（入院時併存傷病名、入院後発症傷病名）、重症度などをもとに作成されます（8-5参照）。

　DPC/PDPS では、DPC に基づき、急性期の入院医療費を基本的に1日当たり包括払いで算定し、診療報酬は**包括評価部分**と**出来高部分**に分かれます。

（1）包括評価部分

　入院基本料、検査、画像診断、投薬、注射、処置などにかかった費用。

　診断群分類ごとの1日当たりの包括点数に入院日数と医療機関別係数をかけて算出。

（2）出来高部分

　手術、麻酔、放射線治療、内視鏡検査、心臓カテーテル検査、血液採取以外の診断穿刺・検体採取、病理診断などにかかった費用。

4. 歯科における診療報酬請求

　歯科の診療行為は1歯単位で行われるため、歯科の診療報酬請求は、1歯根単位、1歯面単位など細かく部位をわけたり、逆に数本の歯をまとめて歯群、上下顎をあわせて1顎単位などで請求する場合があることが特徴です。そのため診療報酬明細書（レセプト）は歯科用と医科用で書式が異なります。

　また、歯科でも電子レセプト請求が行われますが、オンラインよりも電子媒体で行う割合が高く、現在オンライン請求への移行が進められています。

　歯科の保険請求の整合性チェックは、様々な組み合わせがあり、通常、医科よりも複雑になります。

5. 保険診療の対象

　保険診療として認められない（療養の給付が受けられない）医療行為には、自己診療、労災保険対象の傷病、自然分娩、美容整形、予防接種、健康診断、がん検診、妊婦健診、人間ドック、歯列矯正（一部対象になる場合もある）などがあります。

　一方、白癬治療、コンタクトレンズ検査、禁

煙外来、帝王切開などは、保険診療の対象になる医療行為です。

保険診療との併用が認められている療養には**評価療養**と**選定療養**があります。

1）評価療養

・先進医療
・医薬品、医療機器、再生医療等製品の治験に係る診療
・医薬品医療機器等法承認後で保険収載前の医薬品、医療機器、再生医療等製品の使用
・薬価基準収載医薬品の適応外使用
　（用法・用量・効能・効果の一部変更の承認申請がなされたもの）
・保険適用医療機器、再生医療等製品の適応外使用

（使用目的・効能・効果等の一部変更の承認申請がなされたもの）

2）選定療養

・特別の療養環境（差額ベッド）
・歯科の金合金等
・金属床総義歯
・予約診療
・時間外診療
・大病院の初診
・大病院の再診
・小児う蝕の指導管理
・180日以上の入院
・制限回数を超える医療行為
・水晶体再建に使用する多焦点眼内レンズ

過去問題

出題傾向

医療保険制度の流れ、DPC/PDPS に関する出題のほか、保険診療とみなされない医療行為について問う問題が頻出です。

問題 2-1　医療保険制度について<u>誤っている</u>のはどれか。（2014）
1）被保険者は保険者に保険料を支払う。
2）保険者は審査支払機関に医療費を支払う。
3）被保険者は審査支払機関に医療費を請求する。
4）被保険者は保険医療機関に一部負担金を支払う。
5）審査支払機関は保険医療機関に医療費を支払う。

問題 2-2　歯科における診療報酬請求について正しいのはどれか。（2022）
1）未コード化傷病名は存在しない。
2）2 カ月ごと偶数月にのみ請求が行われる。
3）保険請求の整合性チェックは容易に行える。
4）診療報酬明細書（レセプト）の書式は医科と共通である。
5）電子レセプト請求方法は電子媒体の割合がオンラインより多い。

問題 2-3　DPC/PDPS について正しいのはどれか。（2019）
1）外来診療にも適用される。
2）すべての疾患が対象となる。
3）1 入院あたり定額支払いの仕組みである。
4）一度決定したコードは入院途中で変更できない。
5）病名と手術と処置などの組み合わせでコードが決まる。

問題 2-4　DPC/PDPS において包括評価部分に<u>含まれない</u>のはどれか。（2017）
1）検査料
2）手術料
3）投薬料
4）画像診断料
5）入院基本料

問題 2-5　DPC コードを決定する傷病名はどれか。（2021）

1)　入院時併存傷病名

2)　入院後発症傷病名

3)　入院の契機となった傷病名

4)　医療資源をもっとも投入した傷病名

5)　検査費がもっとも投入された傷病名

問題 2-6　保険診療として認められているのはどれか。2つ選びなさい。(2021)

1)　禁煙外来

2)　健康診断

3)　自然分娩

4)　帝王切開

5)　予防接種

問題 2-7　保険診療の対象となることがあるのはどれか。(2018)

1)　がん検診

2)　禁煙外来

3)　妊婦健診

4)　美容整形

5)　人間ドック

2-3　高齢者の医療・介護　SBO2.1.8-2.1.10

ここがポイント

65歳以上の高齢者を対象として、高齢者医療制度と介護保険制度があります。介護保険制度の要介護認定の申請プロセスも含め、理解しておきましょう。

1. 高齢者医療制度

2008年4月より、65歳以上75歳未満の高齢者を対象に前期高齢者医療制度、75歳以上の高齢者を対象に後期高齢者医療制度が制定されました（自己負担割合は2-1参照）。後期高齢者医療制度は、75歳未満でも、65歳以上で一定の障害があり、後期高齢者医療広域連合から認定を受けた人にも適用されます。

2. 介護保険制度

介護を必要とする高齢者の増加や、核家族化の進行、介護離職などの課題を背景に、家族の負担を軽減し、介護を社会全体で支えることを目的に、2000年に創設されたのが介護保険制度です。

介護保険の保険者は市町村および特別区です。被保険者は、65歳以上の方（第1号被保険者）と、40歳から64歳までの医療保険加入者（第2号被保険者）に分けられます。

要介護認定または**要支援認定**を受けた第1号被保険者は、原因を問わず介護サービスを受けることができます。第2号被保険者は、加齢に伴う疾病（特定疾病）が原因で要介護（要支援）認定を受けた場合に限り、介護サービスを受けることができます。

申請から介護サービス受けるまでの手順は以下の通りです。

① 保険者が各自治体の窓口に申請。

② 市町村が調査員を派遣し、認定調査を実施。

③ 主治医に対し、主治医意見書の作成を依頼。

④ 認定調査結果と主治医意見書に基づき、コンピュータにより介護にかかる時間を評価（**一次判定**）。

⑤ 介護認定審査会において要介護度、認定有効期間を判定（**二次判定**）。

要介護度は、重症度によって、**非該当、要支援**（1〜2）、**要介護**（1〜5）に分けられます。要介護と認定された場合は介護給付、要支援と認定された場合は予防給付を利用できます。サービスの利用者は、原則、利用したサービスの1割（所得により2割または3割）を負担します。

介護サービスには、**介護給付、介護予防給付、地域支援事業**があります。介護保険サービスには、介護給付の対象となる居宅サービス、施設サービス、地域密着型サービス、予防給付の対象となる介護予防サービス、地域密着型介護予防サービスがあります。また、市町村が実施する介護予防・日常生活支援総合事業として、介護予防・生活支援サービス事業、一般介護予防サービスがあります。

居宅サービスの利用に際しては、あらかじめケアプラン（介護支援計画）を1ヵ月単位で作成することが必要です。ケアプランは、利用者やその家族が作成することもできますが、多くの場合ケアマネジャーが作成します。

第Ⅱ部 医学・医療系

===== 過去問題 =====

出題傾向
介護保険の特徴、保険者、申請のプロセスを問う問題が頻出です。

問題 3-1 前期高齢者医療制度について正しいのはどれか。2つ選びなさい。（2017）
1) 60歳～74歳が対象である。
2) 65歳～74歳が対象である。
3) DPC/PDPS は適用されない。
4) 医療費の自己負担は一律1割である。
5) 医療費の自己負担は収入により異なる。

問題 3-2 介護保険の保険者はどれか。（2017）
1) 都道府県
2) 介護保険協会
3) 介護保険事業所
4) 市町村及び特別区

5) 全国健康保険協会

問題 3-3 介護保険について誤っているのはどれか。（2018）
1) 各自治体の窓口に申請を行う。
2) 主治医の意見書と担当者による訪問調査が行われる。
3) ケアプランの作成は医療ソーシャルワーカーが担当する。
4) 要介護認定には、要介護、要支援、非該当の区分がある。
5) コンピュータによる1次判定、介護認定審査会による2次判定の2段階の審査が行われる。

2-4 医療専門職 SBO2.2.1

ここがポイント
医師を始めとする様々な医療専門職の位置づけと業務、認められる医療行為や守秘義務に関する規定を整理しておきましょう。

1. 医療専門職

医療専門職とは、医療サービスを提供する専門職のことで、免許が必要な職種と免許を必要としない職種があります。以下に、各医療専門職に認められる医療行為、義務などについてまとめます。

（1）医師・歯科医師

医師・歯科医師の資格や義務は、医師法、歯科医師法により定められています。医行為（医

師の医学的判断および技術をもってするのでなければ人体に危害を及ぼし、または危害を及ぼす恐れのある行為）は、原則、医師しか行うことができません。医師免許は、医師国家試験に合格したのち、厚生労働省に医籍の登録を申請したものに対し、医師法に定められた欠格事項がなければ、交付されます。さらに、診療に従事するためには2年以上の臨床研修を修了したのち、厚生労働大臣に申請するとその旨が医籍に登録され、臨床研修終了登録証が交付されます。歯科医師についても同様です。

医師法に定められた医師の主な義務には、以下があります。

・**応召義務**：診察治療の求めがあった場合に正当な事由なく拒否してはならない。

・**処方箋交付義務**：薬剤の投与が必要な場合、患者またはその看護者に対して処方箋を交付しなくてはならない。

・**診療録の記載・保存義務**：診療を行った場合、遅滞なく診療に関する事項を診療録に記載し、これを5年間保存すること。

このほか、証明文書交付義務、保険指導義務などがあります。

また、医師法では、「自ら検案をしないで、検案書を交付すること」、「自ら診察しないで治療を行うことや診断書・処方箋を交付すること」を禁止しています。

（2）看護師・保健師・助産師

看護師・保健師・助産師の資格や義務は、保健師助産師看護師法によって定められています。看護師は、看護師国家試験に合格しなければなりませんが、保健師・助産師免許を取得するには、看護師国家試験合格のほか、それぞれ、助産師国家試験、保健師国家試験に合格しなければなりません。また、助産師国家試験は女性のみ受験が可能とされています。

看護師の業務は、患者に対する療養上の世話（日常生活援助）または診療の補助を行うことです。日常生活援助には、患者の回復を助けるケア、多職種・地域連携の調整、患者・家族の意思決定支援などが含まれます。診療の補助は、

医師・歯科医師の指示により行うもので、看護師の判断のみで動脈血の採血、静脈注射、薬剤投与量の調整、抜糸、検査の依頼などの業務を行うことはできません。

保健師の業務は、保健指導を行うこと、助産師の業務は、助産または妊婦、褥婦（分娩後、母体が正常に回復するまでの期間にある婦人）もしくは新生児の保健指導を行うことです。

また、保健師には主治医や保健所長の指示に従って業務を行う義務、助産師には、助産や保健指導の求めがあった場合の応召義務、助産録の記載義務、守秘義務などがあり、妊婦・産婦・褥婦・胎児または新生児に異常があると認められた場合の処置は禁止されています。

（3）薬剤師

薬剤師の業務は、調剤、医薬品の供給、服薬指導、薬剤の情報提供などを行うことです。薬剤の調剤は、必ず医師・歯科医師・獣医師の処方箋によることと薬剤師法に規定されています。

薬剤師の義務として、調剤の求めに応ずる義務、薬剤の適正使用のための情報提供義務、守秘義務、調剤を行った事実を記載して記名押印または署名する義務などがあります。

（4）救急救命士

救急救命士は、医師以外のものができないとされている医行為のうち、医師の指示のもと、法律に定められた救急救命処置（輸液のための静脈路確保、血糖値測定、薬剤投与、心肺停止状態の患者に限り気道確保（気管内挿管））が認められています。

（5）臨床検査技師

臨床検査技師の業務は、医師・歯科医師の指示のもとに、検体検査、生理学的検査を行うことと、臨床検査技師等に関する法律に定められています。また、検査のための採血（静脈採血のみ）も認められています。

生理学的検査には、心電図検査、脳波検査、呼吸機能検査、MRI検査、超音波検査などが含まれますが、放射線照射が必要な検査を行う

ことはできません。

（6）診療放射線技師

　診療放射線技師の業務は、医師・歯科医師の指示のもとに、放射線照射、超音波診断装置、磁気共鳴画像（MRI）装置、眼底写真撮影装置を用いた検査を行うことです。

　診療放射線技師の義務として、照射録を作成し、指示した医師・歯科医師の署名を受ける義務や守秘義務があります。

（7）理学療法士・作業療法士

　理学療法士や作業療法士の業務は、医師の指示のもとに、理学療法や作業療法を行うことです。

　理学療法とは、身体に障害があるものに対し、主として基本的動作能力の回復を図るためのもので、体操などの運動、電気刺激、マッサージなどが含まれます。

　作業療法とは、身体または精神に障害があるものに対し、主として応用的動作能力または社会的適応能力の回復を図る手芸、工作その他の作業を行わせることと理学療法士及び作業療法士法に定義されています。

（8）言語聴覚士

　言語聴覚士の業務は、言語訓練や必要な検査・助言・指導などを行うことです。また医師・歯科医師の指示のもとに、嚥下訓練、人工内耳の調整、機器を用いる聴力検査、聴性脳幹反応検査、音声機能や言語機能にかかわる検査・訓練なども行うことができます。

（9）視能訓練士・臨床工学技士

　視能訓練士の業務は、視機能の回復のための矯正訓練や眼科検査を含む必要な検査を行うことです。

　臨床工学技士の業務は、臨床工学技士の名称を用いて、医師の指示のもとに、血液透析、人工呼吸器、人工心肺装置などの生命維持管理装置の操作や保守点検を行うことです。採血・輸血は禁止されており、実施できません。

2．守秘義務

　医師、歯科医師、薬剤師、助産師の守秘義務は**刑法**に定められています。一方、他の医療専門職の守秘義務は、その職に関する法律や各種団体の倫理綱領で定められています。

3．業務独占・名称独占

　医療専門職のなかには、一定の訓練を受けかつ資格を取得しなければ、業務を行えないもの（業務独占）や一定の訓練を受けかつ資格を取得しなければ、その名称を使用できないもの（名称独占）があります。国家資格にあたるおもな医療専門職の業務独占・名称独占を下表にまとめます。

　准看護師は都道府県知事の免許を受けて取得する資格であり、業務独占、名称独占が規定されています。

　臨床心理士、医療情報技師、診療情報管理士、医師事務作業補助者は民間資格であり、名称独占、業務独占は規定されていません。

医療専門職の業務独占・名称独占

	業務独占	名称独占
医師・歯科医師	○	○
保健師	—	○
助産師	○	○
看護師	○	○
薬剤師	○	○
臨床検査技師	—	○
診療放射線技師	○	○
理学療法士	—	○
作業療法士	—	○
視能訓練士	—	○
臨床工学技士	—	○
救急救命士	—	○
管理栄養士	—	○
介護福祉士	—	○
柔道整復師	○	—
あん摩マッサージ指圧師	○	—
公認心理師	—	○

過去問題

出題傾向

国家資格と民間資格にあたるものの区別や名称独占および業務独占が認められている医療専門職、守秘義務とその根拠の法律について問う問題が頻出です。

問題 4-1 　国家資格はどれか。2つ選びなさい。(2018)
1) 管理栄養士
2) 医療情報技師
3) 臨床工学技士
4) 診療情報管理士
5) 医師事務作業補助者

問題 4-2 　法律により「名称独占」が規定されていない職種はどれか。(2022)
1) 医師
2) 看護師
3) 保健師
4) 薬剤師
5) 臨床心理士

問題 4-3 　医師法について正しいのはどれか。2つ選びなさい。(2019)
1) 診療録は10年間保存しなければならない。
2) 自ら検案をしないで検案書を交付することは禁止されている。
3) 医師は診療終了後7日目までに診療録を記載しなくてはならない。
4) 慢性疾患の患者については、診察を行わずに処方箋を発行できる。
5) 薬剤を調剤して投与する必要がある場合には、処方箋を交付しなければならない。

問題 4-4 　職種と守秘義務を定めた法令の組み合わせで正しいのはどれか。(2016)
1) 医師 — 医師法
2) 薬剤師 — 薬剤師法
3) 歯科医師 — 歯科医師法
4) 看護師 — 保健師助産師看護師法
5) 助産師 — 保健師助産師看護師法

問題 4-5 　薬剤師の業務でないのはどれか。(2017)
1) 調剤
2) 服薬の指導
3) 医薬品の供給
4) 処方箋の作成
5) 薬剤の情報提供

問題 4-6 　臨床検査技師が実施できるのはどれか。2つ選びなさい。(2015)
1) CT 検査
2) MRI 検査
3) 動脈採血
4) 超音波検査
5) 内視鏡検査

医療管理

| 3-1 | 医療・病院管理と部門連携 | SBO3.1, 3.3 |

ここがポイント

多職種・多部門で構成されている病院が備えておくべき機能や組織・管理体制を理解し、部門間の連携についても説明できるようになりましょう。

1. 病院・病床の種別

病院に求められる機能が高度化するにつれ、病院機能が分化してきています。2-1で述べたように、医療法では、病院や病床の種別・役割が定められています。一方、病床については、患者の重症度、疾患の時間軸に基づいた機能分化が進められており、**高度急性期、急性期、回復期、慢性期**の4つの機能区分が定められています。各病院はいずれかの区分を選択して報告することが医療法施行規則で定められています。

2. 医療安全管理体制

医療法および同施行規則では、医療安全管理体制として、以下のように、共通の体制整備に加えて、医療機関の種別（特定機能病院、一般病院・有床診療所、無床診療所）ごとに義務付けています。

医療機関別の安全管理体制の義務

特定機能病院、一般病院・有床診療所、無床診療所に共通	・安全管理指針の整備 ・医療事故等の院内報告体制 ・医療安全に関する職員研修 ・感染制御体制の整備 ・医薬品・医療機器の安全管理体制の整備
特定機能病院、一般病院・有床診療所	・医療安全管理委員会の開催
特定機能病院のみ	・患者窓口の設置 ・専任安全管理者の設置 ・医療安全管理部門の設置

3. 病院の組織・管理体制

多くの病院組織は、病院長をトップとして、管理部門（総務、人事、設備施設など）、医療事務部門（医事会計、診療録管理、情報システムなど）、診療部門（医局）、看護部門、薬剤部門（薬局）、技術部門（診療放射線部、臨床検査部、臨床工学部など）などにわかれて機能しています。

病院機能の高度化、専門化に伴い、高度な管理体制が求められるようになり、内部統制だけでなく、第三者機関による評価や行政による立ち入りなどが行われるようになっています。病院経営の透明性を担保し、医療の質を向上させるような管理を行うことが病院における**ガバナンス**といえます。

大規模な医療機関では、経営課題として情報管理を扱うために、**医療CIO**を選任することも行われるようになっています。

4. 部門連携とチーム医療

前述した医療安全管理体制では、各診療部門間での日常的な情報共有、部門・職種横断的な安全対策の検討、医療過誤発生時に迅速な報告、分析、対策が行える管理体制が必要なことから、部門横断的な体制の確立が必要とされています。

医療安全管理以外にも、院内感染予防や栄養サポート、緩和ケア、褥瘡ケア、呼吸ケアなどの患者ケアを関係する多職種で連携して対応する**チーム医療**が行われるようになってきています。チーム医療については、診療報酬項目の新設なども行われ、政策としても推進されています。

たとえば、感染症対策では、医師、看護師、薬剤師、臨床検査技師などからなる**感染制御**

チーム（Infection Control Team：**ICT**）を選任し、院内感染症・薬剤耐性菌の発生状況の把握、抗菌薬使用状況の把握、感染予防策の教育などを行っています。感染予防策は、アメリカ疾病管理センター（CDC）が策定した標準予防策（スタンダードプリコーション）を基本に感染経路別の予防策を策定し実施します。感染予防策の具体例として、手指の衛生管理や咳エチケットの徹底、個人防護具の使用、患者配置、患者が触れた物品の消毒などがあげられます。

代表的なチームの略称は次表のとおりです（医療情報システム系2-17参照）。

代表的なチーム医療

チームの種類	略称
感染制御チーム（Infection Control Team）	ICT
栄養サポートチーム（Nutrition Support Team）	NST
緩和ケアチーム（Palliative Care Team）	PCT
褥瘡ケアチーム（Pressure Ulcer Care Team）	PUT
摂食・嚥下チーム（Swallowing Support Team）	SST
呼吸ケアサポートチーム（Respiratory Support Team）	RST
周産期ケアチーム（Perinatal Period Care Team）	PPCT

過去問題

出題傾向

医療法による医療安全管理体制について義務付けられていることを問う問題が頻出です。またチーム医療の略称と役割を組み合わせる問題なども出題されています。

問題 1-1 医療法による医療安全管理体制について、一般病院および有床診療所で義務付けられていないのはどれか。（2022）
1) 患者相談窓口の設置
2) 感染制御体制の整備
3) 医療安全に関する職員研修
4) 医療事故等の院内報告体制
5) 医薬品安全管理体制の整備

問題 1-2 標準予防策（スタンダードプリコーション）の具体策として適切でないのはどれか。（2021）
1) 患者配置

2) 手指衛生
3) トリアージ
4) 個人防護具の使用
5) リネン類などの洗濯

問題 1-3 多職種で構成される栄養管理を担当するチームはどれか。（2022）
1) AST
2) ICT
3) NST
4) DMAT
5) PERIO

3-2　病院のマネジメントと会計　SBO3.4.2, 3.4.3

ここがポイント

医療の質や病院運営における評価指標の種類と具体例、病院の財務会計・管理会計について説明できるようになりましょう。

病院のマネジメントの目的は、医療の質を担保しつつ、持続可能な経営を行うことです。医

療の質、経営に関わる指標を評価し、健全なマネジメントを行うことが求められています。

1. 医療の質に関わる評価指標

医療の質や安全を客観的に評価するため、質評価指標などを用いた定量評価が行われています。質評価指標は、ストラクチャー指標、プロセス指標、アウトカム指標に分けられます。

（1）ストラクチャー指標

設備や医療体制に関する評価指標です。
例）医師一人当たりの入院患者数、ICU専属医師の有無、SCU（脳卒中集中治療室）の有無など

（2）プロセス指標

診療の手順に関する評価指標です。
例）早期リハビリテーション実施率、抗菌薬使用ガイドライン遵守率、緊急カテーテル開始までの時間など

（3）アウトカム指標

成果に関する評価指標です。
例）死亡率、再入院率、予定しない再手術率、入院中の骨折率、患者満足度、手術後死亡率、手術後合併症発症率、病院標準化死亡比、2日以内のICUへの再入案件数、褥瘡発症患者数、ヒヤリハット件数など

2. 病院経営に関わる指標

主な経営指標を次に示します。

1）病床稼働（利用）率：

$$\frac{1日当たりの延べ入院患者数}{病床数} \times 100$$

2）病床回転率：

$$\frac{年間暦日数（365または366）}{平均在院日数} \times 100$$

3）外来患者数：外来を受診した患者数

4）初診患者数：初診料を算定した患者数

5）平均在院日数：

$$\frac{一定期間の延べ入院患者数}{（一定期間の新入院患者数＋一定期間の退院患者数）/2}$$

※上記以外にも算出方法あり

6）手術数：手術を受けた患者数

7）患者紹介率：病院により定義が異なる

$$\frac{文書による紹介患者数＋救急搬入患者数}{初診患者数} \times 100$$

8）逆紹介率：

$$\frac{逆紹介患者数}{初診患者数} \times 100$$

9）入院診療単価：入院患者1人1日当たりの診療報酬

10）外来診療単価：外来患者1人1日当たりの診療報酬

これら以外にも診療にかかった経費の評価や効率性指標、複雑性指標のように患者構成の違いを加味して評価できるように、様々な指標が開発されています。

また、たとえばDPC病院のデータを用いて、自院の患者シェアを疾患別に算出することで、地域における他院との差別化に利用できるマーケティングに関わる指標もあります。

3. 病院の会計

病院の会計には、大きく分けて**財務会計**と**管理会計**があります。財務会計は、外部の利害関係者に向けて病院の財務や経営状態などを説明するもの、管理会計は、病院の経営状況の把握や意思決定のためのものです。

財務会計で用いられる**財務諸表**には、**財務三表**（貸借対照表、損益計算書、キャッシュフロー計算書）および財務三表の重要補足事項について記載した**附属明細書**が含まれます。

病院会計では、病院会計準則に基づき、財務諸表を病院単位で自主的に作成することが求められています。

> **貸借対照表**：任意時点の組織の資産・負債・純資産などの状態を表す。バランスシートとも呼ばれ、財務の健全性がわかる。
> **損益計算書**：一定期間における収益と費用の状態を表す。
> **キャッシュフロー計算書**：一定期間における収入と支出（現金の増減状況）を営業活動・投資活動・財務活動ごとに区分して示す。

一方、管理会計は、原価計算と予算管理からなり、ABC原価計算、損益分岐点の分析を行います。

> **ABC原価計算**：活動基準原価計算のことで、間接費を適切に管理できる原価計算手法。
> **損益分岐点**：売上高と費用（固定費・変動費）の額が等しくなる売上高。

管理会計は、病院運営の改善に用いられ、各診療科や部門ごとに行うことにより、無駄の洗い出しや医療サービスの収益性を分析することができます。なお、病院会計における固定費には、給与費・賃借料・減価償却費・管理費など、変動費には、医薬品費・診療材料費・運搬費・外注費・歩合給などが含まれます。

過去問題

> **出題傾向**
>
> ストラクチャー指標、プロセス指標、アウトカム指標にあたるものの例を問う問題、病院経営に関わる指標の計算法が頻出です。

問題 2-1　医療評価においてアウトカムを示す指標でないのはどれか。(2016)
1) 患者満足度
2) 医師1人当たり入院患者数
3) 2日以内のICUへの再入室
4) 予定しない再手術（48時間以内）
5) 75歳以上の入院患者における入院中の骨折率

問題 2-2　平均在院日数の計算式として正しいのはどれか。(2019改変)
A：一定期間の延べ入院患者数
B：一定期間の新入院患者数
C：一定期間の退院患者数
1) A/B
2) A/C
3) A/(B＋C)
4) A/[(B＋C)×2]
5) A/[(B＋C)÷2]

問題 2-3　医療の質評価指標の分類について正しい組み合わせはどれか。2つ選びなさい。(2021)
1) プロセス ― 手術後死亡率
2) アウトカム ― 病院標準化死亡比
3) アウトカム ― 早期リハビリテーション実施率
4) ストラクチャー ― SCUの有無
5) ストラクチャー ― 手術後合併症発症率

問題 2-4　管理会計で用いられるのはどれか。2つ選びなさい。(2018)
1) 損益計算書
2) 貸借対照表
3) ABC原価計算
4) 損益分岐点分析
5) キャッシュフロー計算書

| 3-3 | 医療安全管理 | SBO3.5 |

1. 医療安全対策

（1）ヒューマンエラー

医療事故防止のためには、**ヒューマンエラー**が起こることを前提に安全対策をとる必要があります。エラーには様々な分類がありますが、認知心理学的な観点からは、**ミステイク、ラプス、スリップ**に分けられます。ミステイクは行動の計画段階で起こるエラー、ラプスは計画は正しかったものの、計画自体を忘れてしまうことで起こるエラー、スリップは計画は正しかったものの、実施段階で起こるエラーです。

医療現場で起こるミステイクとして、医薬品の取り違え、患者の取り違えなどがあります。ミステイクは、**確証バイアス**によって起こることもあり、先入観により自分に都合の良い情報だけを選択することでエラーにつながります。

（2）インシデント・有害事象・医療過誤

患者への影響が軽微なものを**インシデント**、重篤なものを**アクシデント**（**有害事象、医療事故**）と区別します。有害事象は、患者に治療が必要な障害が発生したり、予定された医療行為に変更が必要となった場合を指すのに対し、インシデントはより広く、診療やケアのあるべき姿から外れた行為や事象を指します。近年、これらの用語を区別なくインシデントと称することもあるので注意が必要です。**医療過誤**は、患者に障害が発生し、かつそれが医療行為や管理上の過失に起因し、両者の間に因果関係が認められることを表す法律用語です。

（3）根本的原因分析

根本的原因分析は、有害事象の発生防止のために、報告されたインシデントやアクシデント事例をもとに根本的な原因を追究することを指します。事実と、推測や判断を区別し、事実関係を明らかにします。原因分析方法としては、**SHEL モデル分析**や**4M4E 分析**などがあります。

SHEL モデルは、ヒューマンエラーを引き起こす背景要因を探るフレームワークで、これにマネジメントを含めた m-SHEL モデルが提唱され、要因となりうる以下の5つの因子から対策を考えます。

m：management　経営方針・安全管理
S：Software　教育方法・手順書・運用ルール
H：Hardware　機器・道具・構造
E：Environment　作業環境
L：Liveware　人的要素

（4）インシデント・アクシデントレポート

インシデント・アクシデントレポート（インシデントレポート）は、当事者による自主的な報告であり、医療現場の危険やリスクを把握し、将来起こりうる医療事故・医療過誤の発生を防止することが目的です。インシデントレポートには、患者に不利益が生じていないヒヤリハットの報告も含まれます。

インシデントレポートの分析により、インシデントやアクシデントが起きた背景やリスク要因を解明し、今後の安全対策に役立てることができ、また、情報共有により職員の教育研修にも活用されます。個人の懲罰や人事評価を目的とするものではないことから、当事者以外または匿名での報告も認められています。

インシデントレポートには、リスク要因を分析するために、当事者の職種、当事者の経験年数、患者の治療状況、患者への説明内容などが必要ですが、患者の氏名や報告者の氏名は必ず

しも必要ではありません。

2. 医薬品の安全管理

　医療機関では、医薬品の安全管理体制の確保が必須とされ、その方策として、医薬品安全管理責任者を選任し、安全使用のための業務手順書の作成や安全研修などが行われています。

　医薬品は、まぎらわしい名称・薬効・外観などにより、医療過誤を引き起こしやすいことが課題となっています。日本医療機能評価機構は、薬剤の準備時、投与直前に、「6つのR（Right）：正しい患者、正しい薬剤、正しい目的、正しい用量、正しい用法、正しい時間」を確認することを提唱しています。

　医療情報システム系でもみたように、医薬品の安全管理体制の確保のために、情報技術を活用することが行われています。たとえば、オーダーエントリ・電子カルテシステムは、手書きの処方箋で起こり得た読み取り間違い、転写間違いを防ぐことになり、アラートにより適切な処方手順を遵守することや、アレルギー歴や投与禁忌薬剤、持参薬のリストのチェックなどが容易になります。このほかにも**三点認証**など、患者IDと医薬品などの物品を紐づけることで取り違えを防止することにもつながります。

3. 医療機器の安全管理

　医用工学（Medical Engineering：ME）技術の進歩により、人工呼吸器、輸液ポンプ、心電図モニターなど様々な医療機器（**ME機器**）が開発され、医療機関に設置されています。これらME機器の故障は、患者に重篤な影響を与えうるため、適正な保守管理が必須であり、そのためのME管理部門を設置している医療機関もあります。

　「医薬品、医療機器等の品質、有効性および安全性の確保等に関する法律（医薬品医療機器等法）」では、副作用や機器故障時に人体に与えるリスクに応じて、医療機器を次表のように**高度管理医療機器**、**管理医療機器**、**一般管理医療機器**にクラス分類しています。

医療機器の分類

分類	不具合時の人体へのリスク	例
クラスIV 高度管理医療機器	生命の危険に直結するおそれ	人工心臓弁、ペースメーカー、心血管用ステントなど
クラスIII 高度管理医療機器	比較的高い	放射線治療装置、透析機械、人工呼吸器、輸液ポンプなど
クラスII 管理医療機器	比較的低い	CT、MRI、X線撮影装置、超音波機器、心電計、電子式血圧計、電子内視鏡、消化器用カテーテル、補聴器など
クラスI 一般医療機器	極めて低い	X線フィルム、対外診断機器、手術用照明器、ネブライザーなど

　また、このクラス分類とは別に、管理に専門的な知識および技能を必要とするものは、**特定保守管理医療機器**に指定されています。

　医療機器安全性確保のための主な対策として以下があげられます。

> ・始業時・終業時の日常点検
> ・定期的な点検・修理
> ・廃棄計画までを含めた医療機器の選定・更新計画
> ・購入する機種の最少化
> ・ME室での中央管理
> ・医師、看護師、臨床工学技士などの多職種で構成した選定委員会による機器選定や更新計画の策定
> ・使用・管理にかかわるすべての医療者を対象とした安全教育

　購入する機器を最小限にし、ME室で中央管理することは、安全性確保だけでなく、保守点検の効率や部品の在庫確保のためにも有用です。

4. 医療事故調査と事例の共有

　本節で説明する医療事故調査制度において用いられる医療事故とは、医療行為によって生じた死亡または死産で管理者が予期しなかったものとして、厚生労働省令が定めるものを指します。医療機関の管理者は、医療事故が起こった

際には、**医療事故調査・支援センター**に遅滞なく報告し、遺族に説明すること、院内調査を行うことが医療法に規定されています。

　医療事故調査の結果は、医療事故調査・支援センターにより収集・分析されます。この仕組みを**医療事故調査制度**といい、医療過誤の有無を問わず、医療安全の確保・医療事故の再発防止を目的としています。

　また、院内だけでなく、全国で医療事故情報を収集・共有できる取り組みとして、日本医療機能評価機構が運営している**医療事故情報収集等事業**があり、特定機能病院や国立高度医療センターなどの報告義務対象医療機関や任意で参加する医療機関を対象に集められた医療事故情報やヒヤリ・ハット事例の情報をデータベースとし、データ検索ができるようになっています。

=== 過去問題 ===

出題傾向

インシデントレポートの役割、高度管理医療機器に該当する機器を問う問題が頻出です。また、m-SHEL モデルの意味や医療事故の報告義務の有無なども出題されています。

問題 3-1　医療安全について正しいのはどれか。（2019）
1) 医療安全の向上に職員教育は有用でない。
2) インシデントレポートは自主的な報告である。
3) インシデントレポートは職員の能力評価に用いられる。
4) 有害事象は患者への影響度が比較的軽微なものを指す。
5) 医療過誤は医療行為を通じて発生した傷害と定義されている。

問題 3-2　インシデントレポートについて誤っているのはどれか。2つ選びなさい。（2021）
1) 医療事故の報告書である。
2) ヒヤリハットも含まれる。
3) 分析は原因の解明に役立つ。
4) 当事者による自主的な報告である。
5) 患者に不利益が生じなければ提出しなくてよい。

問題 3-3　m-SHEL モデルで誤っているのはどれか。2つ選びなさい。（2018）
1) m ― 経営方針
2) S ― 手順書
3) H ― 作業環境
4) E ― 施設の構造
5) L ― 人

問題 3-4　医療機器の安全性を確保するための方策として適切でないのはどれか。（2022）
1) 始業時・終業時の点検を徹底する。
2) ME 室で中央管理し、定期的に保守管理を行う。
3) 選定・更新時には、可能な限り多くの機種を購入する。
4) 多職種で構成される選定委員会で選定や更新計画を策定する。
5) 適正使用を行えるように、医療スタッフに対する安全教育を行う。

問題 3-5　医薬品医療機器等法で高度管理医療機器に分類されるのはどれか。（2021）
1) 人工呼吸器
2) 超音波機器
3) X線撮影装置
4) 手術用照明器
5) 電子式血圧計

問題 3-6　医療事故調査制度について正しいのはどれか。（2018）
1) 家族への説明は必ずしも行わなくてよい。
2) 個人の責任を追及するための制度である。
3) 医療機関で院内調査を行った報告書を提出する。
4) 院内調査報告書は厚生労働省が収集・分析する。
5) 事故の報告は医療機関の管理者の任意により行う。

4 医療プロセス

診療プロセス SBO4.1.1

> **ここがポイント**
>
> 診療は大きく外来と入院に分けられます。また外来診療は初診と再診に分けられ、それぞれプロセスが異なります。それぞれのプロセスで行われることを理解しましょう。

1. 外来診療

外来診療では、**受付、診療（問診、診察、検査）**が行われ、**初診**と**再診**でプロセスが異なります。外来診療の受付は、初診の場合、患者IDが作成され、患者の氏名、性別、生年月日がひも付けされ、診察券の発行が行われます。再診では、再来受付で、患者IDを確認し、受付処理がなされます。受付によって、患者と医療機関（医師）との間で医療契約が交わされた、とみなすことになっています。

2. 初診
（1）問診（医療面接）

初診では、まず**問診（医療面接）**が行われます。患者から主訴、現病歴、アレルギー歴、既往歴、生活歴、家族歴などを聞き取ります。特に主訴については、5W1H（いつ、誰が、どこで、何を、どのように）方式で診断につながる情報を詳しく聞き取ります。

主訴：患者が受診に至った主な症状に関する情報
現病歴：症状の詳細を聞き取った情報（時系列で表示することが多い）
既往歴：過去に罹患した疾患に関する情報
生活歴：飲酒・喫煙状況、職業などの生活に関する情報
家族歴：両親、祖父母、兄弟などの健康に関する情報

なお、医師の診察の前に、医師以外の医療従事者が行う問診を予診と呼ぶことがあります。

（2）理学的診察

次に理学的（身体）**診察**（視診、聴診、打診、触診）により、身体所見の情報（**理学的所見**と呼ぶことがあります）を得ます。

視診：患者の全身状態（表情、意識・呼吸・栄養状態、皮膚の色など）や局所の所見を観察します。
聴診：聴診器を用いて、心音、呼吸音、腸音などから異常がないか判定します。
打診：指で叩いた際の音から、胸水や腹水の貯留など、体内の状態を把握します。
触診：医師が患者に触れて、皮膚の状態、しこりの有無や性状などを把握したり、リンパ節の触診を行います。また、直腸の指診を行うことがあります。

（3）検査から診断・治療

問診や診察から得られた情報をもとに、検体検査や生理検査（心電図や呼吸機能など）や画像検査（レントゲン、CT・MRI検査など）など必要な検査が行われます（6章参照）。これらの情報を総合して、医師が確定診断を行い、診断に基づいて適切な治療が行われます。広義の治療には、処置、内科的治療（薬物療法など）、外科的治療（手術療法など）が含まれます（検査、治療などについては6、7章参照）。

3. 再診

再診では受付の後、診察前に検査が予約され

ている場合、診察前に検査が行われることがあります。

4. 入院診療

外来診療の結果、入院診療が必要と判断されると、患者と家族に説明がなされ、入院の同意を得られた場合、病棟との間で入院調整が行われます。患者の病状によっては、外来での診察や検査を簡略化して、迅速に入院診療に切り替えることがあります（**緊急入院**）。

患者が入院すると、外来の担当医と入院の主治医が異なる場合には、あらためて入院主治医による診察が行われることがあります。その後、必要とされる追加の検査や、診断に基づく治療が行われます。入院時には、医師・看護師・薬剤師などが入院診療計画書を作成し、患者に説明のうえ、手渡します。

入院診療計画書は、医療法および同施行規則において、入院後7日以内に患者・家族に説明し書面にして交付することが定められており、緊急入院でも作成が必要です。入院診療計画書は、病名、症状、主治医名、他の担当者名、推定入院期間、治療計画など記載項目が規定されています（8-3参照）。入院診療計画書の作成・患者への説明・交付は、入院基本料の算定要件とされています。

5. 手術

手術は外科的治療のひとつで、患部の切除、修復、形成などが行われます。検査目的の場合もあります。手術は、患者の治療のために、患者の身体を傷つける医療行為であることから、患者や家族に対して、事前にきちんとした「説明と同意（インフォームドコンセント）」の実施が必須とされています。まず、主治医（もしくは執刀医）が、患者の診断に基づき、画像診断や他の検査結果を確認の上、手術術式を決定します。その後、手術オーダ、必要であれば麻酔オーダや輸血オーダが発行されます。

手術当日は、看護師、主治医、麻酔医など複数のスタッフが、患者氏名、年齢など患者確認の後、手術開始時に、予定手術術式、手術部位などの必要事項の確認を行い、輸血が行われる場合には、輸血製剤と患者ID、血液型を照合し、クロスマッチ検査結果を確認します（医療情報システム系2-16参照）。

手術後には、使用したガーゼ数の確認など体内残存異物の有無の確認を行い、手術中に作成された麻酔記録、手術看護記録、使用された医薬品や医療材料の実施入力漏れの有無などを確認したのち、患者とともに病棟に情報を引き継ぎます。

=== 過去問題 ===

出題傾向

入院診療計画書についての出題が頻出です。また、問診項目や理学的診察に含まれるものを問う問題も出題されています。

問題 1-1 理学的診察に含まれないのはどれか。（2017）
1) 視診　　2) 触診　　3) 打診
4) 聴診　　5) 問診

問題 1-2 入院診療計画書の交付・説明は入院後何日以内に行わなければならないか。（2021）
1) 3日　　2) 5日　　3) 7日
4) 14日　　5) 30日

問題 1-3 入院診療計画書について誤っているのはどれか。（2017）
1) 患者に渡す必要はない。
2) 多職種が共同して作成する。
3) 推定される入院期間を記載する。
4) 主治医以外の担当者名も記載する。
5) 緊急入院の場合でも作成が必要である。

クリニカルパス

> **ここがポイント**
>
> クリニカルパスの設定により、医療の標準化が図られ、医療の質や医療経営の面からも多くのメリットがあります。関連する用語とともに押さえておきましょう。

1. クリニカルパス

クリニカルパスとは、患者の診療に関し、検査や手術などの介入項目や臨床経過を時間軸に沿って図表化した計画書で、診療に関わる医療従事者間だけでなく、インフォームドコンセントの際に、患者や家族に提示する場合もあります。日本クリニカルパス学会による定義では「患者状態と診療行為の目標、および評価・記録を含む標準診療計画であり、標準からの偏位を分析することで医療の質を改善する手法」とされています。

クリニカルパスでは、診療行為の結果、達成すべき目標（**アウトカム**）を設定します。アウトカムのうち、特に治療経過に重大な影響を与えうるものを**クリニカル（クリティカル）インディケータ**と呼びます。

アウトカムの達成を評価する項目や判断基準を**アセスメント**といい、評価の結果、アウトカムが達成されない状態（計画との差異）を**バリアンス**と呼びます。バリアンスは、クリニカルパスへの影響の程度により、**変動**（クリニカルパスに影響を与えないもの）、**逸脱**（クリニカルパスに影響を与えるがクリニカルパスの短縮・延長により継続できるもの）、**脱落**（クリニカルパスを継続できないもの）の3種類に分けられます。

アウトカムの達成状況やバリアンスの収集・分析を行い、その結果をもとに継続的にクリニカルパスを見直すことで、結果的にアウトカムを管理する手法を**アウトカムマネジメント**といいます。

このように、患者の臨床経過を適切に評価・分析・管理するためにクリニカルパスを利用することで、医療の質・安全性の向上、チーム医療での多職種での情報共有の効率化、インフォームドコンセントの充実、医療スタッフの教育、退院後の地域連携の推進、医療の標準化、などが期待されるとともに、医療経営の面からは、平均在院日数の短縮、投入される医療資源の最適化など、経営の効率化が期待されます。

2. クリニカルパスの作成

医療情報システム系2-5で述べたように、患者診療に関する機能としてクリニカルパスを登録することができます。表示形式には、日めくり形式とオーバービュー形式があります。日めくり形式では、原則1日ごとに、アウトカムや介入項目（タスク）を記載するため、医療行為を詳細に記載できるメリットがあります。一方、オーバービュー形式では、横軸に時間軸、縦軸をタスクとして表形式で記載するため、治療経過全体の確認に適しています。形式を問わず、全ての職種がクリニカルパスを共有・記録するパスを**オールインワンパス**と呼びます。

クリニカルパスの作成では、疾患ごとに、アウトカムの設定、タスクとそのタイミングなどをエビデンスに基づき設定しますが、より多職種で議論することで、作成されるクリニカルパスの質や有用性が高まり、また、標準化につなげることが可能になると考えられることから、病院横断的に検討する委員会やワーキンググループを組織し、クリニカルパスの統一をめざすこともあります。作成されたクリニカルパスは、その後も継続的に評価を行い、最適化していく必要があります。

═══ 過去問題 ═══

出題傾向

クリニカルパスとは何か、導入により期待できる効果、クリニカルパスに関するキーワードの意味を問う問題が頻出です。

問題 2-1 クリニカルパスにおいて、アウトカムが達成されない状態を表すのはどれか。（2021）

1) レジメン
2) エビデンス
3) バリアンス
4) ガイドライン
5) ベンチマーク

問題 2-2 クリニカルパスにより期待される効果でないのはどれか。（2019）

1) 治療の標準化
2) 医療の質の向上
3) チーム医療の推進

4) 平均在院日数の短縮
5) 症例数の少ない疾患の治療法の確立

問題 2-3 クリニカルパスの説明として誤っているのはどれか。（2017）

1) 医療経営の効率化を図るうえで有用である。
2) 診療所や病院が連携するうえで有用である。
3) 医師独自の治療方針や検査計画の立案が可能となる。
4) 診療情報を医療スタッフ間で共有することができる。
5) 患者に治療過程を明示することによって安心感を与えることができる。

4-3 エビデンスに基づく医療　SBO4.2

ここがポイント

近年、エビデンスに基づく医療（EBM）が重視されています。診療ガイドラインは EBM に基づき作成され、医療の標準化に欠かせないものになっています。

1. EBM

エビデンス（科学的根拠）に基づく医療のことを **EBM**（Evidence-Based Medicine）といいます。医療の標準化、患者説明などの観点から、EBM が重視されるようになっています。

エビデンスには、質（レベル）があり、患者の診療への適用の際には、質の高さを評価する必要があります。日本医療機能評価機構の医療情報サービス Minds による治療に関する論文のエビデンスのレベル分類（2007）では、質の高い順に、Ⅰ〜Ⅵの 6 段階に分類されています（各研究・試験の違いについては 9 章参照）。

Ⅰ システマティック・レビュー／ランダム化

比較試験（RCT）のメタアナリシス

Ⅱ 1 つ以上のランダム化比較試験による

Ⅲ 非ランダム化比較試験による

Ⅳa 分析疫学的研究（コホート研究）

Ⅳb 分析疫学的研究（症例対照研究、横断研究）

Ⅴ 記述研究（症例報告やケース・シリーズ）

Ⅵ 患者データに基づかない、専門委員会や専門家個人の意見

EBM の実施手順は、①問題の定式化→②情報検索→③批判的吟味→④判断の適用→⑤自己評価の 5 ステップに分けられます。問題の定式

化には、P（対象：Patients）、I（介入：Interventions）、C（対照：Comparisons）、O（アウトカム：Outcomes）の4要素で表すPICOを用いることがあります。

2. 診療ガイドライン

診療ガイドラインは、系統的な手法により収集・評価されたエビデンスをもとに作成される、診療における推奨を含む指針のことです。エビデンスの提供、患者への情報提供、医療の標準化による施設間格差の是正、医療の質の向上を目的としています。しかし、診療ガイドラインはあくまで推奨であり、実際の診療においては、個々の患者の状況に合わせて、患者と医師との間の合意により意思決定されて実施されることになります。

前出のMindsの定義（2020）では、「健康に関する重要な課題について、医療利用者と提供者の意思決定を支援するために、システマティックレビューによりエビデンス総体を評価し、益と害のバランスを勘案して、最適と考えられる推奨を提示する文書」とされています。

推奨のレベルは、エビデンスの質だけでなく、有効性・確実性などの利益、リスク・経済性などの不利益などから、総合的に判断されるとされ、Minds（2020）では、効果の推定値に対し、A（強：強く確信がある）、B（中：中程度の確信がある）、C（弱い：確信は限定的である）、D（とても弱い：ほとんど確信できない）の4段階に分類しています。

近年、臨床上の問題をPICOにより抽出し、さらに推奨度付きの解答を示すクリニカルクエスチョン（CQ）形式で作成されたガイドラインが増えています。

━━━━━ **過去問題** ━━━━━

出題傾向

診療ガイドラインとは何か、特に診療ガイドラインの目的を問う問題が頻出です。

問題 3-1　EBMの手順として正しいのはどれか。（2022）

a. 批判的吟味　　　b. 情報検索
c. 問題の定式化　　　d. 判断の適用
e. 自己評価

1) e→c→b→a→d
2) b→c→a→d→e
3) b→c→d→a→e
4) c→a→b→d→e
5) c→b→a→d→e

問題 3-2　診療ガイドラインについて正しいのはどれか。（2021）

1) エビデンスが系統的に評価されている。
2) ガイドラインに従って診療する義務がある。

3) 推奨に従わなければ保険診療の対象とならない。
4) 国が審査を行った後に正式なガイドラインとする。
5) 専門医に対するアンケート調査に基づいて作成される。

問題 3-3　診療ガイドラインの目的でないのはどれか。（2017）

1) 治療結果の評価
2) エビデンスの提供
3) 患者への情報提供
4) 施設間格差の解消
5) 医療の標準化の推進

5 医学・医薬品・看護の基礎知識

| 5-1 | 医学① | SBO5.1.1-5.1.7 |

ここがポイント

医療情報技師は基礎的な医学の知識、臨床現場で使われる特有の表現を知る必要があります。本節では人体の解剖学的な分類や疾患の原因を学んだ後、個々の器官系や臓器の構造・代表的な疾患を押さえましょう。

1. 人体の構造の概要

人体を外観から分類すると、**頭頸部**（頭部、頸部）、**体幹**（胸部、背部、腹部）、**体肢**（上肢、下肢）に分けられます。

（1）器官系

人体の構成の基本単位は細胞です。細胞が集まり、一定の機能を持つものを組織と呼びます。複数の組織が組み合わされ、臓器となり、人体の各機能を分担しています。それらの臓器を機能別にまとめたものを、器官系と呼び、器官系は次のように分類されます。

器官系	主な役割・臓器・器官
消化器系	栄養の消化と吸収 口腔・食道・胃・小腸・大腸（S字結腸など）・膵臓・肝臓・胆嚢
呼吸器系	酸素の取り込み・二酸化炭素の排出 鼻腔・上気道（鼻腔・咽頭・喉頭）・下気道（気管・気管支）・肺
循環器系	血液やリンパ液の循環 心臓・血管・リンパ管
泌尿器系	尿の生成・排出 腎臓・尿管・膀胱・尿道
内分泌系	ホルモンの生成による体機能の調節 下垂体・甲状腺・副腎・性腺・膵臓（ランゲルハンス島）
免疫系	生体の防御機能 胸腺・脾臓・リンパ節・扁桃
生殖器系	生殖・ホルモン分泌 精巣・前立腺・卵巣・子宮
運動器系	全身の支持・運動 筋系（各筋肉）・骨格系（各骨・軟骨・関節）
神経系	感覚情報と運動指令の統合と処理 中枢神経系・末梢神経系
感覚器系	身体外部からの情報の受容 眼・耳・鼻・舌・皮膚

ただし、1つの臓器が、機能的に複数の器官系に属することもあるので（例えば、膵臓は消化器系に分類されますが、内部のランゲルハンス島は内分泌系に分類することがあります）、注意しましょう。

臓器は、内部が空洞になっている**管腔臓器**と中身の詰まった**実質臓器**（固形臓器）に分けられます。胃や腸、心臓、膀胱、胆嚢などは管腔臓器、肝臓や腎臓、膵臓、脾臓などは実質臓器です。

（2）骨系

主な骨を図に示します。

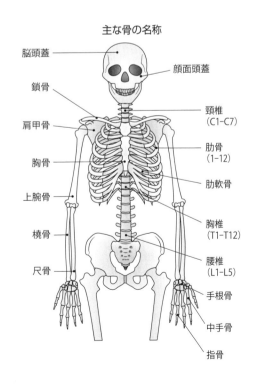

主な骨の名称

脳頭蓋
顔面頭蓋
鎖骨
頸椎（C1-C7）
肩甲骨
肋骨（1-12）
胸骨
肋軟骨
上腕骨
胸椎（T1-T12）
橈骨
腰椎（L1-L5）
尺骨
手根骨
中手骨
指骨

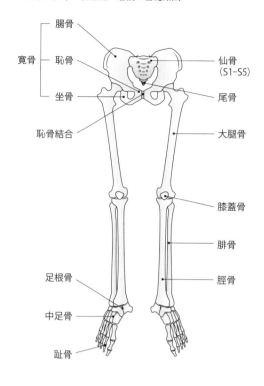

頭部の骨は、脳頭蓋と顔面頭蓋に分かれ、**脳頭蓋**には頭頂骨、側頭骨、前頭骨、後頭骨、蝶形骨、篩骨、**顔面頭蓋**は、鼻骨、涙骨、下鼻甲介、頬骨、口蓋骨、上顎骨、下顎骨、鋤骨などが含まれます。

また脊柱は、椎骨が連結したもので、椎骨には7個の頸椎、12個の胸椎、5個の腰椎、仙骨、尾骨からなります。

（3）体の解剖学的な方向・位置

CT検査などの画像検査では、体の方向や位置について特有の表現を用います。

体の断面を表す表現を図にまとめます。

体の方向に関する表現

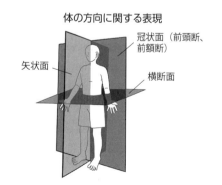

このほか、方向や位置について以下のように表現します。

> **上下**：頭側を上（頭方）、尾側を下（尾方）
> **前後**：腹側を前（前側）、背側を後（後側）
> **正中面**：体を左右対称として分けた中心（正中）を通る矢状面
> **内外**：正中面に近いほうを内側、遠いほうを外側
> **遠近**：体幹に近いほうを近位、遠いほうを遠位

2. 疾患の原因

疾患の原因（病因）は大きく、**内因（素因）**と**外因**に分けられます。素因は、主に加齢に起因する一般的素因と先天的または後天的な個人的素因があります。

外因は、栄養性外因、物理的外因、化学的外因、病原生物による外因などに分けられます。

1）栄養性外因

栄養素の不足または過剰による疾患

例）栄養失調、壊血病（ビタミンC不足）など

2）物理的外因

温度、気圧、放射線などによる疾患・外傷

例）創傷、骨折、熱傷、高山病、被曝症など

3）化学的外因

有毒な化学物質などによる疾患

例）一酸化炭素中毒、ヒ素中毒、毒キノコ食中毒、サリドマイド（薬害）など

4）病原生物による外因

ウイルス、細菌、真菌などの病原微生物による疾患

例）出血性大腸炎（病原性大腸菌 O-157）、胃潰瘍（ヘリコバクターピロリ菌）、急性胃腸炎（ノロウイルスなど）、流行性耳下腺炎（ムンプスウイルス）、子宮頸癌（ヒトパピローマウイルス（HPV））など

3. 脳・神経系

（1）神経系の分類

神経系は、大きく**中枢神経系**と**末梢神経系**に

分かれ、さらに次の図のように分かれます。

神経系の分類

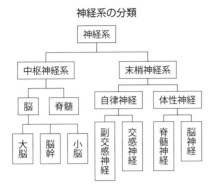

（2）脳の構造

　脳は、**大脳**、**小脳**、**脳幹**に分けられ、さらに大脳は前頭葉、頭頂葉、後頭葉、側頭葉に、脳幹は中脳、橋、延髄から構成されており、広義には間脳（視床、視床下部、下垂体）を含む場合もあります。

脳の構造

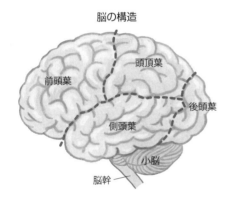

（3）脳の疾患

　脳疾患には、脳梗塞、脳出血、くも膜下出血などの**脳血管障害**や脳腫瘍、脳炎などがあります。脳梗塞や脳出血はおもに高血圧が関与しています。一般に、脳梗塞の診断には MRI が、脳出血やくも膜下出血の診断には CT 検査が利用されます。

4. 循環器系

（1）血液の循環

　人間の心臓は、心筋で構成されており、左心と右心でそれぞれ血液ポンプの役割があります。左心は体中に血液を循環させ（**体循環**）、右心は肺に血液を送ります（**肺循環**）。左右の上部

にある部屋を心房、左右の下部にある部屋を心室といい、それぞれ左心房、右心房、左心室、右心室の４つの部屋で構成されています。

　血液は心房から心室へと一方向にしか流れないようになっており、逆流防止のために弁が存在し、右心にある弁は三尖弁（右房室弁）、左心にある弁は僧帽弁（左房室弁）と呼びます。

　主な血液の循環の流れを図に示します。

血液循環

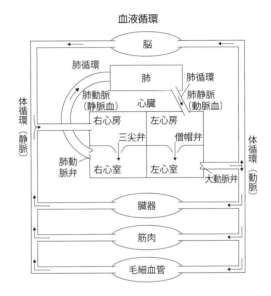

　体循環では、肺から酸素を含んだ血液（動脈血）が、左心房を経て左心室から大動脈に入り、全身の組織や器官の毛細血管をめぐって静脈に入り、二酸化炭素を多く含んだ血液（静脈血）として右心房に戻ります。

　肺循環では、右心房の二酸化炭素を多く含んだ血液（静脈血）が、右心室から肺動脈を経て肺の毛細血管に入り、ガス交換を行って酸素を多く含む血液（動脈血）となって肺静脈を経て左心房に戻ってきます。

　ここで注意が必要なのは、肺動脈には静脈血が、肺静脈には動脈血が流れている、という点です。肺循環では、血管名と血液の種類名が一致していません。

（2）循環器の疾患

　心筋に栄養や酸素を供給する動脈を冠動脈（冠状動脈ともいう）と呼び、**冠動脈疾患**には、狭心症、心筋梗塞があります。

　狭心症は、冠動脈が狭くなり（狭窄）、心筋

第Ⅱ部　医学・医療系

が虚血（心筋の酸素不足）に陥ったもので、その原因の多くは、加齢や高血圧、脂質異常症などによる**動脈硬化症**です。さらに、冠動脈が閉塞するなどして、心筋が壊死したものが**心筋梗塞**です。狭心症のうち、心筋梗塞へ増悪（症状が悪化すること）する可能性が高いものを不安定狭心症と呼び、冠動脈造影検査を迅速に行い、必要な場合にはカテーテルによる冠動脈形成術やバイパス手術が行われます。

　不整脈は、心臓の脈が速くなるまたは遅くなるなど、リズムが不規則になるものです。特に問題がなければ、積極的な薬物治療は行いませんが、合併症としての脳梗塞を防ぐために抗血栓剤を投与する場合があります。また、**心房細動**にはカテーテルによるアブレーション（焼灼術）が行われることがあります。

　心臓のポンプ機能が悪くなり、息切れやむくみが起こる**心不全**は、心筋梗塞、不整脈、弁膜症などの他の心臓疾患や高血圧などが関与して発症します。

5. 呼吸器系
（1）ガス交換
　呼吸器系の役割は、空気中の酸素を取り込み、二酸化炭素を排出する、呼吸（肺呼吸）を行うことです。鼻から取り込んだ空気は、咽頭、喉頭を通って気管支を経て左右の肺に至ります。肺はブドウの房のように多数の肺胞が集まってできており、肺胞と毛細血管との間でガス交換が行われます。
（2）呼吸器系の疾患
　呼吸器系の疾患には、インフルエンザや肺炎、肺結核などの**呼吸器感染症**や気管支喘息、喫煙が主な原因の慢性閉塞性肺疾患や肺癌などがあります。肺癌の治療は、外科手術が基本ですが、そのほか、放射線療法、化学療法や分子標的療法が選択されます。

6. 消化器系
（1）消化器の構造
　消化器系には、口腔から食道、胃、小腸、大腸、肛門までと、肝臓、胆嚢、膵臓が含まれま

す。

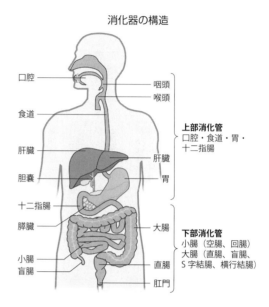

消化器の構造

（2）上部消化管
　上部消化管は、主に食物の消化を助ける役割を担っており、口から食道、胃、十二指腸までで、それぞれの役割は次のとおりです。

口腔	食物の咀嚼・嚥下
咽頭・食道	胃への食物の移動、逆流・誤嚥の防止
胃	食物を筋運動と強酸性の胃液で粥状にする
十二指腸	酸性粥状になった消化物を胆汁や膵液と混合・中和する

　上部消化管の疾患としては、胃癌や食道癌などの悪性腫瘍、逆流性食道炎、胃炎、胃・十二指腸潰瘍などがあります。ヘリコバクターピロリ菌は胃炎、消化性潰瘍、胃癌の原因とされて、除菌療法が行われます。悪性腫瘍には、手術や抗がん剤などによる化学療法、分子標的療法などが行われます（7-2参照）。
（3）下部消化管
　下部消化管は、上部消化管で消化された食物の栄養を吸収する役割を担っています。
　下部消化管は、空腸から回腸を経て、大腸までを指し、大腸は、盲腸、上行結腸、横行結腸、下行結腸、S字結腸、直腸に分けられます。また、回腸と大腸の間には、回盲弁があり、消化

物が大腸から回腸に逆流するのを防いでいます。小腸では、水分を含む粥状消化物の90％を吸収し、小腸で吸収された栄養は門脈を経て肝臓に送られます。

大腸では、小腸で吸収されなかった水分や電解質が吸収され、この過程で固形または半固形の糞便が形成されます。

下部消化管の疾患としては、大腸癌、腸炎などがあります。**急性腸炎**は、ウイルス、細菌、寄生虫によるもので、ノロウイルスや感染性大腸菌 O-157 による食中毒があります。**慢性腸炎**には、クローン病や潰瘍性大腸炎の炎症性腸疾患などがあります。また、検査をしても炎症などの異常所見はないのに、下痢や便秘といった症候がある過敏性腸症候群（IBS）は、心理的・社会的ストレスにより症状が増悪します。

（4）肝臓・胆嚢・膵臓

消化管以外の消化器系の臓器には、肝臓、胆嚢を含む胆道、膵臓があります。

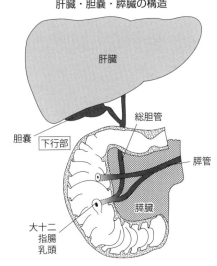

肝臓・胆嚢・膵臓の構造

肝臓は、胃や小腸、大腸などの消化管で吸収された栄養を含む血液が門脈を経て到達する臓器で、肝臓は生体内の主要な代謝に関わっており、多彩な機能を有しています。肝臓の主な機能は次のとおりです。

1）胆汁の産生

脂質など食物の消化吸収を助けます。

2）糖質、脂質、タンパク質の代謝

3）解毒処理

老廃物や異物（医薬品を含む）の代謝・排泄に関わります。

胆嚢では、肝臓が分泌した胆汁を一時的に貯蔵しています。肝臓から十二指腸までの胆汁の通り道となるのが胆管です。

膵臓は、各種の消化酵素を含んだ膵液を十二指腸に分泌しています（**外分泌機能**）。膵液に含まれる消化酵素には次のものがあります。

酵素名	主な働き
膵アミラーゼ	糖質の分解
トリプシン	タンパク質の分解
キモトリプシン	タンパク質の分解
膵リパーゼ	脂質の分解

加えて、膵臓内のランゲルハンス島では、血糖値を下げる働きのある**インスリン**や、血糖値を上げる働きのある**グルカゴン**といったホルモンを分泌しています（**内分泌機能**）。

（6）肝臓・胆嚢・膵臓の疾患

肝臓の疾患には、A型肝炎ウイルスなどによる**急性肝炎**、B型およびC型肝炎ウイルスなどが原因となる**慢性肝炎**や肝硬変、脂肪肝、悪性腫瘍としては肝細胞癌などがあります。肝臓が傷害されると、皮膚などが黄色くなる黄疸がみられることがあり、胆嚢や胆管にカテーテルを挿入して黄疸を軽減する減黄術が行われることがあります。

B型肝炎ウイルスにはワクチンがあり、医療関係者には接種が推奨されています。注射針の使い回しなど医療行為で感染する例が多かったC型肝炎ウイルスは、インターフェロン療法や効果的な抗ウイルス療法が開発され、99％近くがウイルスの排除に成功するようになりました。

アルコール多飲や栄養過剰による脂肪肝は、肝硬変や肝細胞癌への関連が指摘されるようになっています。

胆嚢や胆管の疾患には、胆汁の成分が結晶化して結石となる**胆石**があります。胆石の多くは無症状で経過しますが、胆嚢炎や胆管閉塞を合併した場合には、内視鏡による排石術や腹腔鏡

による胆嚢切除術が行われます。

　膵臓の疾患としては、十二指腸に分泌されてから活性化する膵臓の消化酵素が、膵臓内で活性化して炎症を起こす急性膵炎や、アルコールや胆石との関連性が指摘されている慢性膵炎、また、予後の悪い悪性腫瘍として有名な膵臓癌などがあります。

過去問題

出題傾向

血液の流れ（静脈血や動脈血）、臓器と器官系の組み合わせを問う問題が頻出です。このほか各疾患と関連する臓器・原因・治療なども問われるので、次節とあわせて覚えておきましょう。

問題1-1 誤っている組み合わせはどれか。（2019）
1) 肝臓 — 消化器系
2) 血管 — 循環器系
3) 腎臓 — 泌尿器系
4) 食道 — 呼吸器系
5) 副腎 — 内分泌系

問題1-2 静脈血が流れているのはどれか。（2022）
1) 肝動脈
2) 冠動脈
3) 腎動脈
4) 肺動脈
5) 内頸動脈

問題1-3 冠動脈疾患はどれか。（2016）
1) 狭心症
2) 腎不全
3) 脳梗塞
4) 急性膵炎
5) 肺血栓塞栓症

問題1-4 大腸に含まれないのはどれか。（2017）
1) 回腸
2) 直腸
3) 盲腸
4) S字結腸
5) 横行結腸

5-2　医学②　SBO5.1.7-5.1.20

ここがポイント

前節から引き続き、各器官系や臓器の構造、発症しうる疾患について整理しましょう。

1. 代謝・内分泌系

（1）内分泌臓器とホルモン

　代謝・内分泌系は、正常な代謝および恒常性の維持機能をもちます。内分泌系の臓器から血液中に分泌（内分泌）される生理活性物質を**ホルモン**と呼びます。

　主なホルモンと産生する臓器・機能をまとめます。

主なホルモン・産生臓器・機能

ホルモン	臓器	主な機能
成長ホルモン	下垂体前葉	成長因子の生成、骨の伸長、筋肉量の維持
甲状腺ホルモン	甲状腺	生体の代謝、心臓の心拍などの調節

ホルモン	臓器	主な機能
副甲状腺ホルモン	副甲状腺	血中カルシウム濃度の調整
コルチゾール	副腎皮質	糖新生、タンパク質・脂肪の代謝促進
アルドステロン	副腎皮質	水分・塩分の調節
インスリン	膵臓（ランゲルハンス島）	血糖低下
グルカゴン		血糖上昇
オキシトシン	下垂体後葉	分娩時の子宮収縮、乳汁分泌の促進
テストステロン	精巣	精子の産生、筋肉増大、骨格の発達
エストロゲン	卵巣	卵子の産生、子宮内膜の発達

（2）代謝・内分泌疾患

　内分泌疾患は、ホルモンの過剰分泌（亢進）または分泌低下が起こることで発症します。主な代謝・内分泌疾患は以下のとおりです。

主な代謝・内分泌疾患

疾患名	原因
巨人症・末端肥大症	成長ホルモンの分泌亢進
バセドウ病	甲状腺ホルモンの分泌亢進
橋本病	甲状腺ホルモンの分泌低下
原発性アルドステロン症	アルドステロンの分泌亢進
糖尿病	インスリンの分泌または作用低下
痛風	蓄積した尿酸による急性炎症
脂質異常症	LDL コレステロール、中性脂肪の増加、HDL コレステロールの低下による脂質代謝バランスの崩れ

　糖尿病は、血糖値の慢性的な高値による疾患で、インスリンがほぼ分泌されなくなる１型とインスリンの作用が低下する２型があります。２型糖尿病は生活習慣病の一つです。糖尿病の３大合併症として、**網膜症、腎症、末梢神経障害**があり、そのほか、心筋梗塞や脳卒中、下肢の壊疽、創傷治癒困難を引き起こす場合もあります。１型糖尿病の治療は、インスリン療法が必須ですが、２型糖尿病は、まず運動療法、食事療法指導など生活改善指導が行われ、効果が乏しい場合には薬物療法やインスリン療法が行

われます。また合併症である網膜症の評価のために眼底検査が行われます。

　心筋梗塞や脳卒中などの動脈硬化関連疾患を発症するリスクが高いメタボリック・シンドローム（1-1参照）は、内臓脂肪の蓄積（腹囲の測定で判定する）と、脂質異常症、血圧の異常、血糖値の増加などの診断基準を満たす場合に診断され、生活習慣の改善指導が行われます。

2．血液・造血組織
（1）血液成分

　血液は、**血液細胞**（**血球**とも呼ばれ、白血球、赤血球、血小板の３種類があります）と液体成分である**血漿**からなります。血液細胞は３種類ともに、骨髄に存在する**造血幹細胞**から産生、分化しています。

血液成分

血液成分	役割
白血球	免疫機能、異物処理、貪食作用をもつ。顆粒球（好酸球、好中球、好塩基球）、リンパ球（T細胞、B細胞、NK細胞）、単球など
赤血球	酸素と結合するタンパク質であるヘモグロビンを持ち、酸素を運搬する。血球のなかで最多
血小板	止血作用（出血を止めること）
血漿	水のほか、アルブミン、免疫グロブリン（抗体）、血液凝固タンパク質、栄養成分、老廃物などの運搬

（2）血液疾患

　主な血液疾患には、以下があります。
１）貧血

　赤血球やヘモグロビンの減少状態を指し、原因病態分類から、鉄欠乏性貧血、ビタミンB_{12}欠乏性貧血、溶血性貧血、再生不良性貧血などがあります。再生不良性貧血は、赤血球だけでなく、白血球と血小板も減少する汎血球減少症がみられます。
２）白血病

　白血病は、血液細胞の悪性腫瘍のうち、骨髄に悪性腫瘍細胞が存在するもので、急性白血病と慢性白血病に分けられます。以前は「不治の病」とも言われていましたが、分子標的療法な

ど治療薬の進歩により、完全寛解（白血病では白血病細胞や血球数が一定の基準以下になること、治癒とは呼ばない）する例も増えています。そのほか、骨髄移植または末梢血幹細胞移植が行われます。

3）悪性リンパ腫

リンパ球系の悪性腫瘍で、腫瘍細胞が骨髄以外に存在する場合に**悪性リンパ腫**と呼びます（骨髄にリンパ系悪性腫瘍が存在する場合は白血病）。治療として放射線療法、化学療法、分子標的療法、骨髄移植または末梢血幹細胞移植などが行われ、タイプにより良好な治療成績が報告されています。

4）多発性骨髄腫

リンパ球のB細胞が分化した形質細胞が腫瘍化した骨髄腫細胞により起こる悪性腫瘍です。治療は、放射線療法、化学療法、分子標的療法のほか骨髄移植または末梢血幹細胞移植が行われることがあります。

3．腎臓

（1）腎臓の構造と役割

腎臓には、老廃物や過剰な塩分・水分を尿として排泄し、体液の状態を一定に保つ役割があります。腎臓に流入した血液が**糸球体**でろ過されたものを**原尿**と呼び、原尿の中の栄養素など必要なものを**尿細管**で再吸収したのち、それ以外を尿として排泄しています。腎機能は医薬品の作用にも大きく影響します。

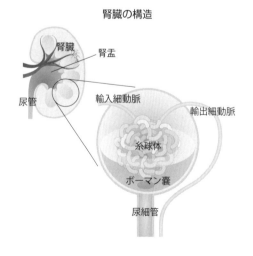

腎臓の構造

（2）腎臓の疾患

1）急性腎障害（AKI）

数時間～数日の期間で、急激に腎機能が低下する状態で、尿から老廃物を排泄できなくなり、体液の調節ができなくなります。原因により腎臓への血流が低下する**腎前性**、腎機能が低下する**腎性**、尿路系の閉塞による**腎後性**に分類されます。医薬品の副作用として起こることもあります。重症の場合には、血液透析治療が行われることがあります。

2）慢性腎臓病（CKD）

原因を問わず、腎臓障害または腎機能低下が、3ヵ月以上持続している状態をいい、糖尿病、高血圧、脂質異常症、喫煙などと関連しており、加齢に伴い罹患率が増加します。関節リウマチなど、膠原病に合併する場合があります。血圧のコントロールを厳密に行い、生活習慣を見直すことにより改善することがありますが、腎不全となった場合には、血液透析が行われます。

3）腎不全

腎炎などにより、腎臓の働きが正常の30%以下に低下した状態で、腎機能低下が進行すると、体内の老廃物を十分排泄できなくなり、生命に関わる可能性があります。

治療としては、血液透析、腹膜透析、腎移植などが行われます。腎移植後には拒絶反応を制御するため免疫抑制剤が使用されます。

4）腎盂腎炎

腎盂や周辺組織が細菌感染により炎症を起こしている状態で、膀胱炎などと同様に、大腸菌などの細菌が尿管を通して腎盂に逆行することで起こります。抗生物質の投与で治療します。

5）腎臓と血圧

腎疾患やホルモン異常により腎機能が変化し、高血圧が誘発される可能性があります。また、高血圧は、腎臓の糸球体を傷害して、さらに高血圧が悪化することがあります（糸球体性高血圧）。高血圧の治療として、塩分制限、内服治療が行われます。

4．免疫疾患

免疫系は、生体防御に重要な役割を果たして

おり、免疫反応では、**免疫グロブリン**（Ig 抗体）や**補体**、**リンパ球**などの白血球が複雑に関係して、外来の異物を排除しています。過剰な免疫反応が、疾患につながることがあり、アレルギーや**自己免疫（性）疾患**（関節リウマチ、全身性エリテマトーデスなど）がその例です。

アレルギーは以下のとおりⅠ型〜Ⅳ型に分けられます。近年の研究から、ホルモン受容体が関わる疾患を新たにⅤ型アレルギーに分類することも提唱されています。

（1）Ⅰ型アレルギー

いわゆるアレルギー疾患で、**即時型アレルギー**、**アナフィラキシー型**とも呼ばれます。免疫グロブリンの一つである IgE 抗体が、ハウスダストや花粉など外来性の抗原と結合し、肥満細胞からヒスタミンなどのアレルギー性物質が放出されることで症状がみられます。

例）アナフィラキシーショック、食物アレルギー、気管支喘息、花粉症、アレルギー性鼻炎、アレルギー性結膜炎、蕁麻疹など

（2）Ⅱ型アレルギー

抗体による**細胞傷害型**または**細胞融解型**のアレルギーで、抗体が体の細胞や組織のタンパク質成分などを異物とみなして反応し、炎症が起こるものです。

例）自己免疫性溶血性貧血、特発性血小板減少性紫斑病など

（3）Ⅲ型アレルギー

血液中を流れる抗原と抗体が結合した**免疫複合体による組織傷害**により起こるものです。関節リウマチなどの膠原病疾患の合併症である腎臓や肺の傷害はこのタイプです。

例）急性糸球体腎炎、全身性エリテマトーデスの腎障害（ループス腎炎）、強皮症の肺傷害（肺線維症）など

（4）Ⅳ型アレルギー

遅延型アレルギー、**ツベルクリン型反応**と呼ばれることもあり、抗体ではなく感作T細胞と呼ばれるリンパ球と抗原の反応による細胞性免疫によるものです。

例）アレルギー性接触性皮膚炎など

5. 新生児・小児の疾患

（1）新生児の疾患

出生後4週間を新生児期と呼びます。新生児は、在胎週数、出生体重、在胎週数に対する出生体重により分類されます。

出生時、生存能力を評価するための指標として、**アプガースコア**があります。アプガースコアでは、心拍数、呼吸、刺激に対する反応、筋緊張、皮膚色の5項目を出生1分後、5分後に評価します。各項目は0、1、2点で評価して合計し、点数が高いほど良好（0〜10点）と評価されます。

新生児の疾患としては、母体の基礎疾患やウイルス性感染症、妊娠合併症などの影響による疾患、胎盤機能不全、新生児仮死、未熟性による栄養代謝機能・呼吸機能・循環器機能の低下などがあります。臓器の未熟性の場合では感染症にも注意が必要です。先天性の奇形では、重篤な場合、生後すぐに緊急手術が必要になることもあります。

（2）小児の疾患

生後1年未満を乳児、小学校就学までを幼児と呼びます。小児の疾患は、発熱や呼吸器症状、消化器症状、けいれんなどによる受診が多く、特に発熱は最も多い症状です。小児の診察では、患児本人から正確な情報を得られることが少な

第Ⅱ部 医学・医療系

アプガースコア

	0点	1点	2点
心拍数	なし	100回／分未満	100回／分以上
呼吸	なし	不規則、緩徐な呼吸、弱く泣く	規則的、良好な呼吸、強く泣く
刺激に対する反応	反応なし	少し反応	くしゃみ・咳、顔をしかめる
筋緊張	弛緩	少し四肢を動かす	四肢を曲げ伸ばしする
皮膚色	全身が蒼白	一部が淡紅色	全身が淡紅色

小島秋ほか：Apgar 新生児採点法について，産婦人科の進歩，17(6)，p.425，1965より改変.

く、保護者から重要な情報が得られることがあります。

6. その他の疾患

（1）泌尿器系の疾患

急性膀胱炎、尿路結石、腎盂・尿管癌、膀胱癌などがあります。急性膀胱炎は、主に大腸菌により発症し、慢性化や腎盂腎炎に至る場合もあります。抗菌薬による治療が行われますが、薬剤耐性菌の問題があります。悪性腫瘍は、手術療法（内視鏡手術を含む）が基本で、薬物療法、放射線療法が行われることもあります。

（2）生殖器・乳房の疾患

男性生殖器の疾患には、前立腺炎、精巣上体炎、前立腺癌、精巣腫瘍などがあります。前立腺炎や精巣上体炎は、一般細菌による場合と性行為感染症の場合があります。

女性生殖器の疾患には、子宮筋腫、子宮内膜症、卵巣腫瘍、子宮頸癌、子宮体癌などがあります。また、感染症では、梅毒、性器ヘルペス、クラミジアなどの性器感染症があり、最近では、後天性免疫不全症候群（AIDS）を基礎疾患に持つ例があります。

乳房の疾患には乳癌、乳腺炎などがあります。

（3）皮膚疾患

にきび、白癬症（いわゆる水虫）、ヘルペスウイルス感染症、帯状疱疹、アトピー性皮膚炎、皮膚癌や悪性黒色腫などがあります。

（4）口腔の疾患

口腔領域の疾患には、硬組織疾患であるう蝕（いわゆる虫歯）、歯周組織疾患である（歯肉炎、歯周炎など）と、舌や口腔粘膜などの軟組織疾患（口内炎、舌癌など）があります。歯肉炎が心臓の心内膜炎の起炎菌の侵入路であることがわかっており、また、近年の研究により、歯周組織疾患と糖尿病の関連が指摘されています。

（5）耳鼻咽喉の疾患

耳鼻咽喉の疾患には、外耳炎、中耳炎、鼓膜の穿孔、内耳の内リンパ水腫によって、めまいや平衡障害を発症するメニエール病があります。副鼻腔炎（蓄膿症）やアレルギーⅠ型であるアレルギー性鼻炎があります。声帯のポリープや喉頭癌、唾液腺である耳下腺の腫瘍のほか、甲状腺癌も耳鼻咽喉科で扱うことがあります。

（6）眼の疾患

眼の疾患には、屈折異常による遠視、近視、乱視、眼位異常による斜視、水晶体の透明度の低下による白内障、視神経障害による緑内障、網膜剥離などがあります。

（7）精神・行動の疾患

精神疾患の分類は、他の身体疾患と同様にWHOが作成したICD分類がありますが、それ以外に米国精神医学会が作成した「精神疾患の分類と診断の手引き（DSM）」があります。現在、その統一にむけて話し合いが続けられています。

精神疾患には、統合失調症、神経症、気分障害（うつ病、双極性障害など）などがあり、身体疾患に合併するものもあります。治療では薬物療法だけでなく、精神療法を併用することがあります。

═══ 過去問題 ═══

> **出題傾向**
>
> ホルモンの種類と機能、自己免疫疾患について出題されています。5-1も同様ですが、医学の基礎知識に関して幅広く出題されているため、よく耳にする疾患については、原因や治療法などを合わせて覚えておきましょう。

問題 2-1 止血における主要な血球成分はど れか。（2018）

1) 血小板
2) 好中球
3) 赤血球
4) 白血球
5) リンパ球

問題2-2 次のうちアレルギー反応が原因の疾患はどれか。（2021）
1) 日本脳炎
2) 腹部大動脈瘤
3) 再生不良性貧血
4) 胆のうポリープ
5) アナフィラキシー

問題2-3 膵臓で分泌されるホルモンはどれ

か。（2021）
1) グルカゴン
2) オキシトシン
3) カルシトニン
4) 成長ホルモン
5) アルドステロン

問題2-4 自己免疫性疾患はどれか。2つ選びなさい。（2017）
1) 帯状疱疹
2) 関節リウマチ
3) 自律神経失調症
4) 本態性高血圧症
5) 全身性エリテマトーデス

5-3 医薬品 SBO5.2

ここがポイント

医薬品の種類により管理方法、処方箋の記載事項がどのように異なるか、特に麻薬、特定生物由来製品に注目して理解しましょう。

1. 薬理作用

医薬品の作用を**薬理作用**といいます。薬理作用には様々なものがありますが、受容体と結合して薬理作用をもつものを**アゴニスト**といい、一方、本来結合する物質と形が類似しており、受容体と結合できるが、薬理作用を持たないものを**アンタゴニスト**といいます。アンタゴニストが結合することで、本来起こる生体の反応を低下させることができます。

医薬品には錠剤、注射剤、軟膏剤など様々な**剤形**があります。

医薬品の剤形

内用（内服）薬	錠剤、顆粒剤、カプセル剤、散剤（粉薬）、シロップ剤
注射薬	点滴、注射剤
外用薬	軟膏剤、点眼剤、添付剤、吸入剤、座薬

それぞれ経口投与（内用）、点眼や坐薬など

（外用）、注射による投与（皮下注射、静脈内注射など）など投与経路も異なり、医薬品の分布・吸収経路も違います。医薬品が作用するためには、体内に分布し、作用する臓器や細胞まで到達しなければなりません。

錠剤などの経口薬では、胃や膵臓からの消化酵素の影響を受けるほか、小腸などの消化管で吸収される場合、門脈から吸収されるので肝臓を経由しないと全身に循環しません。肝臓では、医薬品は薬物代謝酵素により**代謝**を受け、他の化合物へと変化します（初回通過効果）。その後、下大静脈を経て心臓から全身に送り出されます。最終的に、肝臓で分解されたり、腎臓でろ過され、便や尿として体外に排泄されます。

多くの医薬品は、血中で、**血漿アルブミン**というタンパク質と結合しています。結合せず、そのままの形で存在しているものを**遊離型**と呼びますが、血液から組織や細胞への移行は遊離

型のみ可能で、アルブミンとの結合の強さにより、遊離型と結合型のバランスが変わり、医薬品の体内での分布や組織への移行速度が変わります。

医薬品は、他の化学物質と同様、**水溶性**であるか**脂溶性**であるかによって排泄経路が異なります。水溶性の医薬品は、そのまま腎臓から尿に排泄されますが、脂溶性のものは、肝臓などで代謝されて、水溶性の構造に変化しないと体外に排泄されにくい性質があります。

医薬品は体にとっては異物であり、重要な組織・臓器では、移行を妨げる**関門**と呼ばれる障壁があります。特に、脳には**血液脳関門**と呼ばれる機構があり、多くの医薬品が脳細胞へ容易に移行しにくいようになっています。

2. 医薬品の分類

医薬品は「医薬品、医療機器等の品質、有効性及び安全性の確保に関する法律（医薬品医療機器等法）」に以下のように定義されています。

> 一　日本薬局方に収められている物
> 二　人又は動物の疾病の診断、治療又は予防に使用されることが目的とされている物であって、機械器具、歯科材料、医療用品及び衛生用品（以下「機械器具等」という。）でないもの（医薬部外品を除く。）
> 三　人又は動物の身体の構造又は機能に影響を及ぼすことが目的とされている物であって、機械器具等でないもの（医薬部外品及び化粧品を除く。）

また医薬品医療機器等法では、医薬品を**薬局用医薬品、要指導医薬品、一般用医薬品**の３つに分類しています。一般用医薬品のみ通信販売が可能です。

薬局用医薬品は、医療用医薬品と薬局製造販売医薬品に分けられ、さらに医療用医薬品は処方箋がなければ購入できない処方箋医薬品と処方箋医薬品以外の医療用医薬品に分けられます。

一般用医薬品は、リスクによって第一類から第三類までに分かれています。

要指導医薬品および第一類一般用医薬品は、薬剤師の指導を受けて対面販売のみが可能な医薬品で、第二類・第三類は、薬剤師だけでなく登録販売者でも対応できることになっています。

3. 取り扱いに注意を要する医薬品

医薬品の中には取り扱い、保管、管理に注意が必要なものがあります。

（1）麻薬・向精神薬

麻薬は「麻薬及び向精神薬取締法」により厳しく取り扱いが規定されていますが、鎮痛作用を目的として、医療用に限定的に使用が認められているものがあります。麻薬の製造業者は、厚生労働大臣の免許が、麻薬卸売業者、麻薬施用者、麻薬管理者、麻薬小売業者は、都道府県知事の免許が必要です。麻薬取扱者の免許の有効期間は免許を受けた日からその日が属する年の翌々年の12月31日までとされています。

麻薬の管理については以下のように決められています。

> ・麻薬事業所内で保管すること
> ・麻薬以外の医薬品と区別して、施錠保管すること（ただし覚せい剤は同じ場所に保管してもよい）
> ・麻薬管理者は譲受・譲渡・施用・廃棄した品名・数量・年月日を記録すること（患者への施用ごとに記録が必要）

向精神薬は、第一種から第三種まで分類されており、第一種と第二種については、譲受・譲渡・廃棄を記録し、最終記載の日から２年間保存が必要です。麻薬と同様に向精神薬も施錠保管義務があります。

（2）毒薬・劇薬

毒薬や劇薬は、毒性や劇性が強いものとして厚生労働大臣が指定した医薬品です。これらは、直接、容器・被包に、毒薬であれば黒地に白枠・白字で「毒」、劇薬であれば白地に赤枠・赤字で「劇」の文字を品名とともに表示する義務があります。

毒薬と劇薬は「医薬品医療機器等法」に他の

ものと区別して貯蔵・陳列する義務が定められ、毒薬のみ施錠保管義務があります。

毒物・劇物の表示

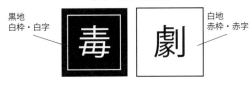

黒地
白枠・白字

白地
赤枠・赤字

（3）生物由来製品・特定生物由来製品

　生物由来製品とは、「人その他の生物（植物を除く。）に由来するものを原料又は材料として製造をされる医薬品、医薬部外品、化粧品又は医療用具のうち、保健衛生上特別の注意を要するものとして、厚生労働大臣が薬事審議会の意見を聴いて指定するもの」（医薬品医療機器等法第2条第5項）と定義されています。具体的には、ワクチン、遺伝子組換え製剤、動物成分抽出製剤などがあります。

　また、**特定生物由来製品**とは、「生物由来製品のうち、販売し、貸与し、又は授与した後において、当該生物由来製品による保健衛生上の危害の発生又は拡大を防止するための措置を講ずることが必要なものであつて、厚生労働大臣が薬事審議会の意見を聴いて指定するもの」（医薬品医療機器等法第2条第11項）と定義されています。具体的には輸血用血液製剤、血液凝固因子、ヒト免疫グロブリンなどの血液製剤などがあります。

　特定生物由来製品を使用した場合は、以下を記録し、使用した日から起算して、少なくとも20年保存する義務が「医薬品医療機器等法」に定められています。

・使用対象者の氏名・住所（患者への施用ごとに記録が必要）
・使用した特定生物由来製品の名称および製造番号（または製造記号）
・使用した年月日

　これらの医薬品はそれぞれ白地に黒枠、黒字により「生物」または「特生物」の文字を直接、容器・被包に記載する義務があります。

4. 医薬品の開発

　医薬品は非臨床試験、臨床試験（9-3参照）を経て承認されて初めて製造販売が認められます。製造販売後も市販後調査などにより安全性などの調査が続けられます。新薬の開発は基礎研究から申請まで、長い場合は15年以上かかる上、数百億円以上の開発費がかかります。そのため特に新薬は、薬価が高くなります。

　一方、特許が切れた医薬品を基に製造・開発されるものが**後発医薬品**（いわゆる**ジェネリック医薬品**）で、一から開発された医薬品（先発医薬品）に比べると開発費が安く、薬価も安価になります。有効成分の分子量が小さく、化学合成により製造されるため、同じ有効成分を作ることが比較的容易ですが、タンパク質を有効成分とする**バイオ後続品**（**バイオシミラー**）と呼ばれるものは、細胞培養技術を用いており、同じ製造工程を経たとしてもまったく同じにはならないため、臨床試験を行い、同等・同質性があると認められることで承認されています。

5. 処方箋
（1）処方箋の発行

　処方箋は医師のみが発行できます。「医師法（歯科医師法）施行規則」では、処方箋には、「患者の氏名・年齢、薬名、分量、用法、用量、発行の年月日、使用期間及び病院若しくは診療所の名称及び所在地又は医師の住所を記載し、記名押印又は署名しなければならない。」と定めています。処方箋は病院では、2年間、保険薬局では3年間の保存義務があります。また、処方箋の使用期間は交付の日を含めて4日以内（休日を含む）です。

　処方箋は、保険診療であるか否かにより、保険処方箋と自費処方箋に分けられます。また、患者が外来か入院か、処方を外部の保険薬局で行うか医療機関内の薬剤部で処方するかなどによっても処方箋を区別して扱う場合があります。院内処方箋では、使用期間、医療機関の名称・所在地などを省略することができます。

　保険処方箋では、使用できる医薬品は薬価基準に収載されているものに限定されています。

第Ⅱ部　医学・医療系

また「保険医療機関及び保険医療養担当規則」により様式二号もしくは第二号の二またはこれらに準ずる様式の処方箋に必要事項を記載することと定められています。

厚生労働省局長通知（医政発0129第３号）において、内服薬の処方箋について、以下のような記載を基本とすることが通知されています。

薬名：薬価基準に記載されている製剤名を記載

分量：最小基本単位である１回量を記載（散剤、液剤は、原薬量ではなく製剤量を記載）、オーダエントリシステムで出力された処方箋については１回量および１日量の両方を併記

用法・用量：服用回数・服用のタイミングについては ×3 などの紛らわしい表現を避け、「１日３回朝昼夕食後」のように日本語で明確に記載、服用日数については実際の投与日数を記載

また、投与日数は医師の裁量で決められます

が、麻薬・向精神薬はリスクによって14日、30日、90日の投与期間の上限が個別に定められています。新薬は承認、薬価基準収載後、１年間は１回14日分に上限が設定されています。

麻薬を処方する際には、麻薬処方箋に上記の一般的な項目に加えて麻薬施用者免許証番号を記載し、記名押印または署名が必要です。

（２）電子処方箋、添付文書の電子化

医療情報システム系でもみたように電子処方箋の導入が進められています。電子処方箋は、これまで紙で発行していた処方箋を電子化したもので、電子化により、情報伝達の効率化、誤入力の減少、重複投薬の減少、飲み合わせの確認による安全性の向上、待ち時間の減少など、医療の質・安全性に寄与することが期待されています。また添付文書については、すでに2021年に紙での提供が原則廃止され、電子添付文書に移行しています。

過去問題

出題傾向
麻薬の取り扱いや特定生物由来製品について出題されています。

問題 3-1　医薬品の取り扱いについて<u>誤っているのはどれか</u>。（2022）
1) 麻薬と覚せい剤は同じ金庫に保管してもよい。
2) 麻薬施用者、麻薬管理者は知事の免許を受ける必要がある。
3) 劇薬は、白地に赤文字・赤枠で薬剤名を表示しなければならない。
4) 向精神薬を廃棄した場合は、分類を問わず必ず記載しなければならない。
5) 特定生物由来製品は、患者情報やロット等に関して記録の作成と20年間の保管義務がある。

問題 3-2　特定生物由来製品の使用記録の保管期間は何年か。（2021）
1) ５年　　　2) 10年　　　3) 15年
4) 20年　　　5) 30年

問題 3-3　特定生物由来製品の使用記録の保

存期間を定めているのはどれか。（2019）
1) 医師法
2) 医療法
3) 健康保険法
4) 医薬品医療機器等法
5) 保険医療機関及び保険医療養担当規則

問題 3-4　保険診療における処方箋について<u>誤っているのはどれか</u>。（2018）
1) 使用期間は交付日を含めて５日以内である。
2) 使用できる医薬品は薬価基準に収載されているものに限定されている。
3) 保険医療機関および保険医療養担当規則によって様式が定められている。
4) 麻薬処方箋は法で定める事項を記載し、記名押印または署名しなければならない。
5) 院外処方箋記載事項は患者氏名、年齢、薬名、分量、用法、用量、医師氏名である。

| 5-4 | 看護 | SBO5.3 |

ここがポイント

看護業務も標準化が進んでおり、看護計画の作成・実施には標準用語集などが用いられています。

1. 看護業務

　看護業務は、保健師助産師看護師法に、「傷病者若しくはじょく婦に対する療養上の世話又は診療の補助を行うこと」と規定されており、これらの行為は看護師の業務独占とされています。日本看護協会が作成した「改訂版　看護に関わる主要な用語の解説」によると、療養上の世話とは、清潔の援助、食事援助、睡眠を促す援助や安楽に対する配慮を指すとされています。

　診療の補助に関しては、原則として、医師が行うべき医療行為は行えませんが、気管カニューレ・カテーテルの交換、直接動脈穿刺法による採血などの特定行為は、専門のトレーニングを受けて資格を認定された看護師（特定看護師）であれば、手順書に従い、医師の判断なしに行うことができます。

2. 看護過程

　看護過程とは、患者に適切なケアを行うための考え方のことで、患者基本情報に基づいた看護アセスメント（患者からの情報収集）→看護診断（問題の明確化）→目標設定・看護計画の立案→実施→評価を行い、再び問題を明確化するというステップを踏みます。看護は策定された**看護計画**に基づき行われます。

3. 看護計画・実施の標準化

　看護の領域でも、標準化による医療の質・安全性の担保の取り組みが行われています。

　看護計画の立案には、長年、**標準看護計画**が用いられてきました。標準看護計画は疾患名・治療名別に問題点を複数挙げ、問題点ごとに行為名称と具体的行為が示されています。

　近年、NANDA-I、NIC、NOC という 3 つの標準用語集に基づいた看護計画の立案も行わ

れています。これは NANDA-I（看護診断）に基づき問題点を記述し、NIC（看護介入）と関連づける（リンケージ）ことで問題点別に行為名称・具体的行為を、NOC（看護成果）と関連づけ、成果名称と成果指標を選択することができます。

　また看護の実施記録には、時系列、表形式で記録した検温表や経過記録があります。検温表には、体温や脈拍などのバイタルサインを記録し、これに観察項目やケア項目をあわせて表示するために MEDIS DC が作成した看護実践用語標準マスターが用いられます。**看護実践用語標準マスター**は、観察項目の名称とその値を記載した**看護観察編**と行為名称を記載した**看護行為編**からなります。

　また、これらとは別に、国際的に看護用語を標準化するために、看護診断と看護行為、看護アウトカムに関する国際的看護用語体系である看護実践国際分類（International Classification for Nursing Practice：**ICNP**）が策定されています。

4. 看護記録

　看護記録は、診療録開示の対象であり、SOAP 形式（8-2参照）で記載することが望ましいとされています。また、医療事故発生時には経時的に記載することが求められます。

5. 重症度

　看護管理日誌や病棟管理日誌では、重症者の報告が必要とされ、看護における重症患者の定義は、日本看護協会が定義した看護度別入院患者分類が用いられます。この定義では入院患者の生活の自由度を看護観察の程度別に分類しており、重傷者とは、「絶えず観察を要する」患

者で、「常に寝たまま」もしくは「ベッド上で体が起こせる」程度の生活の自由度をもつ者、または「1～2時間ごとに観察を要する」かつ生活の自由度が「常に寝たまま」である者を指します。

また、「救急搬送における重症度・緊急度判断基準作成委員会の報告書」（2004）においては、傷病者の重症度は、入院を要しない「軽症」、生命の危険はないが入院を要する「中等症」、生命の危険の可能性がある「重症」、生命の危険が切迫している「重篤」、初診時死亡が確認された「死亡」の5つに分類しています。

6. 看護必要度

看護必要度は、入院患者について看護の必要性を評価するもので、これに応じて入院料・加算が決められます。

2008年の診療報酬改定において、入院基本料の届け出要件として、看護必要度等の基準が導入されました。その後の改定を経て「重症度、医療・看護必要度」の名称となっています。

看護必要度は、大きく分けるとA項目（モニタリング及び処置等）、B項目（患者の状況等）、C項目（手術等の医学的状況）の3項目からなります。

看護必要度は入院料別に評価項目が異なります。一般病棟ではA～Cが必要ですが、ハイケアユニットでは、AとB、特定集中治療室ではAのみで算定します。

評価項目や評価基準は、診療報酬改定時にたびたび見直されています。

2016年の改定では一般病棟、特定機能病院の必要度ⅡのA、C項目についてDPCのEFファイルを活用した評価方法を用いることが要件となり、必要度ⅠのA、C項目でも、レセプト電算コードを活用した評価が義務付けられました。また、回復期リハビリテーション病棟では、日常生活機能評価表が用いられています。

═══════════════ 過去問題 ═══════════════

出題傾向

看護過程に含まれるもの、看護実践用語標準マスター、看護必要度の内容を問う問題が頻出です。

問題 4-1　看護過程に関連しないのはどれか。（2022）
1) 看護計画
2) 看護診断
3) 看護管理日誌
4) 看護基本情報
5) 看護アセスメント

問題 4-2　看護実践用語標準マスターが取り扱っているのはどれか。2つ選びなさい。（2021）
1) 看護観察
2) 看護管理
3) 看護研究
4) 看護行為
5) 看護診断

問題 4-3　看護診断分類はどれか。（2019）
1) NIC
2) NOC
3) ICNP
4) NANDA-I
5) SNOMED-CT

問題 4-4　看護必要度に関する記述で誤っているのはどれか。（2022）
1) 2日に1回記載する。
2) 入院患者について評価する。
3) DPCデータを利用できる項目がある。
4) 日常生活機能評価表に従って評価する。
5) 看護必要度に応じて入院料・加算が決められる。

6 検査・診断

6-1

6-1　　　　　　検査の概要　　　　　　SBO6.1.1, 6.2

> **ここがポイント**
> 臨床検査には、検体検査と生理検査があります。検査によっては、留意点のある検査もあります。
> 患者の同意取得にも関係するため注意しましょう。

1. 検査の種類

検査は、臨床検査と画像検査に大別されます。臨床検査には検体検査と生理検査、画像検査にはX線検査、MRI検査、核医学検査、内視鏡検査などがあります。

2. 臨床検査の種類

臨床検査は、疾患の診断や治療経過の評価に必須の医療行為です。

臨床検査には、大きく分けると**検体検査**と**生理機能検査（生理検査）**があります。

検体検査は、患者の血液や体液、排泄物などから採取された検体を分析する検査で、尿・便検査、血液学的検査、生化学検査、病理検査、免疫学的検査、微生物検査、遺伝子・染色体検査などがあります。

検体検査の特徴は、1つの検体から複数の検査を行うことがあることです。検体検査は、外部の検査機関に依頼することも多く、採取した検体と患者IDとの確実な紐づけが必要なことから、バーコードなどを用いて、ヒューマンエラーを減らす対策がなされていることは医療情報システム系でも述べたとおりです。

一方、生理検査は、患者の身体の状態を直接、計測・分析する検査です。主な生理検査には、循環器の機能に関する検査（心電図検査など）、神経系の機能に関する検査（脳波検査、筋電図検査など）、呼吸機能検査、平衡機能に関する検査などがあります。

3. 臨床検査の評価

検査には精度により定性検査、半定性検査、定量検査があります。**定性検査**では、陽性・陰性の判定のように、検査項目に対する反応の有無を調べ、結果を示します。**半定性検査**ではもう少し詳しく、複数段階に分けて結果を示します。**定量検査**は計測した数値を連続量として結果を示します。

得られた検査結果は、基準範囲などと比較して評価されます。基準範囲は、疾患のない人の測定値から、平均値と**標準偏差**（Standard Deviation：SD）をもとに、平均値 ±2SD の範囲を正常範囲内としていることが多く、これに基づき、疾患の有無を区別できる最低値を**正常上限**とし、値を**カットオフ値**といいます。

検査では、陰性なのに陽性と判断される偽陽性、逆に陽性なのに陰性と判断される偽陰性が一定の割合で起こります。疾患のある人における検査陽性者（真陽性者）の割合を**感度**、疾患のない人における検査陰性者（真陰性者）の割合を**特異度**、一方、検査陽性者における疾患のある人の割合を陽性予測値（陽性的中率）、検査陰性者における疾患のない人の割合を陰性予測値（陰性的中率）といい、これらが高い検査が優れた検査であるといえますが、その検査の目的や対象としている疾患で、どれを優先するかが異なります（9-2参照）。スクリーニング検査では一般に見逃しを防ぐために感度（陰性的中率）が高いことが求められます。

4．留意が必要な検査

（1）検査前に確認が必要な検査

検査の中には、比較的侵襲性が高い検査や患者の状態によって、留意が必要な検査があります。例えば、胎児に影響が出る可能性がある検査は、患者が妊娠していないことを確認する必要があります。以下に、検査の前に確認が必要な検査と確認事項をまとめます。

1）妊娠の有無

MRI検査、核医学検査（シンチグラフィ）、PET検査、腹部X線検査、CT検査、血管造影検査、消化管内視鏡検査など

2）ペースメーカーや金属器具の有無

MRI検査など

3）腎障害の有無

造影剤を注射する造影CT検査など

（2）放射線・放射性物質が関わる検査

臨床検査で放射線を用いる場合、被ばく線量の管理が必要になります。放射線を照射する検査または放射性物質を使用し、放出される放射線を測定する検査は以下のとおりです。

1）放射線を照射する検査

単純撮影（レントゲン検査、一般撮影検査）、マンモグラフィー、透視検査、CT検査、造影検査、カテーテル検査など

2）放射性物質を使用する検査

シンチグラフィ、PET検査など

（3）造影剤を使う検査

健康診断で行う胃のバリウム検査のように、検査に先立ち、造影剤を摂取する必要がある検査があります。例えば、透視検査、CT検査、負荷心電図検査、カテーテル検査、シンチグラフィなどが挙げられます。

━━ 過去問題 ━━

出題傾向

放射線（X線）や放射性物質、造影剤を用いる検査の種類について問う問題が頻出です。

問題1-1 放射線を用いない検査はどれか。2つ選びなさい。（2019）

1）胸部単純撮影
2）腹部超音波検査
3）頭部MRI造影検査
4）心臓カテーテル検査
5）脳血流シンチグラフィ

問題1-2 スクリーニング検査のカットオフ値調整において重視されるのはどれか。2つ選びなさい。（2023）

1）感度
2）特異度
3）陰性的中率
4）陽性的中率
5）陽性予測値

6-2　検体検査　SBO6.1.2

ここがポイント

検体検査は、患者の血液や体液、排泄物などから採取された検体を分析する検査で、得られた検査値が基準範囲内であるかや疾患マーカーの有無などを調べます。

1. 検体検査とは

検体検査は、患者の血液や体液、排泄物などから採取された検体を分析する検査で、尿・便検査、血液学的検査、生化学検査、病理検査、免疫学的検査、微生物検査、遺伝子・染色体検査などが含まれます。例えば、血液学的検査では、血糖、コレステロールの値から、糖尿病や脂質異常症の可能性を調べます。同様に、甲状腺のバセドウ病など、自己免疫疾患の疑いがある場合は、自己抗体検査を行います。

2. 検査値と疾患

検体検査により得られた検査値は、基準範囲との比較や反応の有無を調べます。検査値の基準範囲は、性差がある場合もあり、たとえば、男性ホルモンであるテストステロンの影響により、男性のほうが女性より赤血球数、ヘモグロビン、ヘマトクリットの基準範囲は高くなります。またクレアチニンは、筋肉量に比例するといわれており、クレアチニンの値も男性のほうが高い傾向にあります。

血糖値や中性脂肪など、食事の影響を大きく受けるため、空腹時に採血する必要がある検査もあります。

（1）尿・便検査の主な検査項目

1）尿

尿は、腎機能・泌尿器の異常を調べるのに用いられます。まず、その量や色や量などを観察し、さらに尿の成分の異常について、例えば、尿蛋白がみられる場合、ネフローゼ症候群が疑われます。また、血糖値が高い場合には尿糖が陽性になることもありますが、尿糖が陽性だからといって、必ずしも糖尿病であるとは限りません。

主な検査項目は、尿量、pH、尿比重、尿蛋白、尿潜血、尿糖、ビリルビン、ウロビリノーゲン、尿中アルブミン、ケトン体などです。

2）便

便検査では、便潜血（ヒトヘモグロビン検査）、寄生虫卵検査などが行われます。便潜血が陽性の場合、消化管出血の可能性があります。

（2）血液学的検査の主な検査項目

血液学的検査は、血液細胞（血球）についての検査で、血球数を調べる血球算定検査（血算）、血球の形に異常がないか調べる細胞形態検査、血液凝固などの異常がないか調べる血栓・止血関連検査などがあります。

・白血球数

白血球は、異物に対する防御反応を担当しており、白血球数が低下すると感染症にかかりやすく、増加している場合は体内で炎症がある可能性があります。白血球数は、細菌感染症、白血病などで増加し、ウイルス感染症、敗血症などで減少します。白血球はいくつかの種類がありますが、その比率変化では、リンパ球の増加はウイルス性疾患を、好酸球の増加はアレルギー疾患によるものが多くなります。

・赤血球数、ヘモグロビン、ヘマトクリット

赤血球は、酸素の運搬を担っており、数値が低い場合、貧血と診断します。

・平均赤血球容積（MCV）、平均赤血球ヘモグロビン量（MCH）、平均赤血球ヘモグロビン濃度（MCHC）

赤血球数、ヘモグロビン、ヘマトクリットから算出される指標で、貧血患者では、赤血球の体積やヘモグロビンの濃度の違いをもとに、貧血の原因の推測に役立ちます。

・血小板数

血小板は、止血の役割を持つため、数値が低い場合、皮膚の点状出血や鼻出血など、出血傾向をきたすことがあります。

・活性化部分トロンボプラスチン時間（APTT）、プロトロンビン時間（PT）

出血傾向がある患者などにおいて、血液の凝固異常を調べる検査ですが、肝機能が低下している場合には必須の検査とされています。APTTは血友病の際に増悪し、PTは肝硬変の患者の状態把握や、血栓予防のための抗凝固剤ワルファリン投与量の調整のためにも測定されることがあります。

・フィブリン／フィブリノゲン分解産物（FDP）、Dダイマー

フィブリンは、血液凝固因子の1つで、低値

では凝固異常を、高値では体内に炎症が存在する可能性を示唆します。また、Dダイマーが高値の場合、血管内に血栓ができている可能性があります。

（3）生化学検査

生化学検査では、検体中のタンパク質、血糖、脂質、ナトリウムなどの電解質などを調べます。

1）タンパク質

・総蛋白

血液中のタンパク質総量で、栄養状態の指標に使われるほか、多くの疾患で値が変動し、特に肝機能異常、ネフローゼ症候群、多発性骨髄腫などの疑いがある際に測定されます。

・アルブミン・グロブリン

血液中のタンパク質は、肝臓で産生されるアルブミンと、抗体であるグロブリンに分類されます。アルブミンは肝機能や栄養状態の指標となり、多発性骨髄腫の患者では、グロブリンの量がアルブミンより多くなります。

2）生体色素

・ビリルビン

肝疾患や溶血性貧血などでみられる黄疸は、血液中のビリルビンの増加によるものです。

3）糖代謝関連

・血糖、グリコヘモグロビン（HbA1c）、グリコアルブミン

糖尿病（空腹時血糖が126 mg/dl 以上が継続している状態）の診断や治療の指標に使われます。HbA1c は、1〜2ヵ月間の血糖値の平均を表すものとして、外来患者の検査では広く利用されています。

4）脂質代謝関連

・総コレステロール、LDL コレステロール、HDL コレステロール、リポ蛋白、中性脂肪（トリグリセライド、TG）

高コレステロール血症などの脂質異常症、家族性高脂血症、ネフローゼ症候群では、コレステロール値や中性脂肪が高値になります。

5）含窒素成分

・クレアチニン

クレアチンの代謝産物で、腎機能（**糸球体濾過量、GFR**）の評価指標となります。クレア

チニンクリアランスは GFR の代用として利用しますが、その測定には入院が必要になるので、外来では血清クレアチニン値から GFR を推測する推算 GFR（eGFR）が、慢性腎臓病の患者の病状の把握に広く使われています。

・尿素窒素（BUN または UN）

尿素窒素はタンパク質の代謝産物で、腎臓から体外に排出されるため、腎機能の低下などにより、高値になります。

・尿酸

プリン体の代謝産物で、これが結晶化することで痛風を発症します。このほか腎機能障害の指標にもなります。

6）酵素

・AST（アスパラギン酸アミノトランスフェラーゼ）

肝細胞のほか、心臓、骨格筋などにも多く分布している酵素で、以前は GOT と呼ばれていました。肝機能障害、心疾患（心筋梗塞など）、骨格筋疾患の指標です。

・ALT（アラニンアミノトランスフェラーゼ）

肝細胞に存在する酵素で、以前は GPT と呼ばれていました。肝機能障害の指標です。

・乳酸脱水素酵素（LDH）

体内の多くの臓器に存在し、肝疾患、心疾患（特に心筋梗塞）、血液疾患、筋疾患、悪性腫瘍などの指標です。

・ALP（アルカリフォスファターゼ）

骨、小腸、肝臓、胎盤、腎臓などに多く分布している酵素で、骨疾患、肝・胆道系疾患の指標です。成長期の小児、妊娠などでも高値を示すことがあります。

・γ-GTP（γ-グルタミルトランスペプチターゼ）

肝臓の胆管細胞に存在する酵素で、アルコール性肝障害、胆道閉塞などで高値になります。

・コリンエステラーゼ

肝機能障害、栄養障害、ネフローゼ症候群などの指標になります。

・アミラーゼ

膵臓疾患、唾液腺疾患などの指標になります。

・CK（クレアチニンキナーゼ）

　骨格筋、心筋などに含まれる酵素で、これらの筋肉の傷害程度を推定する指標になります。心筋梗塞では高値になります。

7）電解質など

・ナトリウム（Na^+）、クロル（Cl^-）

　細胞外液の主成分で、浸透圧を調整する働きがあります。体内の水分量の過剰・不足により異常値を示し、腎機能障害の指標となります。例えば、水分を再吸収する抗利尿ホルモンが亢進すると、水の再吸収が多くなり低ナトリウム血症になり、ホルモンが低下する尿崩症では高ナトリウム血症になります。また嘔吐、下痢などがある場合、クロルが高値になることがあります。

・カリウム（K^+）

　細胞内液の主成分で、もともと血液中には少ないですが、腎不全の指標となります。

・カルシウム（Ca^{2+}）、リン（PO_4^-）

　カルシウムとリンは、骨腫瘍やビタミンDの異常、副甲状腺ホルモンの異常の指標となり、血液透析患者や慢性腎不全患者ではよく測定されます。

8）ホルモン

　ホルモンやその代謝産物の量を測定することで、内分泌疾患の診断や治療経過の評価に利用されます。例えば、甲状腺ホルモンの上昇が見られればバセドウ病、低下が見られれば橋本病の可能性があります。ホルモン名は略語で呼ぶことが多いので注意しましょう。以下に各組織・臓器と分泌される主なホルモンを示します。

・下垂体から分泌されるホルモン

　甲状腺刺激ホルモン（TSH）、成長ホルモン（GH）、副腎皮質刺激ホルモン（ACTH）、性腺刺激ホルモン（LH、FSH）、プロラクチン、抗利尿ホルモン（ADH）、オキシトシンなど

・甲状腺から分泌されるホルモン

　甲状腺ホルモン（T3、T4）、カルシトニン

・副甲状腺から分泌されるホルモン

　副甲状腺ホルモン（PTH）

・副腎（皮質、髄質）から分泌されるホルモン

　コルチゾール、アルドステロン（以上皮質）、アドレナリン、ノルアドレナリン（以上髄質）

・性腺（精巣、卵巣）から分泌されるホルモン

　テストステロン、エストロゲン、プロゲステロン

9）腫瘍マーカー

　悪性腫瘍（がん）の患者の血液中で増加していることがある物質を測定しているものですが、感度が低い（偽陰性がある）ため、結果が陰性であっても疾患がないとは言い切れないものがほとんどです。

・PSA

　前立腺癌の指標です。

・α-フェトプロテイン（AFP）

　肝細胞癌、肝芽腫、精巣腫瘍の指標です。

・CA125

　卵巣腫瘍の指標です。

・CA15-3

　乳癌の指標です。

・CA19-9

　膵癌、胆嚢癌、大腸癌の指標です。

・CEA

　大腸癌、肺癌、胃癌、乳癌の指標です。

（4）血清免疫検査

　炎症反応検査や感染抗原・抗体、自己抗体、補体などの免疫機能の検査を行います。

　炎症マーカーである **C-反応性蛋白（CRP）** は感染症などにより炎症が起こった際に産生されるため、炎症反応検査でよく用いられています。自己抗体検査では、リウマトイド因子や抗核抗体などが測定され、自己免疫疾患の診断に利用されています。

（5）血液ガス分析

　血液検査は、基本的には静脈採血で行われますが、血液ガス分析は、動脈血を用いて pH、酸素分圧、二酸化炭素分圧、重炭酸イオン濃度などを測定する検査で、ガス交換と酸塩基平衡の指標になります。多くの疾患で、血液の pH が変化し、酸性に傾く場合を **アシドーシス**、アルカリ性に傾く場合を **アルカローシス** と呼び、アシドーシスが起こる疾患としては、呼吸不全、慢性腎障害、尿毒症、1型糖尿病にみられるケトアシドーシスがあります。また、過換気状態

や嘔吐時にはアルカローシスになることがあります。

（6）輸血関連検査

輸血適合性確認のため、ABO 式、RhD 式血液検査を行うとともに、赤血球の輸血の際には、不規則抗体確認のため交差適合試験（クロスマッチテスト）が行われます（医療情報システム系2-16参照）。

（7）病理検査

採取された細胞や組織などを用いて**検体標本**を作製し、染色後、顕微鏡下で観察する検査です。形態学的な特徴を病理医が観察し、異常の有無を判断します。特にがんの診断で測定されます。また死亡時に行う解剖を**病理解剖（剖検）**といいます。

（8）微生物検査

細菌検査は、染色液を用いて顕微鏡で検体を観察する塗抹検査、細菌を培地を用いて培養し同定する検査、さらに抗菌薬を用いた薬剤感受性試験が行われます。

また、肺炎球菌、レジオネラ、クラミジア、スピロヘータ、マイコプラズマ、インフルエンザウイルス、新型コロナウイルスなどでは、病原体の抗原や病原体に対する抗体の有無を免疫反応を用いて調べる検査キットが開発されています。検体の対象は、血液だけでなく、尿や咽頭ぬぐい液などが用いられています。病原体の遺伝子の有無を調べる PCR 法が利用できるものもあります（新型コロナウイルスなど）。

（9）遺伝子・染色体検査

ダウン症などの染色体異常や、遺伝性疾患や白血病などのがんの診断のために染色体検査や遺伝子検査が行われます。

また、分子標的薬など新しい抗がん剤に対する感受性を調べるために、遺伝子変異の有無を調べる遺伝子検査が行われることがあります。近年では、患者個別のがん治療を行うために、多数のがん関連の遺伝子変異を一度に検出することができる検査もあります（**がん遺伝子パネル検査**）。

═══ 過去問題 ═══

出題傾向

腫瘍マーカーや肝機能や糖尿病などの各疾患と指標となる検査項目の組み合わせを問う問題が頻出です。

問題 2-1　血液学的検査に含まれるのはどれか。（2016）
1) CEA
2) γ-GTP
3) アルブミン
4) クレアチニン
5) ヘマトクリット

問題 2-2　肝機能に関する検査項目はどれか。（2021）
1) 血糖
2) 尿素窒素
3) AST（GOT）
4) クレアチニンキナーゼ（CK）
5) グリコヘモグロビン（HbA1c）

問題 2-3　腫瘍マーカーはどれか。（2021）
1) T3
2) GFR
3) PSA
4) C-反応性蛋白（CRP）
5) グリコヘモグロビン（HbA1c）

問題 2-4　前立腺がんの診療に用いられる腫瘍マーカーはどれか。（2017）
1) AFP
2) CEA
3) PSA
4) CA125
5) CA19-9

| 6-3 | 生理検査 | SBO6.1.3 |

ここがポイント

生理検査は患者の身体の状態を直接、計測・分析する検査です。どのような検査があるかを整理して覚えましょう。

1. 生理検査とは

生理検査（生理機能検査）は患者の身体の状態を直接、計測・分析する検査です。

（1）循環器の機能に関する検査

心電図検査は、心臓の心筋が活動する際の微弱な電気信号の変化を、皮膚から波形として記録する検査です。

心電図の波形は、心房の興奮過程により形成される**P波**、心室の興奮過程により形成される**QRS波**、興奮の消失過程により形成される**T波**からなります。QRS波の終わりからT波の始まりまでを**ST部分**と呼びます。これらの波形やP波の始まりからQ波の始まりまでの時間、Q波の始まりからT波の終わりまでの時間を測定することで、心筋梗塞や不整脈などの診断に用いられます。

心電図検査には、通常の12誘導心電図、24時間継続して測定するホルター心電図、運動負荷心電図などがあります。

・12誘導心電図

最も一般的に用いられる心電図の検査法で、患者の両手首・足首および胸部の6箇所の皮膚に電極を装着し、12種類の波形を記録します。12誘導心電図は不整脈などの診断で測定されます。

・ホルター心電図

携帯型の心電計を用いて、24時間継続して波形を記録する検査です。12誘導心電図は、医療機関などで、短時間の安静状態で測定しますが、ホルター心電図は日常生活をしながら心電図を記録するため、狭心症や不整脈の頻度、身体活動との関連などをみることができます。

・運動負荷心電図

トレッドミル（ランニングマシーンや自転車こぎなどの運動負荷）によって、心臓に負荷をかけた状態で測定する心電図で、狭心症などの診断に用いられます。

（2）脳・神経系の機能に関する検査

脳・神経系の機能異常を検出する検査に、脳波検査、筋電図検査、誘発電位検査などがあります。

・脳波検査

大脳表面の電位差を測定する検査で、てんかんの診断などに用いられます。

・筋電図検査

筋肉に電極針を刺し、筋肉の収縮による電気的活動を記録する検査で、神経・筋疾患の診断に用いられます。筋電図検査とあわせて、末梢神経電動速度検査が行われることがあります。これは、皮膚の上から電気的に刺激し、末梢神経を伝わる電気的活動の速度を測定するもので、末梢神経疾患の診断に用いられます。

・誘発電位検査

刺激を与えて誘発される電位反応を検出する検査で、手首や足首の感覚神経に電気刺激を与える体性感覚誘発電位や目から視覚刺激を与える視覚誘発電位検査、耳から音刺激を与える**聴性脳幹反応**などがあります。聴性脳幹反応は聴力障害や脳幹障害の診断だけでなく、**脳死判定**にも用いられます。

このほか睡眠中の脳波、呼吸、心電図などを測定する**睡眠ポリグラフィー検査**（PSG検査）があり、睡眠時無呼吸症候群の診断に用いられています。

（3）呼吸機能に関する検査

肺の換気機能を調べる検査として、**スパイロメトリー**があります。スパイロメトリーは、患者にマウスピースをくわえてもらって呼吸運動

をしてもらい換気の状態を評価します。％肺活量、１秒率などが測定できます。

（4）そのほかの検査

なお、生理検査は、臨床検査技師等に関する

法律および施行規則では生理学的検査と呼ばれ、平衡機能を測定する重心動揺検査、聴力検査、味覚検査、嗅覚検査なども含まれます。

=== 過去問題 ===

出題傾向

生理検査に該当する検査を問う問題が頻出です。

問題 3-1　生理機能検査でないのはどれか。（2022）
1）聴力検査
2）筋電図検査
3）尿素呼気試験
4）スパイロメトリー
5）睡眠ポリグラフィー検査

問題 3-2　生理機能検査はどれか。（2019）
1）心電図検査
2）生化学的検査
3）マンモグラフィー
4）腫瘍マーカー検査
5）末梢血液一般検査

6-4　　画像検査　　SBO6.2

ここがポイント

画像検査は、撮影した静止画像または動画像をもとに患者の病態を判断する検査です。放射線や超音波、磁場などを利用して体内の状態を画像化します。

画像検査は、撮影した静止画像または動画像をもとに患者の内臓の状態を判断する検査です。画像から形態学的な変化や異常を読みとることを**読影**と言います。主な画像検査としてX線検査、核医学検査、MRI検査、超音波検査、内視鏡検査があります。

1．X線検査

X線検査は、X線を外部から照射し、体内を透過したX線を検出して画像化する検査です。X線は体内の組織により透過率が異なるため、これをもとに画像の濃淡をつけることで病変部の状態を可視化します。X線検査には単純撮影検査、マンモグラフィー検査、造影検査、CT

検査、IVR検査などがあります。

1）単純撮影検査

単純撮影は、いわゆる**レントゲン検査**で、造影剤などを用いず、胸部や腹部、骨などにX線を照射し、画像から病変や骨折の有無を診断する検査です。乳癌検査で用いられるマンモグラフィー（乳房X線検査）も単純撮影の一種です。なお、診療放射線技師法の改正により、健康診断における胸部X線検査は、医師の立ち会いなしに診療放射線技師のみで行うことが可能となりました。

2）造影検査

造影検査は、X線を吸収する**造影剤**を投与した後、X線撮影を行う検査です。代表的な造影

剤と使用する検査を以下の表にまとめます。

造影剤	検査
バリウム造影剤	胃透視、下部消化管造影検査（注腸検査）など
ヨード造影剤	造影 CT 検査、血管造影検査、DSA、心臓カテーテル検査、胆のう造影検査など
ガドリニウム造影剤	造影 MRI 検査（X 線検査ではない）

　ヨード造影剤は、重症腎障害の患者には投与禁忌とされています。またガドリニウム造影剤は、胎児に影響がある可能性を否定できないため、妊娠していないことを確認する必要があります。

3）CT 検査

　コンピュータ断層撮影（Computed Tomography：**CT**）検査とは、X 線照射装置とコンピュータを組み合わせた撮影装置を用いて、X 線を360°回転しながら照射し撮影する検査です。X 線吸収値をコンピュータ処理することで、体の断面や 3D 立体像を画像化することができます。

　CT 検査には、単純 CT 検査、ヨード造影剤などを静脈注射してから行う造影 CT 検査、造影剤を注入後、撮影を繰り返し経時的に撮影するダイナミック CT、3D 立体像の構成も可能なマルチスライス CT などがあります。

4）IVR

　IVR（Interventional Radiology（Radiography））では X 線透視、CT、MRI、超音波などにより得られた画像を見ながら穿刺、カテーテル、ステント、塞栓物質などを用いた治療を並行して行います。

2．MRI 検査

　MRI 検査は、磁場と水素原子との**核磁気共鳴現象**を利用して画像を得る検査で、撮影機器内に強力な磁場を発生させることで、体内の水素原子が共鳴し、電磁波が発生します。強力な磁場を使用するため金属類の持込が制限されますので注意しましょう。カラーコンタクトは、着色成分に金属が使用されている場合があるため外す必要があります。以前の機種では刺青に

用いた金属性の色素にも反応するものがあります。妊婦のほか、ペースメーカーや人工内耳、人工関節などの金属を体に埋め込んでいる患者も検査できないことがありましたが、最新の機種では可能な場合もあり、患者ごとに慎重に確認する必要があります。

　得られる画像には、プロトン密度強調画像、T1 強調画像、T2 強調画像など様々な種類があり、撮影したい組織、疾患によって使い分けます。造影剤を使わなくても血管を撮影することが可能ですが、ガドリニウム製剤などの造影剤を用いて造影 MRI 検査を行うこともあります。

3．核医学検査

　核医学検査（**RI 検査、シンチグラフィ検査**）は、放射性医薬品を患者に投与し、放出される放射線を検出し、放射性医薬品の分布を画像化する検査（**RI トレーサ法**）です。

　放射性医薬品は、種類により体内分布や半減期が異なるため、調べたい組織や病変によって使い分けます。放射性医薬品に用いられる核種には、^{99m}Tc、^{123}I、^{201}Tl、^{67}Ga などがあり、γ 線を放出します。

　PET（Positron Emission Tomography）検査は、陽電子を放出する核種（^{18}F、^{15}O など）を用いる検査で、例えば ^{18}F-FDG という放射性医薬品を用いて腫瘍の検出などが行われています。PET で得られる画像と CT や MRI を重ね合わせて表示できる PET-CT や PET-MRI も用いられるようになっています。

　核医学検査には、骨シンチグラフィ、脳血流 SPECT（シンチグラフィ）、肺血流シンチグラフィなどがあり、それぞれ骨折や腫瘍の骨への転移、脳血管障害、肺塞栓症などの診断に用いられます。

4．超音波検査

　超音波検査（**エコー検査**）は、超音波を照射し、その反射波を画像化する検査です。侵襲性が低く、動画像をその場で観察できることが特徴です。また、ドップラー効果を利用して、血

流の方向や速さを画像化できます。

超音波検査は、心臓、肝臓、胆嚢、膵臓、脾臓、腎臓、膀胱、前立腺などの検査に利用されています。生体への侵襲性が低いので、妊婦や胎児の状態を見るために産科では非常によく利用されています。

超音波は、骨や空気、厚い脂肪がある場合は音波が減衰するため、骨や空気に囲まれた脳や肺、呼吸器の検査へ使用は限定的で、腹部でも、肥満の場合は観察能力が低下し、腸管のガス像によって、深部の膵臓などを観察できないことがあります。

5. 内視鏡検査

内視鏡検査とは、食道、胃、大腸、気管と気管支、尿道などの管腔臓器にファイバースコープなどでできた内視鏡を挿入し、管腔の内側を直接観察する検査で、必要であれば、病理検査のために組織の一部を採取すること（生検）もできます。また、治療とあわせてポリープや早期がんなどの小さな病変の治癒切除ができる場合もあります。

=== 過去問題 ===

出題傾向

各画像検査の特徴について出題されています。

問題 4-1　X線検査に該当するのはどれか。2つ選びなさい。（2017）
1）CT 検査
2）MRI 検査
3）核医学検査
4）超音波検査
5）血管造影検査

問題 4-2　造影剤を使わずに血管撮影ができるのはどれか。（2017）
1）PET 検査
2）MRI 検査
3）X線 CT 検査
4）X線単純撮影検査
5）心筋シンチグラフィ

問題 4-3　MRI について誤っているのはどれか。（2013）
1）放射線同位元素を利用する。
2）核磁気共鳴現象を利用している。
3）造影剤なしに血管の撮影ができる。
4）撮影時に人体から電磁波が発生する。
5）撮影室への金属類の持込が制限される。

問題 4-4　超音波検査について誤っているのはどれか。（2018）
1）空気の存在に影響されない。
2）生体に関する侵襲が少ない。
3）動画像をその場で観察できる。
4）血流の方向・速さを画像化できる。
5）肥満の強い症例では観察能力が低下する。

6-5　診療科特有の検査　SBO6.1.5

ここがポイント

各診療科によって、特有の検査があります。耳鼻咽喉科は聴力などだけでなく、平衡感覚に関する検査も行うことに注意しましょう。

各診療科では、検体検査、生理検査、画像検査を組み合わせて診断します。一般的な検査に

加え、診療科特有の検査があります。

1. 耳鼻咽喉科の検査

　耳鼻咽喉科では一般的な検査のほか、特別な生理検査が行われます。生理検査には、聴力検査、平衡機能検査、味覚検査、嗅覚検査などがあります。

2. 眼科の検査

　眼科では、特別な画像検査が多くあります。視力検査、視野検査、色覚検査、細隙灯顕微鏡検査、眼底検査、眼底写真撮影、OCT 画像検査などが行われ、検査環境も明るい部屋（明室）で行う検査と暗い部屋（暗室）で行う検査があります。色覚検査、視力検査などは明室で行われ、視野検査、細隙灯検査、眼底検査、眼底写真撮影は暗室で行われます。

═══════════ **過去問題** ═══════════

出題傾向

出題頻度は高くありませんが、眼科、耳鼻咽喉科特有の検査について問う問題が出題されています。

問題 5-1　眼科検査のうち、明室（明るい部屋）で行う検査はどれか。2 つ選びなさい。（2021）

1）眼底検査
2）色覚検査
3）視野検査
4）視力検査
5）細隙灯検査

問題 5-2　耳鼻咽喉科領域の検査はどれか。（2019）

1）眼底検査
2）色覚検査
3）呼吸機能検査
4）分腎機能検査
5）平衡機能検査

治療・処置

ここがポイント

治療には多くの分け方があります。厳密にははっきり区分できない治療もありますが、キーワードとなる言葉は覚えておきましょう。

1. 治療の分類

治療にはさまざまな分類法がありますが、新しい手法が増えるにつれ、はっきりと区別できない治療法も増えています。

手術などの外科的治療のことを**観血的治療**といい、薬物療法などの内科的治療を**非観血的治療**といいます。非観血的治療には、放射線治療やレーザー治療、リハビリテーション、精神療法も含まれます。

治療の目的で分類すると、完治を目指す**根治的**（根本的）**治療**と症状を和らげる緩和ケアなどの**姑息的治療**があります。

患者への負担の大きさにより分類すると、比較的負担の大きい**侵襲的治療**と、負担の小さい**非侵襲的治療**に分けられます。しかし、例えば、内視鏡的治療は管腔臓器や腹壁に対し小切開して行うので侵襲的な治療ですが、開腹手術に比べると侵襲性が低いといえる、など相対的な使い方をすることがあります。

2. 治療の種類

（1）手術

手術とは、器具などを用いて切開し、標的臓器や組織に対して切除や形成などの手技を行う、侵襲性の高い治療を指すイメージがありますが、厳密な定義は決まっていません。診療報酬上は術式別に**Kコード**が定められています。

（2）処置

診療報酬点数表では、処置を一般処置、救急処置、皮膚科処置、泌尿器科処置、産婦人科処置、眼科処置、耳鼻咽喉科処置、整形外科処置、栄養処置に分類しています。

一般処置には、創傷処置、熱傷処置、穿刺、ブジー（狭窄部位に挿管して拡大）、ドレナージ（体腔内などの病的な貯留液を排出）、吸引、酸素吸入などがあります。

救急処置には、胃洗浄、気管内洗浄、カウンターショック（心室細動に対する電気的刺激）などがあります。

処置には、医師が自ら行うものと、他の医療従事者に指示をして行うものがあります。

（3）薬物治療

5-3で説明したように、医薬品の投与経路には、経口、注射、外用などがあります。投与経路により薬物動態が異なるため、医薬品の中には、血中濃度を定期的に測定して、有効性および副作用を評価することが必要なものがあります。

（4）移植

内科的、外科的治療を行っても治癒が困難である場合、移植が選択肢になることがあります。

移植には、臓器移植と組織移植があります。臓器移植には、脳死下の臓器提供、心停止後の臓器提供、生体移植があります。

臓器の移植に関する法律・同施行規則において、臓器移植が可能な臓器は、脳死下で、心臓、肺、肝臓、腎臓、膵臓、小腸、眼球（角膜）、心停止下で、腎臓、膵臓、眼球（角膜）があります。生体移植は、肺、肝臓、腎臓、膵臓、小腸の移植が行われており、多くの場合、親族からの臓器提供が行われています。

組織移植は、心臓弁、血管、皮膚、骨などが

行われています。

（5）リハビリテーション

リハビリテーションの分類として、WHO で採択された**国際生活機能分類**（International Classification of Functioning, Disability and Health：**ICF**）があります。ICF は、生活機能（心身機能・構造、活動、参加）と、それに影響を与える健康状態および背景因子（環境因子、個人因子）で構成されています。

リハビリテーションには、理学療法、作業療法、言語聴覚療法があり、それぞれ理学療法士、作業療法士、言語聴覚士を中心に、医師や看護師、医療ソーシャルワーカーなど多職種が連携して行われます。

診療報酬上では、さまざまな疾患に対応して、疾患別に以下のようなリハビリテーション料が設定されています。

- 心大血管疾患リハビリテーション料
- 脳血管疾患等リハビリテーション料
- 廃用症候群リハビリテーション料
- 運動器リハビリテーション料
- 呼吸器リハビリテーション料

1）理学療法

運動機能が低下した人に対して、運動や温熱、電気などの物理的な手法を用いて、運動機能の維持および改善を図ることを目的とした治療法です。歩行訓練、筋力強化訓練、関節可動域訓練などがあります。

2）作業療法

作業活動（生活活動、創作・表現活動、感覚・運動活動、仕事・学習活動）などを通じて、心身の機能の回復・維持を図ることを目的とした治療法です。日常生活動作訓練などがあります。

3）言語聴覚療法

発声困難や聴力の低下がある人に対して、機能回復・維持を目的に言語聴覚訓練などを行う治療法です。嚥下障害に対するリハビリテーションも言語聴覚療法に含まれます。

（6）精神療法

精神療法は、精神科医や心理カウンセラーなどが、患者との対話、診察などの交流を重ねることで、精神的な障害や心理的苦痛などに介入する治療法です。精神療法には大きく分けると、支持（的精神）療法、洞察療法、訓練療法、芸術療法があります。

1）支持（的精神）療法

患者を受容し、訴えを傾聴することで、患者の自我を支え、適応能力の回復を図る治療法で、精神療法の基本となります。

2）洞察療法

患者自身に、自分の悩みや捉え方のくせなどについて自由に洞察させる治療法で、精神分析療法や来談者中心療法（非指示的精神療法）などがあります。

3）訓練療法

患者に、学習や訓練を繰り返させることで、患者の症状の原因となる行動や考え方を改善し、適切な行動を身につけさせる治療法です。認知療法、認知行動療法、森田療法、自律訓練法などがあります。

4）芸術療法

絵画、音楽などの表現活動を通じて機能回復を図る療法で、言語コミュニケーションを伴わないため、年齢や症状を問わず適用できる治療法です。

第Ⅱ部　医学・医療系

═══════════════ **過去問題** ═══════════════

出題傾向

治療の分類の意味を問う問題が頻出です。また、リハビリテーションの種類や精神療法についても出題されています。

問題 1-1　姑息的治療と対極にある治療はどれか。（2021）

1）観血的治療
2）外科的治療

3）根治的治療

4）侵襲的治療

5）非観血的治療

問題1-2　治療について誤っているのはどれか。(2018)

1）放射線治療は非観血的治療である。

2）外科的治療は専ら観血的治療である。

3）内科的治療の多くは薬物療法である。

4）内視鏡的治療は開腹手術より侵襲的な治療である。

5）医師の指示によりコ・メディカルが実施するものもある。

問題1-3　作業療法はどれか。(2018)

1）歩行訓練

2）筋力強化訓練

3）言語聴覚訓練

4）関節可動域訓練

5）日常生活動作訓練

問題1-4　患者の自我をささえて情緒的な安定を図り適応能力を回復させようとするのはどれか。(2018)

1）訓練療法

2）芸術療法

3）作業療法

4）支持療法

5）洞察療法

7-2　　がんの治療　　SBO7.1.7, 5.1

ここがポイント

がん（悪性腫瘍）の治療には手術、薬物療法、放射線治療があります。5-1、5-2もあわせて参照してください。

1. がんとは

　がんとは**悪性腫瘍**とも呼ばれるもので、遺伝子が変異してできた異常な細胞が、外部からの制御を受けずに自律的に増殖しているもので、増殖した細胞集団は腫瘍となり、また、周囲の組織や臓器に浸潤したり、離れた部位の臓器に遠隔転移することが特徴です。

　がんの原因ははっきり解明されていませんが、危険因子としては、喫煙、飲酒、放射線曝露、一部の病原体（細菌・ウイルス）への感染などが挙げられます。

病原体により引き起こされるがん

がん	原因となる病原体
胃癌	ピロリ菌
肝臓癌	B型・C型肝炎ウイルス（HBV、HCV）
子宮頸癌	ヒトパピローマウイルス（HPV）
白血病・悪性リンパ腫	ヒト成人T細胞白血病ウイルスⅠ型（HTLV-1）、エプスタイン＝バーウイルス（EBV）

2. がんの治療法

　がんの治療は、大きく、手術（外科的治療）、薬物療法、放射線療法があります。がんと診断されると、悪性度や病期（ステージ）の診断のための各種検査が行われます。これらに基づいて、患者ごとに予後を推定し、治療法の選択が行われますが、医学の進歩に伴い、複数の治療法を組み合わせることが多くなっています。また、治療法の決定には、患者のインフォームドコンセントが必須とされています。

（1）手術

　手術は、治療効果が大きい局所治療ですが、侵襲性やリスクが高い治療法です。早期の肺癌、乳癌などでは、一般的な治療法です。

（2）薬物療法

　薬物療法は、全身療法であり、抗がん化学療法、内分泌（ホルモン）療法、分子標的療法、免疫療法などがあります。抗がん化学療法は、最初に確立された薬物療法ですが、がんの増殖

を抑える抗がん剤は、正常な細胞にも影響を与えることから、激しい嘔吐や脱毛などのつらい副作用が必発の治療法です。内分泌療法は、女性ホルモンにより増殖する乳癌や男性ホルモンに影響される前立腺癌などで選択されています。分子標的薬は、最近、進歩が著しい分野で、ターゲットとなるがん細胞の標的分子に特異的に反応する医薬品です。従来の抗がん剤では効果が乏しかったがんに有効なものも開発されており、また、抗がん剤よりも比較的副作用が抑えられる場合もありますが、がん細胞に標的分子が存在する例しか効果は期待できないことや高額な薬剤費が問題となっています。免疫療法は、体内の免疫細胞を活性化させて、がん細胞を攻撃させる治療法です。

がん薬物療法は、厚生労働省や各学会が中心となって、がんごとに統一的なレジメン（医療情報システム系2-7参照）を作成し、医薬品の用法・用量、副作用の管理法（制吐剤の投与など）をあらかじめ規定しています。

（3）放射線治療

放射線治療は、手術に比べて侵襲性の低い局所療法で、形態や機能の温存が期待できます。非観血的治療に分類され、根治的治療、姑息的治療のどちらにも単独で用いられるほか、手術の前後に実施したり、さらに化学療法と併用されること（集学的治療）や良性腫瘍に行われることもあります。

照射する放射線は、X線のほか、電子線や陽子線・重粒子線を用いた装置もあります。医療情報システム系2-15でも説明したように、放射線の照射には、大きく分けると、外部照射と内部照射（腔内照射、小線源照射、内用療法）が

あります。

1）外部照射

放射線を、体外から照射する最も一般的な治療法で、リニアック（**直線加速器**）という装置を使います。

2）内部照射

・腔内照射

食道や子宮などの管腔臓器の腔内に、管を用いて放射線源を送りこみ留置する方法です。

・小線源照射

放射性同位元素を容器に密封して、病巣近くに皮膚から直接刺入する方法です。

・内用療法

放射性同位体を投与して、選択的にがん細胞に取り込ませる方法です。

放射線治療では、2つの留意点があります。

1つ目は、可能な限り放射線を病巣周囲のみに限定して照射すること、2つ目は照射録を記載することです。

放射線を適切に照射するためには、実際の照射前に画像検査などにより照射範囲や照射方向をあらかじめ決め、治療計画の策定や線量分布を計算する必要があります。近年では照射の精度を、手技の観点からも向上させるために開発されたサイバーナイフやガンマナイフなどもあります。

また、診療放射線技師法第28条において、「診療放射線技師は、放射線の人体に対する照射をしたときは、遅滞なく厚生労働省令で定める事項を記載した照射録を作成し、その照射について指示をした医師又は歯科医師の署名を受けなければならない。」と規定されています。

=== 過去問題 ===

出題傾向

がんについては、危険因子、治療法などさまざまな観点から出題されています。特に、放射線治療について出題されています。

問題 2-1　がんの治療法として代表的でないのはどれか。（2019）

1）運動療法

2）化学療法

3）免疫療法

4）外科的治療

5）放射線治療

問題 2-2 放射線治療について<u>誤っている</u>のはどれか。（2017）

1）形態や機能の温存ができる。

2）良性腫瘍で行うことはない。

3）手術後に予防的に行うことがある。

4）陽子線・重粒子線を用いる場合がある。

5）化学療法と併用して行うことがある。

問題 2-3 がんの放射線治療について正しいのはどれか。<u>2つ</u>選びなさい。（2022）

1）侵襲的治療に分類される。

2）非観血的治療に分類される。

3）全身的治療法のひとつである。

4）用いる放射線は粒子線が主である。

5）他の治療法が不可能な場合にのみ適応となる。

8 診療録およびその他の医療記録

8-1 　医療記録に関する定義と法令　　　SBO8.1.2

ここがポイント

医療記録の作成および保存は、法律に定められた医療従事者の義務です。特に診療録は、遅滞なく作成することや記載事項が医師法などにより定められています。

1. 医療記録に関する法律

　医療機関などで作成・保存される医療記録には、医師が作成する診療録、看護師が作成する看護記録などさまざまなものがあります（次ページ表参照）。

2. 診療録・診療に関する諸記録

（1）診療録

　診療録は、医師が診療内容について記録し、作成するもので、医師法および歯科医師法に「医師は、診療をしたときは、遅滞なく診療に関する事項を診療録に記載しなければならない」と定めています。また、診療録の保存期間は5年間と定められています。

　診療録は、医師が行った医行為および患者の診療経過の記録であり、診療報酬請求の根拠にもなる資料です。患者に療養上の指導を行った際の指導管理料の算定にはその内容を診療録に記載する必要があります。広義の診療録は、後出の「診療に関する諸記録」も含み、医師（歯科医師）のほか、看護師、薬剤師などが記載した記録も含まれます。

　また、診察した医師の指示に基づき、医師事務作業補助者により代行入力が行われることもあります（医療情報システム系2-2参照）。この場合、最終的に医師が確認し、署名することが必要とされています。

　診療録の保存については、病院または診療所の管理者が、法的保存義務を負うことが医師法に定められています。

　医師法施行規則第23条、歯科医師法施行規則第22条に定められている診療録への記載項目は以下の4つです。

- ・診療を受けた者の住所、氏名、性別、年齢
- ・病名及び主要症状
- ・治療方法（処方及び処置）
- ・診療の年月日

　診療に関する諸記録は、医療法施行規則第20条に「診療に関する諸記録は、過去二年間の病院日誌、各科診療日誌、処方せん、手術記録、看護記録、検査所見記録、エックス線写真、入院患者及び外来患者の数を明らかにする帳簿並びに入院診療計画書とする。」と定められています。これらはすべての病院が備えるべき記録です。

　地域医療支援病院、特定機能病院では、上記に加えて紹介状なども診療に関する諸記録に含まれます。診療に関する諸記録は、病院に2年間の保存義務があります。

（2）保険診療録

　保険医療機関及び保険医療養担当規則第22条には「保険医は、患者の診療を行った場合には、遅滞なく、様式第一号又はこれに準ずる様式の診療録に、当該診療に関し必要な事項を記載しなければならない。」とされています。また、同9条には「療養の給付の担当に関する帳簿及び書類その他の記録をその完結の日から3年間保存しなければならない。」とされています。

　保険診療録様式第一号は1～3号用紙に分かれており、記載事項は以下の通りです。

法令上作成・保存が求められている書類

作成者	作成すべき書類	記載事項	根拠条文	保存期間
医師・歯科医師	診療録	患者の住所、氏名、性別、年齢、病名及び主要症状、治療方法（処方及び処置）、診療年月日	医師法・歯科医師法	5年間
	処方せん	―	医師法・歯科医師法	―
助産師	助産録	妊産婦の住所・氏名・年齢・職業、分娩回数、生死産別、妊産婦の既往疾患の有無及びその経過、分娩の経過、処置、児の数、性別、生死別など	保健師助産師看護師法	5年間
歯科医師	病院、診療所又は歯科技工所で行われた歯科技工に係る指示書	設計、作成の方法、使用材料、発行年月日、発行歯科医師の住所、氏名など	歯科技工士法	2年間
救急救命士	救急救命処置録	救急救命処置を受けた者の住所・氏名・性別・年齢、救急救命処置を行った者の氏名、処置内容、指示を受けた医師の氏名など	救急救命士法	5年間
歯科衛生士	記録	―	歯科衛生士法施行規則	3年間
診療放射線技師	照射録	照射を受けた者の氏名・性別・年齢、照射年月日、照射の方法、指示を受けた医師・歯科医師の氏名、その指示内容	診療放射線技師法	―
薬剤師	調剤録	患者の氏名・年齢、薬名、分量、調剤年月日、調剤量、調剤した薬剤師の氏名、処方せんの発行年月日、処方せんを交付した医師、歯科医師、獣医師の氏名、処方せん交付医師等の住所又は勤務する病院等の名称、所在地	薬剤師法	3年間
病院	病院日誌、各科診療日誌、処方せん、手術記録、看護記録、検査所見記録、エックス線写真、入院患者及び外来患者の数を明らかにする帳簿並びに入院診療計画書	―	医療法	2年間
保険医	一定の様式の診療録	（様式1）	保険医療機関及び保険医療養担当規則	5年間
保険医療機関	療養の給付の担当に関する帳簿、書類その他の記録	―		3年間

厚生労働省. 医政局研究開発振興課医療技術情報推進室. 第9回医療情報ネットワーク基盤検討会 参考資料2　https://www.mhlw.go.jp/shingi/2004/06/s0624-5e.html（2024年3月閲覧）より改変

様式第一号（一）の1（1号用紙）

・受診者欄（氏名、生年月日、性別、住所、職業、被保険者との続柄）
・被保険者証欄（保険者番号、被保険者氏名、有効期限、保険者所在地など）
・傷病名欄（職務、開始、終了、転帰、期間満了予定日、労務不能に関する意見、入院期間など）
・公費負担番号（公費負担者番号、公費負担医療の受給者番号）
・備考

様式第一号（一）の2（2号用紙）

・既往症欄（既往症、原因、主要症状、経過等）
・処置欄（処方・手術・処置等）

様式第一号（一）の3（3号用紙）

・診療の点数欄（種別、月日、点数、負担金徴収額、食事療養算定額、標準負担額）

　歯科の保険診療録では、様式第一号（二）の1の傷病名欄に歯式を用いて部位も示す必要があります。また、様式第一号（二）の2には、月日、部位、療法・処置、点数、負担金徴収額を記載します。

過去問題

出題傾向

各医療記録の保存期間や診療録の記載事項について問う問題が頻出です。

問題1-1　医療法および同施行規則で、「全ての病院が備えるべき記録」として定められていないのはどれか。（2015）
1) 紹介状
2) Ｘ線写真
3) 看護記録
4) 手術記録
5) 入院診療計画書

問題1-2　医師法施行規則で定められていない診療録記載項目はどれか。（2015）
1) 病名
2) 治療方法
3) 保険者番号
4) 診療の年月日
5) 診療を受けた者の住所

問題1-3　診療録について正しいのはどれか。

（2022）
1) 診療録の記載は退院までに行えばよい。
2) 診療録の記載は医療法で定められている。
3) 診療録には医師（歯科医師）以外は記載してはならない。
4) 指導管理料の算定には指導内容を診療録に記載する必要がある。
5) 病院における診療録の法的保存義務者は、記載を行った医師である。

問題1-4　法律上作成すべき書類とその保存期間の組み合わせで誤っているのはどれか。（2018）
1) 助産録 － 2年間
2) 診療録 － 5年間
3) 調剤録 － 3年間
4) 歯科技工指示書 － 2年間
5) 救急救命処置録 － 5年間

8-2　医療記録の構成要素　SBO8.2.1-8.2.4

ここがポイント

近年、医療記録の記載を POMR に基づき作成することが一般的になっています。また経過記録は一般に SOAP 形式で記載されます。

1. POS と POMR

POS（問題志向型システム、Problem Oriented System）とは、患者が抱える問題に1つずつ着目し、その解決を目指す問題解決手法の1つで、これを診療録の記載法に適用したものが POMR（問題志向型診療録、Problem-Oriented Medical Record）で、患者の問題の明確化や治療効果の評価のしやすさ、監査のしやすさなどから、近年ではこの記載法に準じて診療録を記載することが一般的になっています。

POMR は以下の4段階に分かれます。

1) 収集したデータを整理（データベースの作成）
2) 問題点（疾患だけでなく、社会的、精神的な問題を含む）を列挙
3) 問題点ごとに初期計画の策定
4) 3) に基づき、経過を診療録に SOAP 形式で記載

2）の問題点は現病歴、既往歴などの情報に基づき、問題点を優先順位の高いものからリストします。初期計画には、診断や治療計画だけでなく、患者への教育計画も含まれます。

SOAP形式とは、上記の患者の問題に着目し、以下の4つの項目に沿って、記載することです。

S（Subjective）：（患者の）主観的情報
　　例）主訴
O（Objective）：（医療従事者からの）客観的情報
　　例）バイタルサイン、検査結果など
A（Assessment）：評価（主観的情報および客観的情報から解釈、分析、判断した事項）
　　例）診断
P（Plan）：計画・方針
　　例）治療計画、処方オーダ

これを利用して、初期計画の段階から、PDCAサイクルを回して、適宜、治療計画を改善しつつ、治療を進めていきます。

2. 医療記録の種類
（1）初期記録

初診時または入院時に作成されます。日本診療情報管理学会が策定した「診療情報の記録指針2021」では、入院時の記録事項として以下を挙げています。

・患者基本情報（ID番号、氏名、性別、生年月日、住所、保険情報、連絡先情報）
・入院経路情報（外来、救急、紹介）
・入院時診療情報（主訴、現病歴、既往歴、家族歴、生活歴、診療情報提供書情報など）
・入院時診察情報（現症、理学的所見など）
・入院時のProblem情報（入院時診断名など）
・入院時診療計画と入院時指示
・特記すべき情報（アレルギー情報、感染情報、血液型情報、持参薬情報など）
・入院時文書・書類の整備（入院診療計画書、入院同意書など）

（2）経過記録

経過記録は、前述のように基本的にSOAP形式で問題別に記載していきます。ただし、1回の経過記録でSOAP形式のすべての項目を記載する必要はありません。また、経過表（温度板、熱型表）では、体温や脈拍、呼吸、血圧などのバイタルサインを時系列にグラフ化し、そこに食事の摂取状況や尿量なども記載します。

（3）サマリー

サマリーは、経過中に定期的に作成されるその時点の経過のまとめです。退院時には、退院時サマリーが作成されます（8-3参照）。退院時以外にも、症例検討、治療方針の変更、主治医の変更に伴い、サマリーを作成する場合もあります。

（4）その他の医療記録

医療機関側が残すべき医療記録には、指示記録、検査記録、麻酔時記録、手術時記録、手術手技記録、他科受診記録、他施設受診依頼記録（紹介状）などがあります。

過去問題

出題傾向

SOAP形式のS、O、A、Pに相当するものが何かを問う問題が頻出です。

問題2-1　POS（Problem Oriented System）について誤っているのはどれか。2つ選びなさい。（2017）
1）POMRは監査しやすい記録方式である。
2）初期計画には患者に対する教育も含まれる。
3）問題点リストは疾患名を列挙したものである。
4）治療方針が変更された場合にもサマリーを作成する。

5）1回の経過記録でSOAP形式の全ての項目を記載する必要がある。

問題2-2　SOAP形式の医療記録で「S」に記載するのはどれか。(2019)
1）処方
2）評価
3）治療計画
4）客観的情報
5）主観的情報

問題2-3　SOAP形式の経過記録について正しい組み合わせはどれか。2つ選びなさい。(2017)
1）S ― 患者の訴え
2）O ― 病名
3）A ― 治療計画
4）P ― 検査結果
5）P ― 処方オーダ

8-3　患者への説明と同意の取得　SBO8.2.5, 8.2.10

ここがポイント

患者中心医療のためには、行われる医療行為を患者に説明し、同意を得ることが必要です。基本的にリスクや侵襲性の高い医療行為の前には、書面で同意書を取得します。

1. 入院診療計画書

医療法および同施行規則において、患者の診療を担当する医師または歯科医師は、入院した日から起算して7日以内に入院診療計画書を作成し、患者またはその家族に対してその書面を交付して、適切な説明を行うことが義務付けられています。

入院診療計画書は、主治医の氏名、患者氏名、病棟（病室）、主治医以外の担当者名、在宅復帰支援担当者名、病名（他に考えうる病名）、症状、治療計画、検査内容および日程、手術内容および日程、推定される入院期間、特別な栄養管理の必要性、その他（看護計画、リハビリテーション等の計画）、在宅復帰支援計画、総合的な機能評価を記載します。入院診療計画書は、患者に手渡して（一定の場合、電子交付も可能）、説明を行い、内容を確認後、写しに患者から署名または記名押印をもらい診療録に収めます。

2. 説明と同意書

医療行為を行う前には、患者への説明と同意の取得が必要です。1-4で説明したように、イ

ンフォームドコンセントとは、医療行為を行う前に、医師や看護師が患者に対し、その医療行為自体の説明だけでなく、起こりうるリスクやそのほかの選択肢も含めて説明し、治療方針について、患者の同意を得ることです。医療法では、「医師、歯科医師、薬剤師、看護師その他の医療の担い手は、医療を提供するに当たり、適切な説明を行い、医療を受ける者の理解を得るよう努めなければならない。」と規定されています。

同意は、医療行為によっては、書面での同意書の取得まで行わない場合もありますが、手術、麻酔、輸血などのリスクや侵襲性の高い医療行為の場合は、必ず同意書を取得します。また、検査でも、内視鏡検査、心臓カテーテル検査、造影CT検査など、リスクや侵襲性の高い検査の前には、同意書を取得するのが一般的です。同意書は、患者に対し内容を説明し、患者は内容を十分に理解したうえで署名または記名押印します。

3. 退院療養計画書・退院時サマリー

退院時には退院療養計画書を作成し、患者に

対して、退院後の治療方針などを説明します。退院時サマリーは、日本医療情報学会・日本診療情報管理学会の「退院サマリー作成に関するガイダンス」では「入院患者の退院に際して、関与する他の診療科、他の医療機関ならびにケア施設の間で効率的に情報を共有し、もって当該患者の診察、治療、ケアを適切に連携・継承できるよう、入院診療の主治医の責任において作成されるものである。」と定義されています。

退院時サマリーは厚生労働省標準規格として、「HS032 HL7 CDA に基づく退院時サマリー規約」および「HS039 退院時サマリー HL7 FHIR 記述仕様」が採用されています。

前述の「退院サマリー作成に関するガイダンス」では、基本情報、退院時診断、アレルギー・不適応反応、デバイス情報（デバイス装着がある場合）、主訴、または入院理由、入院までの経過（現病歴・既往歴・入院時現症等）、入院経過、手術・処置情報（記載すべきものがある場合）、退院時状況（身体状況、活動度、認知度等）、退院時使用薬剤情報、退院時方針を記載事項として挙げ、退院後、迅速（2週間以内）に作成し、承認医の査読を経て、承認サマリーとして登録することとされています。

過去問題

出題傾向
入院診療計画書の記載事項や同意書の取得が必要な診療行為、患者の確認が必要な資料などについて出題されています。

問題 3-1 入院診療計画書に記載する必要がない項目はどれか。（2022）
1）病名
2）主治医名
3）治療計画
4）推定される入院期間
5）推定される入院費用

問題 3-2 説明と同意書の取得を必須としない診療行為はどれか。（2022）
1）手術・麻酔
2）内視鏡検査
3）造影 CT 検査
4）心臓カテーテル検査
5）ホルター心電図検査

8-4　看護師・薬剤師が関わる記録　SBO8.2.11, 8.2.12

ここがポイント
看護記録は、広義の診療録に含まれる記録であり、看護記録の様式として基礎情報、看護計画、経過記録、要約などがあります。

1. 看護記録

2018年に、日本看護協会が作成した「看護記録に関する指針」では「看護記録とは、あらゆる場で看護実践を行うすべての看護職の看護実践の一連の過程を記録したものである。」と定義されています。現行の保健師助産師看護師法上、看護記録に関する規定はありませんが、医療法および同施行規則において看護記録は、診療に関する諸記録として2年間の保存期間が定められています。

「看護記録に関する指針」では、看護記録の目的を「看護実践を証明する」こと、「看護実践の継続性と一貫性を担保する」こと、「看護実践の評価及び質の向上を図る」こととしており、看護記録の様式として基礎情報（データベース）、看護計画、経過記録、要約（サマリー）を挙げています。

（1）基礎情報（データベース）

患者基本情報や病歴、現在の治療、使用薬剤、アレルギーに加え、身体的、精神的、社会的、スピリチュアルな側面の情報等を記載したものです。患者基本情報は退院後の指導資料にも使われます。

（2）看護計画

患者の健康問題と期待する成果、およびその個別の看護実践計画を時系列で記載したものです。患者に提供することもあります。

（3）経過記録

患者の意向や訴え、健康問題、治療・処置、看護実践等の経過を記載したもので、叙述的な記録と経過一覧表（フローシート）があります。叙述的な記録の形式には、経時記録、SOAP形式などがあり、経時記録には、経過表（温度板、熱型表）のように表形式で記載されるものもあります。経過表は、看護ケアで得られる情報が多く、電子カルテシステムでは、バイタルサイン（体温、血圧、呼吸数、脈拍数など）、症状などの観察結果、排便・食事摂取の状況、検査結果や内服薬・注射の実施結果などを時系列に一覧で表示できる機能もあります。

（4）要約（サマリー）

一定期間経過後に患者の健康問題の経過、情報を要約したもので、転院、在宅ケアへの切り替え時などに、必要に応じて作成されます。

このほか、看護業務の円滑化のために作成される**看護ワークシート**などがあります。

2．薬剤管理指導記録

薬剤管理指導記録に基づき、薬剤師が患者に直接、服薬指導、服薬支援などの指導を行った場合に薬剤管理指導料として診療報酬の算定が可能とされています。薬剤管理指導記録には、患者の氏名、生年月日、性別、入院年月日、退院年月日、診療録の番号、投薬・注射歴、副作用歴、アレルギー歴、薬学的管理指導の内容、患者への指導および患者からの相談事項、薬剤管理指導等の実施日、記録の作成日およびその他の事項を記載することが必要とされ、最後の記入の日から最低3年間保存することが定められています。

第Ⅱ部　医学・医療系

過去問題

出題傾向
看護記録の種類とその内容について出題されています。

問題4-1　以下の組み合わせで誤っているのはどれか。（2016）
1）看護経過記録 ― 叙述型記録
2）看護計画 ― 看護ワークシート
3）看護サマリー ― 必要に応じて作成
4）患者基本情報 ― 退院後の指導の資料
5）熱型表 ― 看護ケアで得られる情報が多い

問題4-2　看護サマリーの説明で正しいのはどれか。（2019）
1）患者の重症度や自立度を評価した記録
2）一定期間経過後に患者状態を要約した記録
3）入院時に患者から聴取する基本的情報の記録
4）主に看護師長が記載する病棟および看護体制の記録
5）日々の患者状態や観察結果などを記載する経時的な記録

| 8-5 | 医療標準コード | SBO8.4.1-8.4.3 |

ここがポイント

医療の標準化のため、各種コードが定められています。特に ICD についての理解は必須です。

1. ICD

　医療情報システム系6-1でも説明したように、医療の合理化や医療の質の担保のため、情報の標準化が必要とされています。

　ICD（医療情報システム系6-1参照）は、異なる国や地域から、異なる時点で集計された死亡情報や疾病情報の体系的な記録、分析、解釈および比較を行うため、WHO により作成されている分類です。現在、国内で使用している分類は、ICD-10（2013年版）に準拠しており、これに基づき、疾病や傷害、死因などを分類し、統計調査や診療録の管理などに活用しています。2022年1月に ICD-11 が発効され、現在、ICD-11に準じた統計、医療記録へ変更する準備が進められています。

　ICD-11では、コード体系が整備され、分類項目が詳細化、新章の追加（免疫系の疾患、睡眠・覚醒障害、性保健健康関連の病態、伝統医学の病態−モジュールⅠ、生活機能評価に関する補助セクション、エクステンションコード）がなされています。

　ICD のコードは疾病、発生部位、原因などを表すアルファベットと数字により構成されています。ICD-10では3桁～5桁のコードで表され、英字と2桁の数字により疾病を、小数点以下の1桁または2桁の数字で発生部位や原因を表しています。例えば A37（百日咳）、C16.1（胃底部悪性新生物）、M00.06（ブドウ球菌性下腿の化膿性関節炎）のように記載されています。ICD-11ではこれが最大7桁まで増え、詳細な分類がなされています。

　ICD に準拠した標準病名マスターとして、MEDIS-DC（医療情報システム系6-1参照）が作成した**ICD-10対応標準病名マスター**があります。ICD-10対応標準病名マスターは、病名基本テーブル（病名表記、病名管理番号、病名交換用コード、ICD コード、レセ電算コード）、修飾語テーブル、索引テーブルからなります。ICD-10対応標準病名マスターの病名表記とレセプト電算処理システム用傷病名マスターの傷病名基本名称は完全一致しています。

2. DPC コード

　DPC（Diagnosis Procedure Combination）とは、病名（診断）と治療・処置内容（治療・処置）の組み合わせによって、患者を分類する手法です。この分類に基づき、包括的に入院料を算定する仕組みが、DPC/PDPS です（2-2参照）。

　DPC（診断群分類）コードは以下のように14桁で構成され、大きく分けると3層構造で構成されています。

1層目

　傷病名（主要な傷病名、病態）に基づく層で、ICD-10（国際疾病分類）で定義されています。

2層目

　手術（主要な手術）の有無に基づく層で、医科点数表のKコードにより定義されています。

3層目

　その他の処置、副傷病名（入院時または入院後発症の併存症）、重症度などを含む層。

```
    1層目       2層目    3層目
  01  0010  x  x  99  X  0  X  X
   ①   ②    ③ ④   ⑤  ⑥  ⑦  ⑧  ⑨
```

①MDC　②MDCにおける分類　③入院目的
④年齢・出生時体重等　⑤手術　⑥手術・処置等1
⑦手術・処置等2　⑧副傷病名　⑨重症度等

　ここで主要な傷病名（MDC）とは、医療資源を最も投入した傷病名を指します。

3. 手術・処置コード

手術、処置などの医療行為の分類は、診療報酬点数表コードである**Jコード**、**Kコード**が用いられています。Jコードは処置、Kコードは手術に関するコードです。

このほかに米国で作成された**ICD-9CM コード**、外科系学会社会保険委員会連合（外保連）コード（**手術基幹コード**、**STEM7**）があります。

外保連コードでは、手術、処置、生体検査、麻酔、内視鏡の全術式について分類コードを作成しています。KコードとSTEM7は1対1対応でなく、1つのKコードに対して複数のSTEM7 が存在します。また WHO では **ICHI**（International Classification of Health Interventions、医療行為の分類）を開発しています。

過去問題

> **出題傾向**
>
> 疾病分類コードである ICD-10をはじめ、医療行為ごとのコードについて出題されています。

問題 5-1 ICD（国際疾病分類）について正しいのはどれか。**2つ選びなさい**。（2019）

1) 原死因の分類には用いられない。
2) DPC の診断群分類コードに利用されている。
3) MEDIS の標準病名マスターが準拠している。
4) ICD-10のコードは8桁の数字で構成されている。
5) アメリカ疾病管理予防センター（CDC）が制定している。

問題 5-2 手術手技のコーディングに利用されるのはどれか。（2019）

1) DRG
2) ICF
3) ICD-10
4) JLAC10
5) Kコード

9 医学研究

医学研究の基礎　　　SBO9.1.1, 9.1.2, 9.2.1

> **ここがポイント**
> 医学研究のデザインには多くの種類があり、それぞれエビデンスレベルが異なります。

1. 医学研究の倫理

医学研究に関する倫理指針には、「人を対象とする生命科学・医学系研究に関する倫理指針」、「遺伝子治療等臨床研究に関する指針」などがあります。

「人を対象とする生命科学・医学系研究に関する倫理指針」は、人を対象とする生命科学・医学系研究に携わる全ての関係者が遵守すべき事項であり、人間の尊厳、人権を守るとともに、研究の適正な推進を図ることを目的としています。基本的な指針として、以下の8つが挙げられています。

① 社会的及び学術的意義を有する研究を実施すること
② 研究分野の特性に応じた科学的合理性を確保すること
③ 研究により得られる利益及び研究対象者への負担その他の不利益を比較考量すること
④ 独立した公正な立場にある倫理審査委員会の審査を受けること
⑤ 研究対象者への事前の十分な説明を行うとともに、自由な意思に基づく同意を得ること
⑥ 社会的に弱い立場にある者への特別な配慮をすること
⑦ 研究に利用する個人情報等を適切に管理すること
⑧ 研究の質及び透明性を確保すること

本指針における「介入」とは、研究目的で、人の健康に関する様々な事象に影響を与える要因の有無または程度を制御する行為のことを指し、健康の保持増進につながる行動および医療における傷病の予防、診断または治療のための投薬、検査などを含みます。また「侵襲」とは、穿刺、切開、薬物投与、放射線照射、心的外傷に触れる質問などにより、被験者の身体や精神に傷害や負担が生じる行為と定義されています。

医学研究を行う際には、事前に研究計画書を作成し、倫理審査委員会の審査および研究機関の長の許可を受ける必要があります。これらの手続きは研究責任者が行います。研究計画書には、研究の名称や目的、意義、方法、期間、対象者の選定方針、研究の科学的かつ合理的根拠などのほかに個人情報に関する取扱いや試料・情報の保管・廃棄方法、利益相反などの情報を記載します。

2. 研究デザイン

医学研究では、ある事象の発生を結果（アウトカム）、その結果をもたらす要因であるリスク因子や予防因子を曝露と呼びます。

研究には、横断研究と縦断研究、前向き研究と後ろ向き研究などの分類があります。

・横断研究

ある時点での曝露とアウトカムの関係を調べる研究です。

・縦断研究

曝露と一定期間経過後のアウトカムの関係を調べる研究です。

・前向き研究

アウトカムが起こる前に観察を始める研究です。

・**後ろ向き研究**

アウトカムが起こってから、時系列的に遡って観察する研究です。

研究デザインには大きく分けると、記述研究と分析研究があります。

（1）**記述研究**

症例報告や症例の集積、横断研究など、現状の事実のみを報告した研究です。

（2）**分析研究**

記述研究などを元に、仮説を立てて検証する研究です。観察研究と介入研究に分かれます。

1）観察研究

日常の診療などを通して得られた情報を観察・観測し、評価する研究です。観察研究には、コホート研究と症例対照研究があります。

・**コホート研究**

原因となりうる曝露について、ある集団を一定期間追跡し、研究対象となるアウトカムの発生の割合を調べる縦断研究で、リスクは相対危険度またはオッズ比で示されます（9-2参照）。ただし、ある因子と疾患と間に相関が見られたとしても、因果関係を推定することまでしかできないことに注意が必要です。コホート研究は、前向き、後ろ向きどちらの研究もあり、後ろ向きコホート研究は、例えばある工場における従業員のアスベストへの曝露時間とがん発症の関係を過去に遡って調べる研究などが挙げられます。この場合、がん発症（アウトカム）が起こってから始める研究なので、後ろ向きですが、曝露時間による発がんの発生の有無を一定期間追跡調査するのでコホート研究になります。

・**症例対照研究**

研究対象となるアウトカムが発生した群と発生していない群に分けて、曝露因子の有無などを比較する研究で、リスクは通常、オッズ比で示されます（9-2参照）。

2）介入研究

治療などの介入を行い、得られた結果を分析する研究で、ランダム化試験と非ランダム化試験があります。ランダム化とは、被験者を介入をする群と介入をしない群（対照）に分ける際

に、統計学的に同じになるよう、無作為に選ぶやり方です（10-1参照）。

（3）**二次研究**

複数の研究結果をあわせて解析を行った研究を**二次研究**といい、**システマティック・レビュー**、**メタ解析**があります。いずれも、最もエビデンスレベルが高い研究とされ、診療ガイドラインにも反映されます。

システマティック・レビューは、公開されている先行論文を系統的に検索、収集し、それらの結果を専門家による委員会などで評価・分析する方法です。出版バイアスを減らすために、可能な限り広く論文を収集しますが、諸事情により公開されなかった研究結果は収集されないという問題があります。

メタ解析は、複数の先行研究のデータを検索、集積して、統計学的手法により重み付けをして解析するものです。解析結果の信頼性は、先行研究の質に影響されるので、複数のランダム化比較試験をもとにしたメタ解析が信頼性が高くなります。

3. バイアス・交絡・偶然

研究結果を評価する際には、バイアス、交絡、偶然に注意することが必要です。**バイアス**とは、被験者や測定方法などの選定により生じる偶然ではない系統的な誤差のことです。**交絡**とは、対象としていた曝露因子以外の要因の影響で、曝露とアウトカムの関係が歪められることです。**偶然**とは、対象集団にたまたま偏りがあることにより、曝露とアウトカムの関係が歪められることです。

これらの影響を減らすために、研究デザインや解析方法の工夫やランダム化などが行われています。

4. エビデンスレベル

4-3で説明したように医療の質の維持・向上のためには、科学的根拠（エビデンス）に基づき、医療行為を行うことが必要です。このアプローチを、EBMといい、その実施手順はPICO（PECO）で表されます。

研究デザインとエビデンスレベル

高 ⇕ 低

二次研究（システマティック・レビュー、複数のランダム化比較試験をもとにしたメタ解析）

介入研究（ランダム化比較試験、非ランダム化比較試験）

観察研究（コホート研究、症例対照研究）

記述研究（症例報告）

個人の見解（専門家委員会報告、専門家個人の意見）

ただし、エビデンスにはその信頼性の強弱によりレベルがあります。前述の研究デザインとエビデンスレベルの高さにはある程度の相関がみられ、エビデンスレベルが高い順に、図のように順位付けされています。しかし、近年では、研究デザインだけに着目するのではなく、エビデンス総体により総合的に判断することも多くなってきています。

過去問題

> **出題傾向**
>
> 研究デザインの分類とエビデンスレベルについて、特にコホート研究について問う問題が頻出です。

問題 1-1 コホート研究について正しいのはどれか。（2022）

1）横断的研究である。
2）後ろ向き研究は行えない。
3）因果関係を決定することができる。
4）固定集団を一定期間追跡調査する。
5）患者集団と対象集団の危険因子の有無について比較を行う。

問題 1-2 医学研究に関する用語とその説明の組み合わせで誤っているのはどれか。（2019）

1）介入研究 ― 健康や疾病の姿を単に観察する研究のこと
2）バイアス ― 対象者の選定や測定方法により正しい値から系統的なずれが生じること
3）交絡 ― 暴露とアウトカムに関する解析で、隠れた要因の影響によって両者の関連性が歪められること
4）コホート研究 ― 固定集団を一定期間追跡調査する研究のこと
5）症例対照研究 ― ある因子について、患者集団と病気に罹っていない対照集団とで比較する研究のこと

問題 1-3 システマティックレビューの説明として正しいのはどれか。（2022）

1）ある一定期間、集団を追跡調査する。
2）現存する文献の徹底的なレビューを行う。
3）一時点でアウトカムを測定し、過去に遡って要因を測定する。
4）要因を測定した後に、将来の一時点においてアウトカムを測定する。
5）介入を無作為に割り振ることで介入をより客観的に評価することを目的とする。

問題 1-4 エビデンスレベルの高い順に並べたものはどれか。（2018）

a．症例報告
b．コホート研究
c．専門家個人の意見
d．システマティック・レビュー

1）d＞a＞b＞c
2）d＞b＞c＞a
3）d＞b＞a＞c
4）b＞a＞d＞c
5）b＞d＞a＞c

| 9-2 | 疫学研究における基本的指標 | SBO9.1.3 |

ここがポイント

疫学研究の基本的指標として、スクリーニング検査の識別能力を規定する感度と特異度、疾患のリスクを評価する相対危険度とオッズ比は重要です。

1. 感度と特異度

6-1でも触れたように、検査において、**感度**と**特異度**という指標は重要です。特に正常（疾患なし）と有所見とをふるい分けるスクリーニング検査では、偽陽性、偽陰性のリスクにより、詳細な再検査の頻度、見逃しの頻度が変わります。スクリーニング検査結果と実際の疾患の有無は次のようにまとめられます。

	疾患あり	疾患なし
検査陽性	真陽性者	偽陽性者
検査陰性	偽陰性者	真陰性者

感度は、疾患のある人における検査陽性者（真陽性者）の割合で、特異度とは疾患のない人における検査陰性者（真陰性者）の割合を指し、以下のように表すことができます。

感度

$$\frac{真陽性者}{真陽性者 + 偽陰性者}$$

特異度

$$\frac{真陰性者}{真陰性者 + 偽陽性者}$$

表を横に見ていくと、検査陽性者における真陽性者の割合である**陽性的中率**（**陽性予測値**）と検査陰性者における真陰性者の割合である**陰性的中率**（**陰性予測値**）を算出できます。陽性的中率は、検査対象の集団の有病率（事前確率）により変化します。有病率は特定の集団の中で実際に疾患がある人の割合を指し、有病率が低いと陽性的中率は低くなり、高いと陽性的中率も高くなる傾向があります。

陽性的中率

$$\frac{真陽性者}{真陽性者 + 偽陽性者}$$

陰性的中率

$$\frac{真陰性者}{真陰性者 + 偽陰性者}$$

感度が高い検査とは、疾患のある人を陽性と判定できる率が高く、**偽陰性**（**見逃し**）が少ない検査です。特異度が高い検査とは、疾患のない人を陰性と判定できる率が高く、**偽陽性**（**間違い陽性**）が少ない検査です。感度と特異度は、カットオフ値を変えると変化する**トレードオフ**の関係にあり、感度を上げるためにカットオフ値を上げると偽陽性が増え、特異度を上げるためにカットオフ値を下げると偽陰性が増えることになります。

したがって、検査対象の疾患による偽陰性と偽陽性の結果の重みを考慮して、検査ごとに適切なカットオフ値を設定することが必要となります。適切なカットオフ値を求めるには**ROC曲線**が用いられます。ROC曲線は、縦軸に感

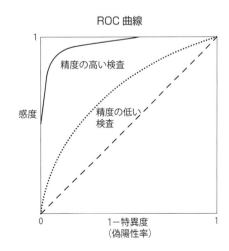

ROC 曲線

度（0〜1）、横軸に［1−特異度］（0〜1）をとって、感度と特異度をプロットすることで得られ、左上（感度1、［1−特異度］0）に近い検査が精度が高い検査であり、妥当性が高いと評価できます。

2. 相対危険度・オッズ比

　リスク因子は、ある事象（疾患や望ましくない状態）を引き起こす確率を高める要因のことを指します。**相対危険度**は、**リスク比**とも呼ばれ、あるリスク因子に曝露した場合、何倍リスクが高まるかを表す指標です。相対危険度はリスク因子に曝露した群と非曝露群の発症率の比で表されます。

相対危険度

$$\frac{\dfrac{発症のある曝露群}{曝露群}}{\dfrac{発症のある非曝露群}{非曝露群}}$$

　オッズ比は、ある事象が起こる確率と起こらない確率の比のことであり、コホート研究の罹患率のオッズ比と、症例対照研究での曝露率のオッズ比があります。

罹患率のオッズ比

$$\frac{（曝露・発症あり）×（非曝露・発症なし）}{（非曝露・発症あり）×（曝露・発症なし）}$$

過去問題

出題傾向

感度と特異度の意味を問う問題や計算が頻出です。また、相対危険度とオッズ比の意味を問う問題も出題されています。

問題 2-1　下表の検査における感度と特異度の組み合わせで正しいのはどれか（ただし小数点以下は四捨五入とする）。（2021）

	病変あり	病変なし
陽性	3件	5件
陰性	2件	10件

1）感度67％、特異度60％
2）感度60％、特異度67％
3）感度65％、特異度35％
4）感度38％、特異度17％
5）感度38％、特異度60％

問題 2-2　次の組み合わせで誤っているのはどれか。（2018）

1）感度 ― 疾患罹患者中の検査陽性者の割合

2）オッズ ― ある事象が起こる確率と起こらない確率の比
3）特異度 ― 疾患罹患者中の検査陰性者の割合
4）バイアス ― 偶然ではない系統的な誤差
5）相対危険度 ― 曝露群と非曝露群の発症率の比

問題 2-3　有病率の影響を受けるのはどれか。（2015）

1）感度
2）基準値
3）特異度
4）予測値（適中度）
5）カットオフ値

| 9-3 | 臨床試験・治験 | SBO9.2.3 |

ここがポイント

新薬が承認され、販売されるまでには多くの臨床試験が行われ、長い年月と費用がかかります。行われる臨床試験の種類や試験対象について覚えましょう。

1. 臨床試験・治験

医薬品医療機器等法が定める医薬品等の製造販売承認を得るために、ヒトを対象として行われる臨床試験を**治験**と呼びます。治験には製薬会社主導のものと医師が自ら企画した医師主導のものがあります。

新薬開発は、**基礎研究、非臨床試験、臨床試験**（治験）、**承認申請・審査**のプロセスで進み、承認・販売に至ります（下表参照）。

2. 治験を行う際の遵守事項

治験を行う際には、「医薬品の臨床試験の実施の基準に関する省令」（**GCP 省令**）を遵守する必要があります（1-2参照）。GCP 省令は、被験者の人権の保護、安全の保持および福祉の向上を図り、治験の科学的な質および成績の信頼性を確保するために定められています。

治験を行う前には、計画段階で治験実施計画書を作成し、厚生労働省へ届け出る必要があります。厚生労働省の調査を経た後、製薬会社が医療機関（治験責任医師）に治験を依頼します。依頼された医療機関は、治験審査委員会を開催し、提出された実施計画書を評価します。

治験を開始する際には、被験者からインフォームドコンセントを得なければなりません。また、治験開始後でも、被験者はいつでも参加を取りやめることができます。また、治験中に、医薬品等による副作用の疑いのある有害事象が発生した場合は、実施医療機関の長および治験依頼者に報告する必要があります。

新薬開発プロセス

基礎研究 （2〜3年）	非臨床試験 （3〜5年）	臨床試験 （3〜7年）			
・新規物質の創製 ・物理化学的研究	・薬理試験（薬効・安全性） ・薬物動態試験 ・毒性試験	**第Ⅰ相試験** （臨床薬理試験） ・主に安全性や薬物動態などを検討	**第Ⅱ相試験** （探索的試験） ・安全性、有効性、薬物動態、用量などを検討 ・前期と後期に分かれる	**第Ⅲ相試験** （検証的試験） ・有効性、安全性、適応症に対する臨床上の有用性の評価と位置づけなどを検討	**承認申請・審査** （1〜2年）
―	動物を対象	少数の健康成人を対象	少数の患者を対象	多数の患者を対象	

過去問題

出題傾向

臨床試験の第Ⅰ相〜第Ⅲ相試験の対象、試験の目的・内容などを問う問題が頻出です。

問題 3-1　臨床試験の過程において、少人数の患者を対象として行うのはどれか。2つ選びな

さい。（2021）
1) 検証試験
2) 臨床薬理試験
3) 探索試験（前期）
4) 探索試験（後期）
5) 製造販売後臨床試験

■問題 3-2■　臨床試験における第Ⅰ相試験の対象被験者はどれか。（2014）
1) 少数の患者
2) 多数の患者
3) 少数の高齢者
4) 少数の健常成人
5) 多数の健常成人

■問題 3-3■　治験の3段階のうち、第Ⅱ相試験の説明として正しいのはどれか。（2022）
1) 多数の患者に「治験薬」を使い、その効果や安全性を確認する。

2) ウサギやネズミ、イヌなどの動物で「治験薬」の効果と安全性を調べる。
3) 少数の患者に「治験薬」を使い、治療効果や効き方、副作用の程度や用法・用量を検討する。
4) 化学合成物質や自然界に存在する物質から目的とする作用を持つ成分を「治験薬」として選択する。
5) 少数の健康な成人ボランティアあるいは患者を対象に、ごく少量から徐々に「治験薬」の投与量を増やし、安全性を調べる。

■問題 3-4■　治験を行う際に守らなければならない「医薬品の臨床試験の実施の基準に関する省令」はどれか。（2014）
1) CRC
2) CRF
3) EDC
4) GCP
5) CDISC

医学・医療統計

10-1　標本の収集・変量・標本の分布　　　　　SBO10.1

ここがポイント

医学研究には統計学の知識が欠かせません。特に、変量の種類や分布の形状によって用いる評価方法が異なるため、注意が必要です。

　医学研究の結果を正しく評価し、活用するには統計学の知識が欠かせません。本節では医学研究に用いられる統計学のキーワードを説明します。

1. 母集団と標本

　調査対象の全体を**母集団**、この母集団から抽出した一部の集団を**標本**と呼びます。

　この標本を調べることによって、母集団の特性を推定することができます。この推定には、点推定と区間推定があります。

　点推定は、標本データから**母平均**や**母分散**（母集団の平均や分散）などの特性値を1つの数値として推定する方法で、例えば、5年生存率62％、ハザード比0.7のように1つの値を推定します。

　一方、**区間推定**は、標本データから母平均が含まれうる範囲を推定する方法で、95％信頼区間0.65〜0.9のように表します（10-2参照）。

　また標本を用いて、母集団に関するある仮説が統計学的に成り立つかどうかを判定することを**仮説検定**と呼びます（10-2参照）。

　母集団のうち、有限の要素（すべての標本を列挙することが可能）からなるものを有限母集団と呼びます。標本を用いて、より正確に有限母集団の特性などを推定、検定するためには、できるだけ標本が母集団を代表するように選ぶことが必要です。このために、標本を選ぶ際の恣意性をなくし、偏りを避けるため、選ばれる確率が等しい状態で標本をランダムに抽出する方法を**無作為抽出**と呼びます。一方、治験など

で被験者を複数の群に割り当てる際に、調べたい条件（介入）以外の条件を可能な限り揃えて統計学的に同一にするために、被験者を無作為に割付けることがあり、このように行われる臨床試験をランダム化比較試験と呼びます（9-1参照）。

2. 変量の種類

　統計学的に推定、検定を行う際には、実際には、調査の対象となる母集団の特性を表すデータ、変量（変数）を扱います。変量は大きく量的変量と質的変量に分かれます。

（1）量的変量

　数値に意味があり、演算ができる変量で、連続変量と離散変量があります。

1）連続変量

　年齢、血圧、体温など連続的な数値で表される変量です。

2）離散変量

　発作回数や家族当たりの子供の人数など、とびとびの数値で表される変量です。

（2）質的変量

　数値以外で表されるまたは数値自体には意味がない変量で、名義変量、順序変量があります。

1）名義変量（尺度）

　性別、名前、居住地などカテゴリを表す変量です。

2）順序変量（尺度）

　5段階で示した主観評価など、値に大小関係（順序）はあるが、大きさに数値として意味がない変量です。

3. 標本の分布

　測定値（標本）の分布は、分布の代表値とばらつきによって決まります。分布の可視化には、**度数分布表**や**ヒストグラム**などが用いられます。たとえば、測定した血圧を正常血圧、高血圧などに分け、各区分にどれだけの人数が含まれるかを表で示した度数分布表やそれを棒グラフで表したヒストグラムで示すことにより、測定値の分布がわかりやすくなります。以下に標本の分布の代表値やばらつきを表す指標をまとめます。

（1）分布の代表値を表す指標

・平均値

　測定値の総和をその測定数で割った値です。

・中央値

　測定値を小さい順に並べた際に、真ん中になる値で、外れ値の影響を受けにくい特徴があります。

・最頻値

　最も多く出現する値で、質的変量に用いられます。

・外れ値

　得られた測定値の分布において、他の測定値から大きく外れた値をいい、測定ミスなど何らかの異常による値の可能性があります。

（2）分布のばらつきを表す指標

・範囲

　得られた測定値の最大値と最小値の差です。

・偏差

　標本の分布が左右対称である場合、測定値と平均値の差です。

・標準偏差

　偏差の2乗の総和を標本数で割った値を分散といい、分散の平方根をとった値です。

・四分位数

　測定値を小さい順に並べて4等分した際に、下から1/4の測定値を第1四分位数、2/4を第2四分位数、3/4を第3四分位数と呼びます。第2四分位数は中央値と一致します。

・四分位範囲

　第3四分位数から第1四分位数を引いた値です。

・箱ひげ図

　箱ひげ図は四分位数を用いてデータのばらつきを表した図です。

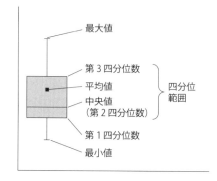

箱ひげ図

4. 分布の形状

　データを解析する際には、まず収集したデータの分布の形状を把握する必要があります。分布の形状の判定には、通常、平均値と標準偏差を用います。量的変量の解析では、多くの場合、標本は正規分布する母集団から抽出されると仮定しており、標本数が十分大きければ、標本の分布は**正規分布**に近似できると考えられています（**中心極限定理**）。正規分布は、図のように平均値を中心として、左右対称に分布しています。正規分布では、平均値と中央値が一致します。平均値の±1×標準偏差に母集団の68.3%が含まれ、±2×標準偏差に95.4%、±3×標準偏差に99.7%が含まれます。正規分布のうち、平均値が0、標準偏差が1の場合を**標準正規分布**と呼びます。

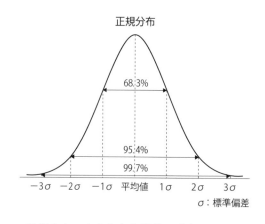

正規分布

σ：標準偏差

　正規分布のような左右対称の分布ではない場

合、分布が歪んでいると表現し、その程度を**歪度**と言います。また分布の裾の広がりの程度を 表すのが**尖度**です。

過去問題

出題傾向

変量の種類とその例の組み合わせ、箱ひげ図、正規分布について問う問題が頻出です。

問題 1-1　変量の種類と例示との組み合わせで正しいのはどれか。(2022)
1) 順序変量 ― 性別(1. 女性、2. 男性)
2) 名義変量 ― 健康状態(1. 良い、2. 普通、3. 悪い)
3) 離散変量 ― 年齢
4) 連続変量 ― 血圧
5) 離散変量 ― 体温

問題 1-2　データの収集後、最初に行うべきことは何か。(2022)
1) 尖度を求める。
2) 歪度を求める。
3) 平均値と標準偏差を求める。
4) データ分布の形状を把握する。
5) データ分布の確率密度関数を把握する。

問題 1-3　データのばらつきを示す指標はどれか。2つ選びなさい。(2021)
1) 最頻値
2) 中央値
3) 平均値
4) 標準偏差
5) 四分位範囲

問題 1-4　次の箱ひげ図から読み取れる解釈として、正しいのはどれか。(2017)

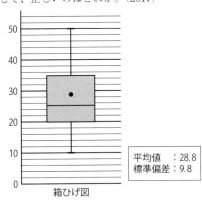

平均値　：28.8
標準偏差：9.8

箱ひげ図

1) 四分位範囲は15である。
2) 平均値と中央値は等しい。
3) 左右対称に分布するデータである。
4) 10から50の範囲に含まれるデータ数は約50%である。
5) 平均値±1×標準偏差の範囲に95%以上のデータが含まれる。

問題 1-5　正規分布について誤っているのはどれか。(2018)
1) 一様分布の一種である。
2) 分布は左右対称である。
3) 平均値と中央値が一致する。
4) 分布は平均値と標準偏差で決まる。
5) [平均値±2×標準偏差] の区間に全体の約95%が入る。

問題 1-6　表に示す統計量の標本で、赤血球数が420万/μℓ 以下の人数はどれくらいか。なお、赤血球数の分布は正規分布に従うものとする。(2022)

母集団		成人男性
人数		5,000万人
赤血球	平均値	470万/μℓ
	標準偏差	50万/μℓ

1) 400万人
2) 800万人
3) 1,200万人
4) 1,600万人
5) 2,000万人

| 10-2 | 推定と検定 | SBO10.2 |

ここがポイント

仮説検定は、証明したい仮説を直接判定するのではなく、証明したい仮説の逆の仮説（帰無仮説）を立ててそれを棄却することで検定を行います。

1. 区間推定

1）信頼区間

10-1で説明した区間推定は、母集団が正規分布に従うと仮定できる場合に、標本のデータを用いて母平均が含まれる範囲を推定するものです。推定する区間を**信頼区間**と呼び、95％信頼区間などと表します。95％信頼区間とは、信頼区間を100回求めたら、95回は区間内に母平均が入る範囲を指します。母分散から求められる標準偏差がわかっていれば、信頼区間を求めることができます。

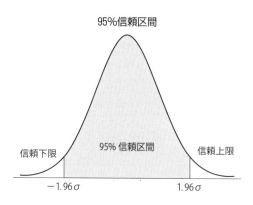

95％信頼区間

2）t 分布を用いた区間推定

母平均も母分散も不明な場合は、**t 分布**を用いて区間推定を行います。標準偏差を推定値（不偏分散の平方根）で置き換えることで、t 分布に従った区間推定を行うことができます。t 分布は標準正規分布と似た形状で裾が広くなっています。

2. 仮説検定

仮説検定とは、ある仮説を立てて、試験を行った結果が、その仮説を支持するかどうかを統計学的に検討する手法です。

仮説検定では、まず仮説（**対立仮説**）を設定し、この仮説とは真逆の仮説（**帰無仮説**）を設定します。最終的に、この帰無仮説を棄却できれば、対立仮説が正しいと判断するわけです。

有意水準とは、帰無仮説を棄却する基準となる確率で、偶然では起こりえないとみなしてよい確率とも言えます。多くの臨床試験では有意水準を0.05に設定しています。

仮説検定では、帰無仮説が正しいと仮定した場合の**検定統計量**（次項の検定により算出される値）を求め、この検定統計量が得られる確率（**p 値**）を計算します。p 値が有意水準を下回れば、この検定統計量が得られる確率は非常に低いと考え、元の帰無仮説が間違っていたとして棄却し、対立仮説（証明したい仮説）を採用します。

3. 検定法の種類

仮説検定には多くの手法があり、得られたデータの種類などにより使い分ける必要があります。検定法には、大きく分けるとパラメトリック検定とノンパラメトリック検定があります。

（1）パラメトリック検定

パラメトリック検定とは、量的変量を扱う手法であり、母集団が何らかの分布（通常、正規分布）に従うことを仮定しています。

・t 検定（スチューデントの t 検定）

t 分布を利用して、独立した2群において、正規分布に従う量的変量を比較する場合に用いられます。比較する2群に対応がある（独立でない）場合は、対応のある t 検定を用います。

・F 検定

F 分布を利用して分散の比を検定するもので、

特に t 検定の前提条件である等分散性を検定するのに用いられます。

（2）ノンパラメトリック検定

ノンパラメトリック検定は、母集団の分布に何も仮定を設定せずに行える検定です。ノンパラメトリック検定は以下のような検定法があります。

・Wilcoxon 順位和検定・U検定

独立した2群において、正規分布に従わない量的変量や順序変量を比較する場合に用いられます。

・符号付順位和検定

対応のある2群において、順序変量を比較する場合に用いられます。

・符号検定

対応のある2つの変量間で差があるかどうかを調べる場合に用いられます。

なお、ここでは、2群を比較する検定法を取り上げましたが、3群以上を比較する検定法も多くあります。

4. 変量の関係性を調べる分析法

医学研究でよく用いられる分析手法には、この他に回帰分析や多変量解析があります。

前項で取り上げた検定では、2群間で比較する検定法を取り上げましたが、変数（変量）の関係性を調べる統計分析法もあります。

（1）相関

調べたい2つの変数が連続変量であり、両者に直線関係がありそうな場合は、**ピアソンの相関係数**を用いて検定します。

（2）回帰分析

回帰分析は、複数の変数の関係を数式化し、その式が統計的に有意であるかを検定する分析手法です。

目的変数 Y が1つの説明変数 X で説明できる場合を単回帰といい、線形の単回帰は、以下の数式で表されます。

$$Y = aX + b$$

この数式が表す直線を回帰直線、a、b を回帰係数と呼びます。この式が実際のデータをどの程度説明するかを表すのが、決定係数です。決定係数は相関係数の2乗で表されます。

（3）多変量解析

多変量解析は、複数の変数を同時に取り扱い、関係性を分析する手法で、さまざまな手法があります。

・ロジスティック回帰分析

複数の説明変数からある事象が起こる確率をモデル化する回帰分析で、目的変数は事象が起こる、起こらないの2値の結果とするのが特徴です。

・重回帰分析

複数の説明変数を用いて目的変数を式を求める回帰分析です。ロジスティック回帰分析とは異なり、目的変数は連続変量になります。

・多変量生存時間回帰分析

臨床試験で多く行われる生存時間解析には、**Kaplan-Meier 法**、**ログランク検定**などがあります。多変量を扱う生存時間回帰分析は **Cox 比例ハザード分析**と呼ばれ、複数の説明変数を調整した状況下での生存時間をハザード比で表す分析法です。

・主成分分析

多くの変数からなるデータを、情報をできるだけ失うことなく、互いに相関のない変数にまとめて情報を縮約する分析法です。

・クラスター分析

互いに似た特性を持つデータを集め、まとめて集団（クラスター）対象を分類する分析法です。

過去問題

仮説検定の考え方および検定の種類と変量の種類の関係について問う問題が頻出です。

問題 2-1 仮説検定について誤っているのはどれか。（2021）
1）有意水準を設定する。
2）対立仮説と帰無仮説を立てる。
3）検定のために使う統計量を決める。
4）観測したデータから検定統計量の値を計算する。
5）検定統計量の値が棄却域に含まれれば対立仮説を棄却する。

問題 2-2 帰無仮説を棄却するか否かを判定する際に、あらかじめ決めておく基準はどれか。（2019）
1）四分位数
2）標準誤差
3）標準偏差
4）標本平均
5）有意水準

問題 2-3 母集団の分布を仮定せずに行える検定はどれか。2つ選びなさい。（2015）
1）F検定
2）t 検定
3）分散分析
4）符号検定
5）Wilcoxon の順位和検定

問題 2-4 正規分布に従わない独立な2群の差を比較する手法としてもっとも適切なのはどれか。（2019）
1）t 検定
2）回帰分析
3）符号検定
4）符号付順位和検定
5）Wilcoxon の順位和検定

問題 2-5 複数の説明変数があるとき、これらを用いて目的変数の事象発生確率をモデル化するのはどれか。（2022）
1）重回帰分析
2）主成分分析
3）クラスター分析
4）多変量生存時間回帰分析
5）ロジスティック回帰分析

臨床データベース

11-1　主な臨床データベース　SBO11.1.1-11.1.3

> **ここがポイント**
>
> 主な臨床データベースには、DPC データベース、NDB、NCD があります。それぞれに格納されているデータとあわせて覚えましょう。

1. DPC データベース

　DPC データベースは、収集された DPC データにより構築されたデータベースです。

　格納される DPC データは、次ページの表のとおりです。DPC データベースは、データの収集対象が DPC 病院に入院中の患者を対象としたデータに限定されていることに留意が必要です。

2. NDB・NDC

　医療情報システム系1-1で説明したように、全国規模のデータベースとして、**NDB**（ナショナルデータベース：National Database）、**NCD**（National Clinical Database）があります。

（1）NDB

　「高齢者の医療の確保に関する法律」第16条に基づき、厚生労働省が管理するデータベースで、個人の特定ができない形でデータベース化されています。格納されているデータは以下の2つです。

1）レセプト情報のうち電子化されている情報

　患者情報、医療機関・保険者・被保険者情報および匿名化されたレセプト情報と紐づけられた ID、診療情報（傷病名、治療内容、投薬など）

2）特定健診・特定保健指導情報

　特定健診・特定保健指導を受けた国民健康保険の被保険者とその被扶養者の患者情報、医療機関・保険者・被保険者情報および匿名化されたレセプト情報と紐づけられた ID、問診結果、生活習慣病に関連した測定項目（血圧、腹囲、空腹時血糖、HbA1c、中性脂肪など）の結果、保健指導レベル、支援形態など

　NDB は、利便性・価値向上を図るため、NDB と他の医療・介護データ（介護 DB、DPC データベース）などとの連結解析、死亡情報などの NDB の収載情報の追加、医療・介護データ解析基盤（HIC）の整備などの取組みが進められています。

（2）NCD

　NCD は、外科系の複数の学会が参画して設立された一般社団法人 National Clinical Database が運営している手術症例を中心としたデータベースです。個人の特定ができない形でデータベース化されています。

　NCD では、手術・治療・病理解剖に関する統計的調査と医療評価調査の情報が格納されています。

1）統計的調査

　患者の生年月日・性別、入院日、救急搬送の有無、患者搬送元の郵便番号、入院時診断、手術日、緊急手術の有無、術式、術者、麻酔科医の関与、術後診断など

2）医療評価調査

　患者の既往歴や健康状態、手術内容や治療方法、入院情報、術前情報、術後情報など

　これらの情報から、日本国内で発生した疾患の種類や発生数、患者数、術後経過などを知ることができます。

DPC データ

様式1	患者属性や病態等の情報 退院時サマリーのイメージ（主傷病名、入院の目的、手術術式等で匿名化された情報）	患者別匿名化情報
様式4	医科保険診療以外の診療情報 医科保険診療以外の診療の有無に係る情報	
Hファイル	日ごとの患者情報 重症度、医療・看護必要度に係る評価票の各評価項目の点数	
EF統合ファイル （入院・外来）	入院・外来診療患者の医科点数表に基づく出来高点数情報 診療報酬明細書情報（全入院または外来患者を対象とした医科点数表に基づく出来高による診療報酬の算定情報で、匿名化された情報） ※外来EF統合ファイルは、DPC対象病院およびデータ提出加算2に係る届出を行っている医療機関のみ提出	診療報酬請求情報
Dファイル	包括レセプト情報 包括点数（レセプト）イメージ 診断群分類点数表により算定する患者の包括評価点数、医療機関別係数等に関する請求情報で匿名化された情報 ※DPC対象病院のみ提出	
様式3	施設情報（病床数、入院基本料、算定状況等） 入院基本料、算定状況、病床数など	
Kファイル	生年月日、カナ氏名、性別を基に生成した一次共通IDに関する情報 NDBなどの他のデータベースとの連結を可能にするために集められるデータ	

2024年度DPCの評価・検証等に係る調査（退院患者調査）実施説明資料（https://www01.prrism.com/dpc/2024/file/setumei_20240329.pdf、2024年4月閲覧）より作成

過去問題

出題傾向

各データベースに格納されているデータの内容を問う問題が頻出です。

問題 1-1 DPC対象病院にのみ提出が求められているのはどれか。(2021)
1) 様式1
2) Dファイル
3) Hファイル
4) 外来EF統合ファイル
5) 入院EF統合ファイル

問題 1-2 NDBに格納されているデータはどれか。2つ選びなさい。(2021)
1) 特定健診データ
2) DPC調査データ

3) 全国がん登録データ
4) 医療保険レセプトデータ
5) 介護保険レセプトデータ

問題 1-3 手術症例を中心とした臨床データベースはどれか。(2018)
1) NCD
2) NDB
3) DPCデータベース
4) ゲノム情報データベース
5) 全国がん登録データベース

11-2　がん登録　　SBO11.1.4

ここがポイント

がん登録は、すべての医療機関に届け出が義務付けられています。全国がん登録データベースは顕名データベースであることが特徴です。

がん対策を推進するためには、正確ながんの実態把握が必要であり、その中心的な役割を果たすのが、**がん登録**です。

「がん登録等の推進に関する法律」は、がんの診療に関する詳細な情報を収集し、がんに係る調査研究に活用することを目的に、2013年に制定されました。この法律では、全国がん登録の実施やこれらの情報の利用および提供、保護等について定めるとともに、院内がん登録等の推進に関する事項なども定められています。

全国がん登録は、2016年に開始され、それ以前に都道府県が主体となり、都道府県単位で行われてきた「**地域がん登録**」のデータも引き継がれています。

院内がん登録は、がん診療連携拠点病院を中心にがん診療を行う病院で登録されているもので、がんの治療の状況等を詳細に把握するため、がんの部位や進行の程度、診断の方法、治療法とその結果などの情報を収集し、保存しています。上記法律では、院内がん登録は努力義務としています。

全国がん登録では、すべての医療機関（病院および都道府県指定の診療所）が、患者のがんに関する情報を、都道府県に設置されたがん登録室に届け出ます。がん登録室では、上記の情報を整理し、データベースに入力します。

国では、各県のがん登録室が入力した情報を整理し、全国がん登録データベースに記録するとともに、市町村から提供される死亡情報とあわせて確認しています。

全国がん登録データベースは、がんと診断された患者の氏名、性別、生年月日、診断日、がんの種類、進行度、発見の経緯、治療内容（死亡の場合は死亡日）などが登録されています。患者氏名などの個人情報が含まれる、匿名でない顕名データベースですが、円滑な登録を進めるために、データを収集する際には、患者の同意は必要なしとされ、また、患者からの情報開示請求にも応じないことになっています。

得られた情報は、国・地方公共団体の統計の作成・がん対策の立案のための調査研究などに活用されています。

過去問題

出題傾向

がん登録およびがん登録等の推進に関する法律の内容を問う問題が頻出です。

問題2-1　がん登録に関して正しいのはどれか。**2つ選びなさい。**（2022）
1）都道府県から死亡状況が提供される。
2）「地域がん登録」は「全国がん登録」に発展した。
3）院内がん登録は全国がん登録のデータを活用

して管理される。
4）全国の医療機関は「がん」と診断された人のデータを市町村長に届け出ることが義務化された。
5）全国がん登録のデータベースに登録される情報には「がんと診断された人の氏名」が含まれる。

問題 2-2　全国がん登録において、医療機関が患者のがんに関する情報を届け出る先はどこか。(2021)
1) 厚生労働省
2) 日本医師会
3) 日本医学連合会
4) 国立がん研究センター
5) 都道府県に設置されたがん登録室

問題 2-3　「がん登録等の推進に関する法律」について誤っているのはどれか。(2017)
1) がんに係る調査研究に活用する。
2) 収集する情報に個人情報は含まれない。
3) がんの診療に関する詳細な情報の収集を図る。
4) 各都道府県の登録室へがん患者の罹患情報を届け出る。
5) 罹患、診療、転帰等の状況をできる限り正確に把握する。

第Ⅱ部 医学・医療系 問題解答

章	問題番号	解答
	1-1	3)
	1-2	2)
	1-3	1), 5)
	1-4	3)
	1-5	2), 4)
	1-6	4)
	2-1	3)
	2-2	5)
	2-3	5)
1章	3-1	4)
	3-2	5)
	3-3	3)
	4-1	3)
	4-2	2)
	4-3	4)
	1-1	5)
	1-2	5)
	1-3	3)
	1-4	1), 3)
	2-1	3)
	2-2	5)
	2-3	5)
	2-4	2)
	2-5	4)
	2-6	1), 4)
2章	2-7	2)
	3-1	2), 5)
	3-2	4)
	3-3	3)
	4-1	1), 3)
	4-2	5)
	4-3	2), 5)
	4-4	4)
	4-5	4)
	4-6	2), 4)
	1-1	1)
	1-2	3)
	1-3	3)
	2-1	2)
3章	2-2	5)
	2-3	2), 4)
	2-4	3), 4)
	3-1	2)

章	問題番号	解答
	3-2	1), 5)
	3-3	3), 4)
3章	3-4	3)
	3-5	1)
	3-6	3)
	1-1	5)
	1-2	3)
	1-3	1)
	2-1	3)
4章	2-2	5)
	2-3	3)
	3-1	5)
	3-2	1)
	3-3	1)
	1-1	4)
	1-2	4)
	1-3	1)
	1-4	1)
	2-1	1)
	2-2	5)
	2-3	1)
	2-4	2), 5)
5章	3-1	4)
	3-2	4)
	3-3	4)
	3-4	1)
	4-1	3)
	4-2	1), 4)
	4-3	4)
	4-4	1)
	1-1	2), 3)
	1-2	1), 3)
	2-1	5)
	2-2	3)
	2-3	3)
	2-4	3)
6章	3-1	3)
	3-2	1)
	4-1	1), 5)
	4-2	2)
	4-3	1)
	4-4	1)
	5-1	2), 4)

章	問題番号	解答
6章	5-2	5)
	1-1	3)
	1-2	4)
	1-3	5)
7章	1-4	4)
	2-1	1)
	2-2	2)
	2-3	1), 2)
	1-1	1)
	1-2	3)
	1-3	4)
	1-4	1)
	2-1	3), 5)
	2-2	5)
	2-3	1), 5)
8章	3-1	5)
	3-2	5)
	4-1	2)
	4-2	2)
	5-1	2), 3)
	5-2	5)
	1-1	4)
	1-2	1)
	1-3	2)
	1-4	3)
	2-1	2)
9章	2-2	3)
	2-3	4)
	3-1	3), 4)
	3-2	4)
	3-3	3)
	3-4	4)
	1-1	4)
	1-2	4)
	1-3	4), 5)
	1-4	1)
	1-5	1)
10章	1-6	2)
	2-1	5)
	2-2	5)
	2-3	4), 5)
	2-4	5)
	2-5	5)

章	問題番号	解答
11章	1-1	2)
	1-2	1), 4)
	1-3	1)
	2-1	2), 5)
	2-2	5)
	2-3	2)

情報処理技術系

情報の表現

1-1　　　基数の変換― 2 進数と16進数― SBO1.1.1

ここがポイント

基数（進数）は各桁の重みを表し、位が上がるごとに何倍になるかを表しています。コンピュータは電気信号の ON-OFF を表現しやすい 2 進数を用いています。

1. 2 進数と16進数

私たちは普段、0 から 9 までの数字を使い、1 桁上がるごとに10倍となる**10進数**を用いています。しかし、コンピュータの内部では、データを電気信号の有無という 2 つの状態を扱っています。これを数字で表現するには 0 と 1 という 2 種類の数字だけを扱う **2 進数**が適しています。

一方で大きな数値を表現する際、2 進数では桁数が多くなり、扱いが面倒になります。そこで**16進数**を用いると 2 進数の 4 桁を 1 桁で表記でき、扱いやすくなります。

基数を明示するために、$123_{(10)}$、$1101_{(2)}$、$AF_{(16)}$ のように基数を括弧付きで記述します。

2. 10進数を 2 進数へ変換

基数は目的に応じて相互に変換可能です。例えば10進数の12を 2 進数で表現するためには、答えが 0 になるまで基数の 2 で割っていきます。次の手順で変換します。

$$
\begin{array}{r}
2)\underline{12} \\
2)\underline{6\text{ 余り }0} \\
2)\underline{3\text{ 余り }0} \\
2)\underline{1\text{ 余り }1} \\
0\text{ 余り }1 \\
1100_{(2)}
\end{array}
$$

このように「12を 2 で割って 6 余り 0」、「6 を 2 で割って 3 余り 0」、「3 を 2 で割って 1 余り 1」、「1 を 2 で割って 0 余り 1」という手順を踏み、最後に余りの部分を一番下から読み上げることで10進数から 2 進数への変換ができます。

3. 2 進数を10進数へ変換

2 進数を10進数に変換する場合、先ほどの 2 進数 $1100_{(2)}$ であれば、次のように右から 1 桁ごとに、「一番右端は 2 の 0 乗（1）、その次は 2 の 1 乗、その次は 2 の 2 乗、その次は 2 の 3 乗」と、各桁の重みに 2 の n 乗の数値を当てはめていきます。

2 進数	1	1	0	0
重み	2^3	2^2	2^1	$2^0=1$

このように、各桁の値にそれぞれの重みを掛けます。

$$1\times2^3+1\times2^2+0\times2^1+0\times2^0$$
$$=8+4+0+0$$
$$=12$$

桁が増えて $11100_{(2)}$ と 5 桁になれば一番左の桁に対応するのは 2 の 4 乗（16）、となります。

4. 10進数を16進数へ変換

16進数では 1 桁（ 1 文字）で、10進数の 0 から15までの16種類の状態を表す必要があるため、0 から 9 までの数字と $10_{(10)}$ 〜$15_{(10)}$ を A 〜 F として表します（次ページ表）。

10進数128を16進数に変換してみます。この場合も 2 進数に変換する時と同様に、基数の16で割っていき、各々の余りを求めます。

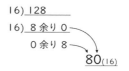

$$
\begin{array}{r}
16)\underline{128} \\
16)\underline{8\text{ 余り }0} \\
0\text{ 余り }8 \\
80_{(16)}
\end{array}
$$

10進数、2進数、16進数の関係は次のとおりです。

10進数	2進数	16進数
0	0	0
1	1	1
2	10	2
3	11	3
4	100	4
5	101	5
6	110	6
7	111	7
8	1000	8
9	1001	9
10	1010	A
11	1011	B
12	1100	C
13	1101	D
14	1110	E
15	1111	F
16	10000	10

2進数では2のべき乗で桁が上がり、16進数では $16_{(10)}$ で $10_{(16)}$ のように2桁になります。

5.　16進数を10進数へ変換

16進数から10進数へ変換する際の手順も2進数のときと同様です。16進数 $DE_{(16)}$ を10進数に変換する場合は次のようになります。

16進数	D	E
重み	16^1	$16^0=1$

先ほどの表より、$D_{(16)}$ は13、$E_{(16)}$ は14です。ここで、それぞれの桁ごとに重みを掛けて計算します。式は次のようになります。

$13 \times 16^1 + 14 \times 16^0 = 222$

6.　2進数を16進数へ変換

2進数は1桁で0か1の2種類の表現しかできないため、数値が大きくなると桁数が増えてしまい扱いが面倒です。このような場合に使わ

れるのが16進数です。

2進数の4桁で表現できるのは $0000_{(2)}$ から最大値 $1111_{(2)}$（$15_{(10)}$、$F_{(16)}$）の16種類です。これは16進数1桁で置き換えることができます。

2進数から16進数へ変換する場合、2進数で表された数値を下位から4桁ずつ区切り、それぞれを16進数に変換して結合します。

例えば、2進数 $11001101_{(2)}$ を16進数に変換するときは、1100と1101に区切ります。

1100は $C_{(16)}$、1101は $D_{(16)}$ なので、答えは $CD_{(16)}$ となります。

7.　2進数の足し算

2進数で表された値の足し算は、10進数と同様に各桁で計算します。このとき、2進数では $1+1$ で繰り上がりが起こることに注意します。

$$
\begin{array}{r}
0101 \\
+)\ 1001 \\
\hline
1110
\end{array}
$$

例えば、$0101+1001$ の場合、右端の値が繰り上がって1110となります。

8.　16進数の足し算

16進数の場合も各桁で計算します。$CD+50$ を式で表すと次のようになります。

$$
\begin{array}{r}
CD \\
+)\ 50 \\
\hline
\end{array}
$$

16進数では $C=12$、$D=13$ です。$D+0$ はそのままなので、1桁目にはDが入ります。次に2桁目では $12+5=17$ となり、16を超えるので繰り上がりが起こります。

なお、実際に筆算を行う場合には、アルファベットの上に数値を書き込んでおくと計算ミスを防ぐことができます。

$$
\begin{array}{r}
1\overset{(12)}{C}D \\
+)\ 50 \\
\hline
11D
\end{array}
$$

3桁目に1が繰り上がり、2桁目は1となります。よって答えは11Dとなります。

━━ 過去問題 ━━

出題傾向

以前は16進数の足し算が頻出でしたが、近年は2進数と16進数の足し算や1-2で取り上げる論理演算と組み合わせた問題などが出題されています。

問題 1-1 2進数「100」と16進数の「10」の合計を10進数で表したのはどれか。（2023）

1) 16
2) 18
3) 20
4) 22
5) 24

問題 1-2 10進数の101を2進数で表したのはどれか。（2022）

1) 1100101
2) 1100011
3) 1111001
4) 1111101
5) 1111110

問題 1-3 16進数「F8」を10進数で表したのはどれか。（2021）

1) 120
2) 128
3) 150
4) 248
5) 254

問題 1-4 2進数の「10010」と「1010」の和を16進数で表したのはどれか。（2021）

1) 1A
2) B1
3) 1C
4) 1F
5) AB

1-2　論理演算　　　　　SBO1.2.3

ここがポイント

論理演算は普通の算術演算と異なり、真（1）と偽（0）の2つの状態を用いて行う演算です。コンピュータが行う処理はこの論理演算に基づいています。

1. 論理演算の考え方

　コンピュータによる処理は基本的に**真**（1）と**偽**（0）だけを対象とし、結果も真か偽を出力する**論理演算**をしています。論理演算は真偽を表す2進数の1桁（0，1）を入力して、その結果も（0，1）で出力する演算です。通常の算術演算（＋－×÷など）も論理演算を利用しています。コンピュータが実行するどんなに複雑な処理も、論理演算の基本的な回路（**論理回路**、**ゲート**）を組み合わせることで処理することができます。

2. AND演算（論理積）

　AND演算（**論理積**）は、入力がすべて1の場合にのみ1が出力される演算です。例えば、A AND Bという論理式があれば、AもBも1の場合のみ1が出力されます。

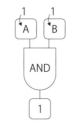
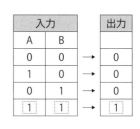

入力			出力
A	B		
0	0	→	0
1	0	→	0
0	1	→	0
1	1	→	1

なお、入力と出力の関係を表した表のことを真理値表といいます。また、論理演算は次のように集合関係を視覚的に表した**ベン図**でも表現することができます。A、Bの各円の中が真(1)で、グレー部分が出力です。

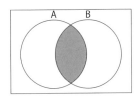

3. OR演算（論理和）

OR演算（論理和）は、少なくとも一方の入力が1の場合に出力が1となる演算です。A OR Bでは、AまたはB、あるいは両方が1の場合に出力が1になります。算術演算の和とは異なり、1+1は2となりません。

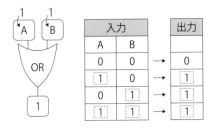

OR演算をベン図で表すと次のようになります。

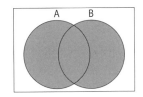

4. NOT演算（否定）

NOT演算（否定）は、入力した値を反転させる演算です。NOT Aでは、Aが1ならば0が、Aが0ならば1が出力されます。

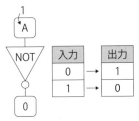

NOT演算のベン図は次のようになります。

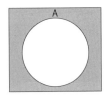

上記の3つに加え、応用的な3つの演算があります。

5. XOR演算（排他的論理和）

XOR演算（排他的論理和）は、2つの入力が異なる場合に出力が1となる演算です。A XOR Bでは、Aが1でBが0、またはAが0でBが1の場合に1が出力されます。

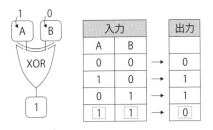

XOR演算のベン図は次のようになります。

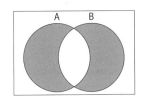

6. NAND演算（否定論理積）

NAND演算（否定論理積）は、論理積（AND）の結果を否定したものです。2つの入力がともに1の場合は0を、他の場合では1を出力します。

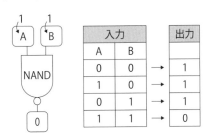

NAND演算のベン図は次のようになります。

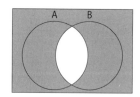

7. NOR演算（否定論理和）

NOR演算（否定論理和）は、論理和（OR）の結果を否定したものです。2つの入力が0の場合は1を、他の場合では0を出力します。

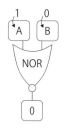

入力		出力
A	B	
0	0	→ 1
1	0	→ 0
0	1	→ 0
1	1	→ 0

NOR演算のベン図は次のようになります。

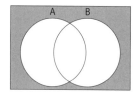

8. 論理演算の一例

論理演算の一例を示します。例えば、2進数で表された数1010と1100のOR演算（1010 OR 1100）をする場合で考えます。ここでは仮に1010をA、1100をBとします。

A	1	0	1	0
B	1	1	0	0
出力				

OR演算では、少なくとも一方の入力が1の場合に出力が1となるので、真理値表に基づき、次のように結果が出力されます。

A	1	0	1	0
B	1	1	0	0
出力	1	1	1	0

よって答えは1110となります。

過去問題

出題傾向

6種類の論理演算において、どのような結果が出力されるかを覚えておきましょう。AND、OR、NOTの基本的な演算よりも、XOR、NAND、NORが出題されています。

問題 2-1 2進数「1010」と「1001」の論理演算の結果が「0111」となるのはどれか。（2022）

1）論理和（OR）
2）論理積（AND）
3）否定論理和（NOR）
4）排他的論理和（XOR）
5）否定論理積（NAND）

問題 2-2 ベン図の網掛け部分が得られる演算はどれか。（2021）

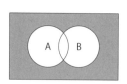

1）A OR B
2）A AND B
3）NOT（A OR B）
4）NOT（A AND B）
5）（NOT A）AND B

情報の単位

ここがポイント

ビット（bit）は情報の最小単位で、2進数1桁で表現されます。1ビットが8つ集まって1バイト（byte）となり、これを基準として情報量が表されます。

1. 情報の最小単位

0と1で表現される2進数1桁のことを**1ビット**（bit）と呼びます。これを、1つの電球と考えると、点灯○と消灯×の2通りの情報で表現できます。

1ビットの情報（点灯＝○、消灯＝×）

電球A	○	×

次に電球を2つに増やすと、次のように4通りの組み合わせが表現できます。

2ビットの情報

電球A	○	○	×	×
電球B	○	×	○	×

このように、2進数では桁が1つ増えるごとに2のn乗通りの組み合わせを表現することができます。

桁	組み合わせ
2^1	2
2^2	4
2^3	8
2^4	16
2^5	32
2^6	64
2^7	128
2^8	256

この表でさらに桁が増えていくと、2の9乗のときは512、2の10乗のときには1024…、と表現できる組み合わせも増えていきます。

なお、情報の最小単位は1ビット（bit）ですが、小さすぎるため、コンピュータでは8ビット（2進数8桁）をまとめた**1バイト**（byte、B）が多く使われ、1Bを基準にメモリの記憶容量やネットワークの通信量などが表されてい

ます。ビットとバイトを区別するため、ビットのときは「b」と小文字で、バイトのときは「B」と大文字で表示します。

2. 情報の単位と大きさ

1,000gを1kgと表示するように、一般的に数が大きくなる場合には単位を示すSI接頭語（SI：国際単位系）で大きさを示します。

情報分野においてもSI接頭語に準じて次の表のように接頭語（辞）を用います。ただし、キロは1,000を表すSI接頭語ですが、情報分野においては2進数が基本となるため、2の乗数で1,000に最も近い$2^{10}=1024$を基準として用います。そこで10の3乗を表すSI接頭語k（10^3）と区別するため大文字の「K」を用います。

接頭語	読み方	10進表記の倍数	2進数での大きさ
K	キロ	10^3	1KB＝1024B
M	メガ	10^6	1MB＝1024KB
G	ギガ	10^9	1GB＝1024MB
T	テラ	10^{12}	1TB＝1024GB
P	ペタ	10^{15}	1PB＝1024TB
E	エクサ	10^{18}	1EB＝1024PB

この1024という基準の値は後で学習する画素数の計算などでも重要です。

例えば11,520,000ビットのデータ量の画像があるとします。このままでは見づらいので、まずはビットをバイトに直します。

$11,520,000 \div 8 = 1,440,000B$

このままでも見づらいのでキロバイトに変換します。このとき、1KB＝1,024Bを使います。

$1,440,000 \div 1,024 \fallingdotseq 1,406KB \fallingdotseq 1.37MB$

計算の際に1,024でなく1,000を使うと、計算誤差が発生するので注意が必要です。

=== 過去問題 ===

出題傾向

接頭辞を大きさの順に並べる問題や、10進表記との関係についての問題が頻出です。それぞれの接頭辞の大きさ順は暗記するようにしましょう。

問題 3-1　単位の接頭辞が小さい順に並んでいるのはどれか。(2023)

1) E<T<P<G
2) G<T<P<E
3) P<E<G<T
4) P<T<E<G
5) T<G<P<E

問題 3-2　10進表記の倍数と情報の単位の接頭辞の組み合わせで正しいのはどれか。(2022)

1) 10^3 — M
2) 10^6 — G
3) 10^9 — T
4) 10^{12} — E
5) 10^{15} — P

問題 3-3　データ量が最も小さいのはどれか。(2021)

1) 4GByte
2) 4TByte
3) 0.4EByte
4) 0.8PByte
5) 800MByte

問題 3-4　データ量が最も大きいのはどれか。(2019)

1) 8GByte
2) 4PByte
3) 0.4TByte
4) 0.4EByte
5) 8,192Mbyte

1-4　文字コード　SBO1.2.2

ここがポイント

コンピュータでは、全ての情報が2進数で表現されています。そのため、文字を表現するためにも、文字に番号を割り当てて、番号と文字を対応させる必要があります。

1. 文字コードとは

コンピュータでは数字も文字も数値（2進数）で表現しなければなりません。文字の場合、大きな表を用意し、そのマス目に文字を配置します。各マス目には番号が付けられていて、この番号を頼りに対応する文字を表示したり、印刷したりします。

後述のASCIIコードでは"A"を $1000001_{(2)}$、"B"を $1000010_{(2)}$ のように表現しています。このように、ある一定のルールに従って情報を表現することをコード化（**エンコード**）といいます。文字に番号を割り当てた符号化文字集合

を利用して、文字とその対応番号を相互変換するルールのことを文字コードといいます。

ASCIIコードでは、英字・数字・記号の128種類しか表現できず、日本語を使う場合などには独自の文字コードが使われていました。しかし、インターネットの普及で、海外で使われている文字コードを自分の国の文字コードに当てはめた場合に、文字化けが起きるようになりました。このため、標準化・統一化のために国際的な規格であるUnicodeを使用することが多くなっていますが、現在でもなお、複数の文字コードが使用されています。

2. ASCII

（1）ASCII コードの特徴

ASCII は、1963年に規格化された最も基本的な文字コードの１つで、128種類の文字を表現します。基本的な英字、数字、記号などを含み、古くから広く利用されています。しかし、ASCII は主に英語圏の文字を扱うため、漢字を扱えないなど、他の言語や記号に対応できないという制約があります。

（2）ASCII コードを使用した文字の表現と変換

ASCII コードでは文字を２進数で表現し、例えば、大文字アルファベット「C」は、「1000011」と７ビット（７桁）で表現します。

この値を16進数で表現する場合は、２進数から16進数への変換と同様の計算をします。例えば、Z は1011010で表されますが、まず下位から４桁で区切って、上位の101には先頭に０を補います。上位0101と下位1010に分け、それぞれ16進数で対応する５とＡを結合させて5A(16)と表します。

3. Shift_JIS（SJIS）

Shift_JIS は、1982年に情報関連企業によって作られた日本語の文字コードです。ASCIIコードに加えて、ひらがなやカタカナ、漢字などを扱え、Windows 環境での日本語表示に使われています。全ての文字を２バイトで表現しますが、ASCII コードと重複する部分があり、文字化けする可能性があります。日本語以外の言語には適しません。

4. EUC-JP

1980年代に策定された **EUC-JP** は、オペレーティングシステム（OS）の UNIX（Linux、Mac）環境で使われることの多かった日本語文字コードですが、近年では Unicode に置き換わってきています。

5. Unicode と UTF-8

Unicode は、単一の文字集合で世界中のほぼすべての文字を扱う大規模な文字集合です。現在、インターネットや OS（3-1参照）などで幅広く使われています。

Unicode にも **UTF-8**、**UTF-16**、**UTF-32** など複数のエンコード方式がありますが、標準的に用いられている UTF-8は１バイトから６バイトまでの可変長で文字を表現しています。

6. ISO-2022-JP（通称 JIS コード）

ISO-2022-JP は、ISO/IEC2022の国際的な文字コード規格の枠組みに沿って、JIS（日本産業規格）が策定した日本語の７ビットの文字コードです。多くのメールソフトが７ビットのデータの送受信を前提としていたため、日本語を使うメールでの通信の際によく使われていますが、日本語以外の言語には対応していません。

過去問題

出題傾向

ASCII や Unicode（UTF-8）に関する問題が頻出です。

問題 4-1 漢字を扱えない文字コードはどれか。（2023）
1) ASCII
2) UTF-8
3) EUC-JP
4) Shift-JIS
5) ISO-2022-JP

問題 4-2 ASCII コードでは、大文字アルファベット「A」は２進数の1000001で、「B」は1000010で表される。「E」を表す２進数のASCII コードを16進数で表したのはどれか。（2022）
1) 41　　2) 45　　3) 4E
4) 52　　5) 65

■問題 4-3　単一の文字コード体系で多言語文字を取り扱うための規格はどれか。（2016）
1) EUC
2) ASCII
3) Unicode
4) JIS2004
5) Shift-JIS

1-5　　　データの表現方法　　　SBO1.2.3

> **ここがポイント**
>
> コンピュータの様々なアプリケーションで作成されたファイルは、それぞれのアプリケーションのファイル形式に対応した拡張子を付けて保存されます。

1. データの表現と拡張子

（1）ファイル形式

文書の作成や音声の記録、動画の制作といった様々な機能を実行する場合、各種のアプリケーション（3-2参照）を使用します。それぞれで作成されたデータファイルの内容は固有の規格で構成されており、ファイルに対応したアプリケーションでしか開くことができません。このようなファイルの種類のことをファイル形式と呼びます。

（2）拡張子

ファイル形式はファイル名の後にピリオド（.）に続けて、**拡張子**と呼ばれる文字列を付けて明示することができます。例えば、「example.txt」というファイルでは、".txt" が拡張子で、ファイルがテキストデータであることがわかります。一般にファイル形式を示す場合は大文字で、拡張子を示す場合は小文字で表記します。ただし、UNIX 系の OS では、ファイル名、拡張子は大文字と小文字を区別するので注意してください。

主なファイル形式と拡張子

ファイル形式 （拡張子）	概要
(1) 文書に関するもの	
TEXT （txt）	テキストファイル形式。文字と数値だけで構成され、文字の大きさなどの書式設定はできない。
DOC/DOCX （doc/docx）	Microsoft 社の Word のファイル形式で、書式設定ができる。
RTF （rtf）	書式設定をすることができるリッチテキストファイル形式。
PDF （pdf）	電子文書のファイル形式。
XML （xml）	文章の見た目や構造を記述するマークアップ言語データ。
(2) データに関するもの	
CSV （csv）	文字や数字データのみのデータをコンマ（,）で区切って並べたファイル形式。
XLS/XLSX （xls/xlsx）	Microsoft 社の Excel のファイル形式。
(3) 音声に関するもの	
WAV （wav）	Windows 標準の音声ファイル形式。圧縮していない。
WMA （wma）	Windows 標準の圧縮したファイル形式。
MP3 （mp3）	CD 並みの音質でデータ量を圧縮できる。
AAC （aac）	MP3 よりも圧縮が可能。
(4) 静止画像に関するもの	
JPEG （jpeg/jpg）	デジタルカメラなどでよく使われているファイル形式。
BMP （bmp）	Windows 標準のファイル形式。無圧縮で、データ量が大きい。
GIF （gif）	256色の画像を可逆圧縮（1-7参照）することができる。
PNG （png）	フルカラー画像を可逆圧縮できる。
TIFF （tiff）	スキャナーなどで使用する、解像度の高い画像データ。

(5) 動画像に関するもの	
AVI (avi)	汎用性の高いファイル形式で、多様な形式がある。
MP4 (mp4)	低画質・高圧縮率のファイル形式。

2. ラスタ画像とベクター画像

コンピュータの画像データ形式には、**ラスタ（ビットマップ）データ**と、**ベクターデータ**があります。ラスタデータは画像全体に画素を敷き詰めて表現するもので、表示できる色数が多く、写真などに向いています。ただし、拡大すると階段状のノイズ（**ジャギー**）が現れます。ベクターデータは点と線の色、長さや曲がり具合などの情報を元に計算して画像を再現します。ベクターデータは画像を拡大縮小しても劣化しないという長所があります。

ラスタデータ（左）とベクターデータ（右）

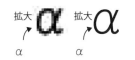

3. コーデック

動画像は、1枚ずつ並べた画像を高速で切り替えることで表現しているため、データ量が膨大になります。このように膨大なデータを扱う場合には圧縮して記録（エンコード）し、そして再生時に元に戻す**伸張／復号（デコード）**という処理が行われます。この圧縮と伸張のプロ

グラムのことを**コーデック**と呼び、複数の種類があります。動画に関するコーデックには次のようなものがあります。

（1）H.263

テレビ電話やテレビ会議などで使用され、電話回線など低速度の通信網でも使うことができます。

（2）H.264

MPEG-4の改良版で、携帯電話のワンセグからデジタルハイビジョンまで対応できる高圧縮率のコーデックです。

（3）MPEG-1

ビデオCDなどの低記憶容量の媒体を対象とした低解像度のコーデックです。

（4）MPEG-2

デジタルテレビ放送やDVDで利用されます。

（5）MPEG-4

インターネット動画配信やビデオゲームなどで利用されます。

（6）WMV

Windows標準のコーデックです。

音声に関するコーデックには、MP3やWMA、AACなどがあります。

動画は動画コーデックによる動画ファイルと音声コーデックによる音声ファイル、その他をまとめたコンテナとして保管します。MP4はコンテナの代表的な形式で、様々なコーデックに対応しています。

第Ⅲ部 情報処理技術系

═══════ **過去問題** ═══════

> **出題傾向**
> 「動画像のファイル形式はどれか」といったように、ファイル形式を問うものが頻出です。

問題 5-1 デジタルハイビジョン対応の動画コーデックはどれか。（2019）
1) MP3　　2) JPEG　　3) H.263
4) H.264　　5) MPEG-1

問題 5-2 動画像のファイル形式はどれか。（2022）
1) BMP　　2) MP4　　3) PNG
4) FHIR　　5) JPEG

1-6　データのデジタル化　　SBO1.2.4

ここがポイント

温度、音、圧力など自然界の現象はほとんどがアナログデータです。コンピュータはデジタルデータしか扱えません。そこでアナログデータを標本化、量子化、符号化という3つの段階によってデジタルデータに変換します。

1. アナログデータのデジタル化プロセス

アナログデータ（連続量）をデジタルデータ（離散量）に変換（**A/D変換**）するには、標本化→量子化→符号化という処理を行います。

標本化（サンプリング）では、一定間隔ごとに電圧などのアナログ情報の値を抽出をします。

量子化では、標本化によって得られた連続量である測定値を切りのいい整数などの離散量に近似します。

符号化では、量子化によって得られた数値を0と1で表される2進数の値に変換します。

2. 波形データのデジタル化

（1）標本化（サンプリング）

音や電波などは波で表され、波の頂点から頂点までの長さを波長と呼び、単位をメートル（m）で表します。下図に示すように、1秒間に波打った回数を周波数と呼び、単位をヘルツ（Hz）で表します。

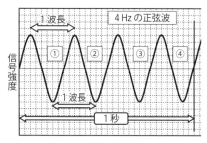

音の波形データのデジタル化では、マイクなどで採集した音を電圧の変化に置き換え、1秒間をいくつかに区切って標本化します。

このときの区切る回数を**標本化周波数（サンプリング周波数）**と呼びf_s（単位はHz）で表します。例えば1秒間に1回であれば1Hz、CDであれば1秒間に44,100回区切るので44.1kHzとなります。なお、人間の知覚可能な周波数は20～20kHzとされています。

（2）標本化定理（サンプリング定理）

波形データの標本化にあたっては、適当な標本化周波数を選んでよいわけではありません。標本化周波数が低すぎると、元のアナログ信号を正しく表現することができません。逆に高すぎると、より精密に元の信号を反映できますが、出力される情報量が増えてしまいます。

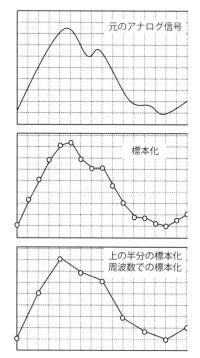

元の信号を正確に記録するためには、標本化周波数（f_s）は元の信号が持つ最大の周波数（f_{max}）の2倍以上が必要とされています。この関係を**標本化定理**と呼び、次の式で表します。

$$f_s > 2\,f_{max}$$

例えば、最大周波数が400Hzのアナログ信号をデジタル信号へ変換する場合、必要な最低

標本化周波数は800 Hzとなります。

（3）量子化

　波形データの量子化では、ある時点における標本化された信号強度（例えば電圧）のアナログ値を整数など、有限の段階で区切ります。信号強度を何段階に区切るかをビット数で表します。8ビットでは256段階、10ビットでは1024段階とビット数を増やすと、元の波形をより忠実に表現することができますが、情報量が増えてしまいます。

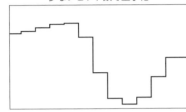

少ないビット数で量子化

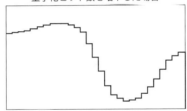

量子化ビット数を増やした場合

（4）波形データのデータ量

　例えば、1秒間に20回標本化を行い、16ビットで量子化する場合を考えてみます。標本化周波数が20 Hzなので、式は次のようになります。

20×16bit
= 20×2B
= 40B

　これは1秒間におけるデータ量ですが、2秒のデータ量を求める場合には2倍に、1分間のデータ量を求めるには60倍することになります。

3. 2次元画像のデジタル化

（1）標本化（サンプリング）

　2次元の画像は、平面を小さく区切った点に分割して標本化します。この点のことを**画素**（**ピクセル、ドット**）と呼び、平面当たりどれくらい画素があるかを解像度と呼びます。画像1枚当たりの画素が多い（解像度が高い）ほど鮮明な画像となります。なお、印刷物やスキャ

ナーの場合には解像度を1インチ当たりのドット数として **dpi**（dots per inch）という単位で表します。

（2）白黒（グレースケール）画像の量子化

　標本化された値は量子化されます。このとき、その画素における明暗や色を整数の値で量子化します。白黒（グレースケール）画像であれば「白～灰色～黒」といった明暗の段階を数値に置き換えます。通常この段階はビットで表現し、明暗を1ビットで表現すると黒か白かの2通りだけですが、ビット数を増やすことで多くの段階を表現することができます。このときの明暗の段階のことを**階調**といいます。

深度	数	表現できる色のイメージ
1bit = 2^1	2通り	□■
2bit = 2^2	4通り	□▨▦■
3bit = 2^3	8通り	□▨▨▨▦▦▩■

　情報の単位（1-3参照）で示したように、10ビットであれば1,024通りの階調が表現可能です。逆に階調を4,000段階に分けたい場合には、最小でも 2^{12}、すなわち12ビット必要になります。

（3）白黒（グレースケール）画像のデータ量

　例えば、縦横 1,024×1,024 画素の画像について、256階調（8ビット＝1バイト）で表現した場合のデータ量は次の式で表されます。

1,024×1,024×8bit
= 1,024×1,024×1B
= 1,024×1KB
= 1MB

（4）カラー画像の量子化

　カラー画像の量子化では、**光の3原色**（赤：Red、緑：Green、青：Blue）の組み合わせで色を表現します。カラー画像のことを、3色の頭文字をとって**RGB画像**とも呼びます。1画素が表現できる色数を**色深度**といい、ビット数で表します。色深度を大きくするほど元の色合いを忠実に表現できます。

　RGBの各1色を8ビット（256階調）で表現したときは、24ビットとなり、2^{24} で約1,678万色の色を表現できます。この24ビットカラーの

ことを**フルカラー**または **True Color** といいます。人間が認識できる色の数は750万色とされているので、十分な色数がカバーされることになります。

（5）カラー画像のデータ量

白黒画像と同様に、縦横 1,024×1,024 画素の画像について、1 色を256階調のフルカラーで表現した場合のデータ量は、RGB それぞれ 3 色あるので次のように計算されます。

$1,024 \times 1,024 \times 8\text{bit} \times 3$

$= 1,024 \times 1,024 \times 24\text{bit}$

$= 1,024 \times 1,024 \times 3\text{B}$

$= 1,024 \times 3\text{KB}$

$= 3\text{MB}$

4．動画像データのデータ量

データの表現方法（1-5参照）でみたように、動画像はフレームと呼ばれる 1 枚ずつの画像を並べ、それを高速で切り替えていくことで表現されています。1 秒当たりのフレーム数は**フレームレート**と呼ばれ、**fps** という単位で表します。例えばテレビなどでは 1 秒間に30枚ずつ切り替えているので、30fps となります。

（1）白黒（グレースケール）動画像のデータ量

例えば、画素数 1,024×1,024 の10ビット、グレースケール、フレームレート60fps の非圧縮動画の 1 秒当たりの情報量は 1 枚の画像のデータ量×枚数×時間で表され、次式のようになります。

$1,024 \times 1,024 \times 10\text{bit} \times 60 \times 1$

$= 629,145,600\text{bit}$

この値をビットからバイトに変換します。

$629,145,600\text{bit} \div 8$

$= 78,643,200\text{B}$

この値を1,024で割って MB に変換します。

$78,643,200\text{B} \div 1,024$

$= 76,800\text{KB}$

$= 75\text{MB}$

（2）カラー動画像のデータ量

1 枚、画素数 1,024×1,024 の24ビットフルカラーの画像を30fps で 1 時間記録する場合のデータ量を計算してみます。24ビットフルカラーは3MB であり、動画は 1 秒間に30fps であり、1 時間は 60×60 秒なので、次のようになります。

$3\text{MB} \times 30 \times 60 \times 60$

$= 324,000\text{MB}$

$\fallingdotseq 316\text{GB}$（ギガバイト）

このように、動画像は短時間でもデータ量が非常に多くなるため、データの圧縮が行われます。

═══ 過去問題 ═══

出題傾向

画像と音声に関する計算問題が中心で、特に音声データの計算では基準となる時間（分・秒）に注意しましょう。

問題 6-1　RGB の各色が8bit で表現される 1,920×1,080 画素の非圧縮画像ファイルのデータ量はどれか。（2019）

1）2MB
2）4MB
3）6MB
4）8MB
5）10MB

問題 6-2　サンプリング周波数20Hz、16bit で量子化された 2 秒分のデータ量はどれか。（2023）

1）40Bytes
2）80Bytes
3）160Bytes
4）320Bytes
5）640Bytes

1-7　データの圧縮　　　　　　　　　　　SBO1.2.5

1.　データの圧縮とは

　圧縮とはそのデータのもつ意味を変えずにデータ量を小さくすることです。動画などのデータは、そのままの状態だと多くの容量を使う一方で、ネットワーク回線や記録メディアは、通信や記録する容量に一定の制限があります。こうした制限の中で情報のやり取りを行う場合、圧縮することでファイルサイズを小さくできます。こうした圧縮の方法には大きく分けて可逆圧縮と非可逆圧縮があります。

（1）可逆圧縮

　可逆圧縮は圧縮前のデータに完全に戻せるもので、**ロスレス圧縮**とも呼ばれ、Zip や GIF（画像）、PNG（画像）といったファイル形式があります。特に文書やプログラムなど、少しでも情報が欠損すると影響が出るものなどには可逆圧縮を用います。

（2）非可逆圧縮

　非可逆圧縮は完全には元のデータに戻すことはできませんが、元のデータと近しいものにでき、さらに元のデータの1/10～1/100程度までデータ量を小さくできる（圧縮率が高い）という長所があります。主に音声や画像データの圧縮に用いられています。ただし、データの劣化やひずみを生じてしまうため、輪郭がボケたり、音声にひずみが生じたりするという点に注意が必要です。

　非可逆圧縮には JPEG（静止画像）や MP3（音声）、MPEG（動画像）といったファイル形式があります。

2.　アーカイブ

　複数のファイルがひとつのファイルにまとめられたもののことを**アーカイブファイル**と呼び、Zip ファイル形式が多く使われています。

過去問題

問題 7-1　可逆圧縮の説明として正しいのはどれか。（2022）
1）圧縮前のデータに復元できる
2）復元後の音声にひずみが生じる
3）非可逆圧縮より圧縮率が高くなる
4）復元後のテキスト情報が欠損する
5）圧縮前後でファイルサイズが変化しない

2 ハードウェア

> **ここがポイント**
>
> コンピュータの規模も運用形態も様々ありますが、近年は高性能なサーバと仮想化技術を組み合わせたシンクライアント方式が広く利用されています。

1. コンピュータの種類

コンピュータには、規模や運用方法で大きく分けて次のような区別があります。

メインフレーム：企業の基幹システムとなるような大規模なコンピュータです。

パーソナルコンピュータ：PC と略され、家庭や職場でユーザが個人で使用することを想定したコンピュータです。

サーバ：クライアント（サービスを受ける側の端末）からの要求に応じて、その依頼内容を実行するコンピュータです。例えば Web サーバであれば、ユーザのブラウザに、Web サイトのデータを送って表示させます。

2. バッチ処理とリアルタイム処理

コンピュータが様々なデータの処理を行う場合、扱うデータの特徴に応じた処理方法があります。

（1）バッチ処理（一括処理）

バッチ処理は、一定量や一定期間に集められたデータをひとまとまりにして、あらかじめ登録した処理手順により自動で一括処理する方法です。一日分の販売、在庫集計など大量のデータを処理するので、夜間など業務システムの負荷の少ない時間帯に行われることが多くなります。

患者の統計データなどは毎日時間を決めてバッチ処理される場合が多くなります。

（2）リアルタイム処理（即時処理）

リアルタイム処理は 1 つの処理の依頼に対して即時的に処理を行うものです。医師のオーダなど、即時性が求められるものに使われます。

3. シンクライアント

シンクライアントとは、セキュリティの向上、管理コストの削減などを目的として、台数の多いクライアント端末の機能は必要最小限にとどめ、サーバ側で処理を行う仕組みを指します。個々の端末にデータを持たせずに運用することができるので、セキュリティ対策としても有効です。

シンクライアントの方式には、処理はサーバ側で行い、クライアント端末は画面表示を行う**画面転送方式**と、個々の端末で処理を行う**ネットワークブート方式**があります。画面転送方式には、1 台のサーバを複数のユーザで共有する**サーバベース方式**や 1 枚の基板に PC の機能を集約したブレード PC をサーバ側に複数用意した**ブレード PC 方式**があります。**仮想 PC 方式**は VDI（Virtual Desktop Infrastructure）とも呼ばれ、高性能なサーバ上に数十台から数千台の仮想的な PC を稼働させます。クライアント端末はネットワークを介してこの仮想 PC に接続し、仮想 PC 上で処理を実行、その情報をクライアント端末に転送し表示させる仕組みです。

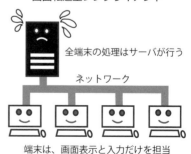

画面転送型シンクライアント

全端末の処理はサーバが行う

ネットワーク

端末は、画面表示と入力だけを担当

━━━━━ 過去問題 ━━━━━

出題傾向

シンクライアントを中心とした仮想化について問う問題が頻出です。

問題 1-1　バッチ処理の説明として適切なのはどれか。(2022)

1) 処理を対話的に実行する方式
2) 登録した処理を自動的に一括実行する方式
3) サーバとクライアントで処理を分担する方式
4) 同一の処理を多数のコンピュータに分散する方式
5) 複数の処理を短時間ずつ切り替えて実行する方式

問題 1-2　シンクライアントの特徴はどれか。(2023)

1) サーバの負荷軽減

2) 情報漏洩対策が困難
3) 大量データの一括処理
4) ピアツーピア型の通信
5) 端末にデータを持たない

問題 1-3　デスクトップ仮想化はどれか。(2019)

1) RDP
2) TSS
3) VDA
4) VDI
5) VDT

2-2　ハードウェア　　SBO2.2.1

ここがポイント

コンピュータは五大機能と呼ばれる入力・記憶・演算・出力・制御の機能をもつ装置で構成されています。

1. コンピュータの構成要素

コンピュータは、データの記憶や演算、外部との入出力といった機能を備えた電子機器です。その構成要素には次のものがあります。

（1）コンピュータの五大装置

入力装置：外部からデータを入力します。

記憶装置：入力されたプログラムやデータを格納します。主記憶装置と補助記憶装置に分かれます。

演算装置：プログラムに基づく演算を行います。

出力装置：外部へデータを出力します。

制御装置：上記4つの装置を順序良く働かせるために指示・制御を行います。

多くの場合、演算装置と制御装置は一体化しています。この一体化した演算装置と制御装置のことを**中央処理装置**（Central Processing Unit：**CPU**）やプロセッサと呼びます。

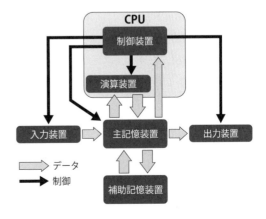

2．CPU の基本機能

CPU にある制御装置ではコンピュータへの様々な命令（**プログラム**）を読み込み、解読し、その命令内容に従った処理を実行します。このときの命令やデータは記憶装置に保存されており、CPU が１つの命令を処理するとき、次のような手順で実行されます。

例えば「X＋Y＝Z」という命令を処理する場合には、記憶装置から命令を読み込んで解読し、演算装置が記憶装置からXとYのデータを取り出し、演算を実行します。その結果のZが出力されて記憶装置に記憶されます。

読込	主記憶装置から命令を取り出し、読み込む（フェッチ）
解読	読み込んだ命令を解読する（デコード）
実行	命令を実行する（エグゼキュート）
出力	人に理解できる形で出力する

3．記憶装置

（1）順次アクセスとランダムアクセス

記憶装置はデータへのアクセス方法によって、格納した順にしか目的のデータにアクセスできない**順次アクセス**と、格納順に関係なく目的のデータに直接アクセスできる**ランダムアクセス**方式があります。例えば順次アクセスには磁気テープが、ランダムアクセスにはハードディスクがあります。

（2）主記憶装置

主記憶装置（メインメモリ）はプログラムやデータを格納しておく場所のことで、CPU が直接読み込みや書き込みを行います。主記憶装置には主に半導体メモリが使われており、電源が切れると記憶内容が消えてしまう揮発性のRAM と、電源を切っても記憶内容が保存される不揮発性の ROM があります。

（3）補助記憶装置

補助記憶装置は、主記憶装置を補助するために設けられる装置で、主にデータの長期保存のために用いられます。電源を切っても記憶内容は保存されます。代表的な補助記憶装置には次のものがあります。

名称	特徴
CD-ROM DVD-ROM	直径12 cm のディスクを ROM として利用する。レーザ光を使い、記録面の物理的な凸凹によってデータを記録しており、書き込みができる形態とできない形態がある。最大記憶容量は CD で約800MB、DVD で約17GB。
BD-ROM （Blu-ray Disc）	CD・DVD と同様に12 cm のディスクを使うが、読取りに青色半導体レーザを用いる。最大記憶容量は約50GB 程度となる。
HDD	高速回転する複数の磁気ディスクと、読み書きを行う磁気ヘッドを一体化した装置で、大容量の記憶を行うことができる。
フラッシュメモリ	USB メモリや SD メモリカードのように、EEPROM 型の半導体メモリを利用した書き換え可能数の多いメモリで、小型化することができる。
SSD	フラッシュメモリの一つで HDD のように OS などの保存に使われる。衝撃に強く、HDD よりも軽量で高速で読み書きできる。なお、書き換え回数には制限がある。
磁気テープ	テープにデータを磁気で記録するもので、大容量データを低コストで保管することに優れている。LTO テープなどの種類があり、システムに接続しているとき以外はオフラインとなるため、サイバー攻撃に強いという特徴がある。

4．RAID

（1）RAID の種類

HDD は、低コストで大容量のため、広く利用されています。HDD の読み書きの速度の改善、障害時の復元などの方策として **RAID**（Redundant Arrays of Inexpensive Disks）が考案されました。RAID とは複数の HDD などをまとめて一つの補助記憶装置として扱うもので、主に信頼性・可用性の向上を目的としています。RAID には次のような種類があります。

名称	特徴
RAID0	ストライピングと呼ばれ、２台以上の HDD にデータを分散して記録する。読み書き速度の改善が期待できる。

名称	特徴
RAID1	ミラーリングと呼ばれ、同じデータを2台以上のHDDに記録する。データの安全性が高まるが、実効記憶容量は構成しているHDDの50%となる。
RAID2	ECCと呼ばれるパリティ（誤り訂正符号）とデータを分散して記録する方式。信頼性は高いがあまり使われていない。
RAID3	RAID2で用いられたパリティを排他的論理和に変更したもの。現在ではRAID5のほうが使われる。
RAID4	RAID3を一部改良したものだが、こちらも現在ではRAID5のほうが使われる。
RAID5	3台以上のHDDを用い、ストライピングしたデータとパリティを各ディスクに分散して記録する方式。1台のHDDが破損しても復元が可能となる。パリティ保存のため1台分のHDDの容量が利用され、実効記憶容量は減る。
RAID6	4台以上のHDDを用い、パリティを二重に生成し、分散して書き込む方法。2台のHDDが破損しても復元が可能なので、RAID5より障害耐性が高いが、書き込み性能などでは劣る。パリティ保存のため2台分のHDDの容量が利用され、実効記憶容量は減る。
RAID10	RAID0とRAID1を組み合わせたもので、高速化と障害耐性を高めたもの。4台以上の偶数台のHDDが必要となる。実効記憶容量は構成しているHDDの50%となる。
RAID01	RAID10のRAID0とRAID1の構成を入れ替えたもの。RAID10と機能がほぼ同じであるため、ほとんど使われていない。

例えば、RAID10は、RAID1とRAID0を組合わせた方式で、4台以上偶数台のHDDを用い、2台ずつのペアを何組か作ります。下図の、ABCDEFGHIというデータを6台のハードディスクに記録させる場合、HDDペア①と②にはADGを、③と④にはBEHを、⑤と⑥にはCFIを、と同一のデータを2台に記録（**ミラーリング**）します。RAID10では、この同一

RAID10のイメージ

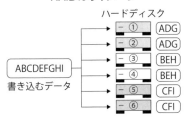

のデータを持つペアを分散して記録（ストライピング）しています。

一方、RAID01はRAID10とストライピングとミラーリングの順番が異なります。HDDが6台のRAID01の場合、HDD①、②、③で1つ目、HDD④、⑤、⑥で2つ目のストライピンググループを作ります。この2つのストライピンググループでミラーリングします。例えば、ABCDEFGHIのデータをストライピングした後、ミラーリングすると、HDD①と④にADG、②と⑤にBEH、③と⑥にCFIが記録されます。

また、RAID5やRAID6ではHDD破損の対策として、どのHDDが破損（RAID5では1台、RAID6で2台までの同時破損）しても復元できるように**パリティ（誤り訂正符号）**を生成し、データと同時に分散して記録します。

RAID5のイメージ

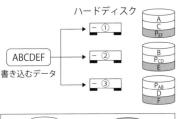

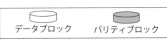

RAID6のイメージ

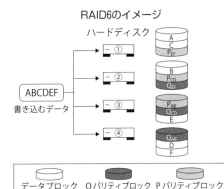

（2）RAIDの容量の計算

RAID3〜6では、データ以外にデータ復元のためのパリティを記録するために、実際に記録できる容量は減少します。RAID5ではパリティが1つで、HDD1台分の記憶容量がこれ

に充てられるため、8TB の HDD 6 台で構成した場合、実効記憶容量は次のようになります。

$$8TB \times (6-1) 台 = 40TB$$

また、10TB の実効記憶容量を確保するためには、1 台2TB の HDD では、10÷2＝5 台のほかにパリティ分に＋1 台の HDD が必要となり、合計 6 台が必要です。また、RAID6の場合はパリティが二重となり、2 台分の HDD 容量が充てられます。

なお、RAID10は、ミラーリングしているため、実効記憶容量は構成している HDD の半分、50%となります。このため、同容量の HDD12 台で構成している場合の実効容量は、HDD 6 台分となります。

5. 入力装置

　入力装置には、キーボード・マウスのほか、タッチパネルやタッチパッド、カメラ、マイクなどがあります。

（1）バーコードリーダー

　英数字を対応した線（バー）と隙間の太さ、間隔で表現したバーコードを光学機器で読み取るものです。国内では JAN コードのほか、2 次元シンボルを用いた2 次元コードも多く使われています。

（2）IC カードリーダー

　キャッシュカードのような接触型 IC カードや、電車の改札などで使われる非接触式 IC カードがあります。非接触型はリーダーライターから発信される電波を用いて情報を読み書きしています。

（3）OCR

　紙に印刷された文字などを認識し、コンピュータ上の文字データへ変換する装置です。近年ではコピー複合機のイメージスキャナなどを利用したソフトウェアも利用されています。

6. 出力装置

　出力装置はコンピュータで処理を行った内容を外部に出力するもので、身近なものにはディスプレイとプリンタがあります。

（1）ディスプレイ

　ディスプレイは液晶などを使って画面上に文字や写真などの画像を表示するもので、液晶ではバックライトからの光を透過、遮断させることによってさまざまな表現を可能にしています。

　ディスプレイの表現能力の要素の一つに解像度があり、解像度に応じたいくつかの呼び方があります。

ディスプレイの主な名称と解像度

名称	解像度（横×縦）	ピクセル数
VGA	640×480	307,200
XGA	1024×768	786,432
HDTV	1280×720	921,600
SXGA	1280×1024	1,310,720
2K/FHD（Full-HD）	1920×1080	2,073,600
WUXGA	1920×1200	2,304,000
4K（UHD）	3840×2160	8,294,400

（2）プリンタ

　液晶などのディスプレイではバックライトの透過光で色を表現していますが、紙などの印刷物においては、インクに吸収されずに透過・反射した光で色を表現しています。また、ディスプレイでは R・G・B の光の三原色（加法混色）で色を表現していましたが、印刷物では色の三原色（減法混色）で表現しています。色の三原色は Cyan（シアン）、Magenta（マゼンタ）、Yellow（イエロー）、で構成されますが、実際の印刷物では純粋な黒を表現することが難しいため、ここに Key plate（キープレート、黒、墨に相当）を加えて CMYK で表現しています。このように、ディスプレイで使われる色の要素と、印刷物で使われる色の要素が異なることから、画像検査で撮影した静止画像を印刷した場合には、モニタでの表示と印刷物の間に色の違いが生まれます。

　プリンタにはレーザ光を使うレーザプリンタや、家庭で一般的に使われるインクジェットプリンタ、そして複写式の伝票に印字可能なドットインパクトプリンタなどがあります。

過去問題

図示された RAID の種類を問う問題やその実効記憶容量に関する問題が頻出です。そのほか、CPU、補助記憶装置の種類、ディスプレイの解像度など幅広く出題されています。

問題 2-1 コンピュータを構成する装置のうち、他の装置に指示を出すのはどれか。(2019)

1) 制御装置
2) 記憶装置
3) 演算装置
4) 入力装置
5) 出力装置

問題 2-2 フラッシュメモリについて正しいのはどれか。(2022)

1) 揮発性である。
2) 高速回転する。
3) 書き換えできる。
4) 磁気で読み出す。
5) ランダムアクセスができない。

問題 2-3 ストライピングしたデータとパリティ値を各ディスクに分散して記録する方式はどれか。(2023)

1) RAID0
2) RAID1
3) RAID5
4) RAID01
5) RAID10

問題 2-4 ディスプレイの規格でもっとも解像度が高いのはどれか。(2023)

1) 4K
2) HD
3) FHD
4) XGA
5) WUXGA

第Ⅲ部 情報処理技術系

| 2-3 | インターフェース | SBO2.2.2 |

ここがポイント
コンピュータを様々な周辺装置や、ネットワークと接続するための接続部分のことをインターフェースと呼び、様々な規格やコネクタがあります。

1. インターフェースとは

情報技術分野におけるインターフェースとは、一般に二つのもの（機器、ソフトウェア、人など）の間で情報の授受を行う接点のことを指し、特にコンピュータでは、コンピュータとモニターや、コンピュータとマウスの間で情報の橋渡しをする接続部分のことを**入出力インターフェース**といいます。

2. 代表的なインターフェースの規格

1）PS/2

従来主流だった、マウスやキーボードとコンピュータをつなぐコネクタです。

2）USB（Type-A）

コンピュータと周辺機器の接続で現在広く普及しているコネクタです。主にコンピュータ側で採用されています。

3）USB（Type-B）

プリンタやスキャナと接続する際に使われ、主に周辺機器側で採用されています。

4）USB（Type-C）

コンピュータと周辺機器の接続で使われています。タブレット端末やスマートフォンなどで広く普及しており、裏表の区別がないことが特徴です。

5）RS-232C（D-sub9ピン）

シリアルポートで、機械制御やルータの設定などで使われます。

6）アナログRGB（D-sub15ピン）

プロジェクターやモニターとアナログ接続するために使われます。

7）DVI-D

ディスプレイとデジタル接続するのに使われます。

8）Display port

ディスプレイとデジタル接続するのに使われます。

9）HDMI

ディスプレイとデジタル接続するために使われます。音声・映像を送受信できます。

10）RJ-45

通信ケーブルのコネクタ規格の一つで、LANポートにネットワークケーブルを接続するのに使われています。

3．シリアルインターフェースとパラレルインターフェース

インターフェースの転送方式には、1本の信号線で1ビットずつ情報を送信する**シリアルインターフェース**と、複数の信号線を使い同時に並列で複数ビットを送信する**パラレルインターフェース**があります。

コンピュータとハードディスクの接続では、従来IDE（ATA、パラレルATA）という規格が主流でしたが、現在ではより高速に伝送することができるシリアルATA（SATA）という形式が主流となっています。シリアルATA3.0の転送速度は6Gbpsです。

4．USBの転送データ量

USB（ユニバーサル・シリアル・バス：Universal Serial Bus）は、最も使われているシリアルインターフェースで、対応する規格によって転送速度が異なっています。USB3.0は5Gbps、USB3.1は10Gbps、USB3.2では両端がType-Cのコネクタの場合で20Gbpsです。

過去問題

出題傾向

インターフェースのコネクタの形状からその種類を問う問題が頻出です。できる限り形状を覚えておくようにしましょう。

問題3-1 アナログ出力するコネクタはどれか。（2023）

1)
DisplayPort

2)
D-sub15

3)
HDMI

4)
USB（Type-B）

5)
USB（Type-C）

問題3-2 LANポートのコネクタはどれか。（2021）

1)

2)

3)

4)

5)

3 ソフトウェア

オペレーティングシステム
SBO3.1.1, 3.1.2

ここがポイント

OSは、コンピュータの5大装置が同調して効率良く機能するための最も基本的なソフトウェアです。アプリケーションはOSの機能を使って動作しています。

1. ソフトウェアの概要

ソフトウェアは、コンピュータで様々な処理を実行するためのプログラムやアプリケーションの総称です。各種ハードウェアは、単体では動作することができず、ソフトウェアがハードウェアに様々な命令をすることで動作します。

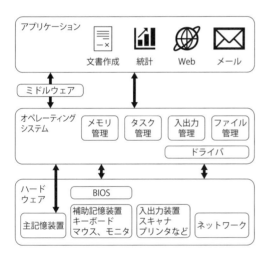

ソフトウェアには、文書作成や表計算、画像編集などを行う応用ソフトウェアがあり、**アプリケーション**やアプリと呼ばれています。

そして、応用ソフトウェアとハードウェアの仲立ちをする**オペレーションシステム**（Operating System：**OS**）と呼ばれる基本ソフトウェアがあります。

現在のコンピュータは、同時にいくつものアプリを動作させる（マルチタスク）など、高度で複雑な処理を行うことができます。コンピュータが行う処理の単位のことをタスクやプロセスと呼び、これらの制御を行うのもOSです。

さらに、アプリからOSの機能を使いやすくし、より複雑な処理を行うために、OSとアプリの間に仲介させる**ミドルウェア**を利用する（Webサーバ、データベースサーバなど）場合もあります。

2. OSの機能

基本的なOSの機能には、メモリ管理、入出力管理、タスク管理（プロセス管理）、ファイル管理、言語環境のサポート、ユーザインターフェースの提供などがあります。

（1）メモリ管理

タスクの実行には、プログラムやデータを主記憶装置に保存する必要があります。また、複数のタスクの実行では、メモリの競合が発生します。このため、OSはタスクの開始時に、主記憶装置の記憶領域（メモリ）を個々のタスクに割り当てます。そしてタスクが終了した場合には割り当てたメモリを解放し、別のタスクに再割り当てする制御を行っています。

なお、主記憶装置にも容量の制限があり、行うタスクが多数になるとメモリが不足します。このため、主記憶装置に保存されている内容を、HDDなどの補助記憶装置に一時的に移して利用する**仮想記憶**という方法が使われる場合もあります。これによって主記憶装置の容量以上のメモリ領域を割り当てることができますが、主記憶装置と補助記憶装置との間でのデータのやり取りに時間がかかります。

（2）入出力管理

入出力管理はプログラムの実行中にハード

ウェアと連携して入出力を行う機能です。

例えば、表計算アプリケーションを使用している際、行の挿入や列の非表示、データのソートや関数の計算といったアプリケーション固有の機能はアプリケーションのプログラムに記述されていますが、作業中のワークシートを印刷する機能は、アプリケーションのプログラムだけでなく、OS の入出力管理機能を介して、特定のプリンタのための制御プログラムを呼び出して印字します。このように、OS が様々な種類の周辺機器を制御するためのプログラムを**ドライバ**と呼びます。

（3）タスク管理

アプリケーションなどのプログラムは、基本的に補助記憶装置に保存されています。例えばユーザが表計算ソフトを起動すると、そのプログラムが主記憶装置に読み込まれて CPU が処理を行います。

読み込まれ実行されているプログラムのことをタスクやプロセスと呼んでいます。プログラムは作業手順、そしてタスクやプロセスは実際の作業と捉えることができます。

OS はタスクの実行、中断、終了などを管理し、複数のタスクが効率的に実行できるようにします。1 つのタスクを終わらせてから次のタスクに移るのではなく、複数のタスクを、次々切り替えながら、同時並行でタスクを処理することを**マルチタスク**といいます。

（4）ファイル管理

コンピュータには多くの情報を記録することができますが、欲しいデータがすぐに取り出せなければ不便です。このように、データを使いやすいように管理するのがファイル管理（ファイルシステム）です。

ファイル管理によって、様々な記憶装置（HDD、USB メモリなど）に共通の操作でファイルの読み書きができます。

（5）ネットワーク

ネットワーク接続の管理とデータの送受信を行います。Web や電子メールの利用、ネットワーク上の記憶装置を使ったファイルの読み書きなどを可能とします。

（6）API

以上の OS の核となる機能のことをカーネル（核）と呼びます。また、一般的な OS ではこれに加えてアプリケーションインターフェース（API）や、ユーザインターフェースといった機能も持っています。

API は、様々なアプリケーションが OS のカーネル機能を呼び出すときの約束事（窓口）です。また、ユーザインターフェースは、ユーザがキーボードなどを使って OS に対して直接指示した内容（コマンド）を解釈して、カーネルの機能を呼び出します。このユーザインターフェースを提供するソフトウェアのことを**シェル**（殻）と呼びます。

3.　主要な OS

代表的なオペレーティングシステムには、Microsoft Windows、macOS、Linux などがあります。また、スマートフォン用には iOS や Android があります。

═══════════════ **過去問題** ═══════════════

> **出題傾向**
> OS の基本的な機能を問う問題が頻出です。本項の 2. で取り上げた機能の名称と内容を整理しておきましょう。

問題 1-1　表計算ソフトウェアの操作のうち、オペレーティングシステム（OS）の機能を呼び出しているのはどれか。（2022）

1）行の挿入
2）列の非表示
3）データのソート
4）関数を使った計算
5）ワークシートの印刷

問題 1-2 補助記憶装置を使って主記憶装置の容量以上のメモリ領域を割り当てる機能はどれか。（2017）
1）仮想記憶
2）入出力管理
3）ユーザ管理
4）プロセス管理
5）周辺装置の制御

問題 1-3 図の空欄（A）に入るのはどれか。

(2023)
1）時刻管理
2）タスク管理
3）ユーザ管理
4）ネットワーク管理
5）ファイルシステム管理

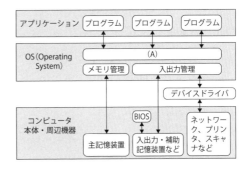

2 アプリケーションソフトウェアなど SBO3.1.3, 3.1.4

部 情報処理技術系

ここがポイント
アプリケーションソフトウェアは、文書作成や表計算など特定の目的で作られています。近年、クラウドサービスとしての利用も広がっています。

1. 制御のためのソフトウェア

ハードウェアと OS をつなぐためのソフトウェアとして、ファームウェアやドライバがあり、OS とアプリケーションをつなぐためにミドルウェアがあります。

（1）ファームウェア

ファームウェアとは、ハードウェアの基本的な制御のために、機器に内蔵された ROM やフラッシュメモリにあらかじめ格納されたプログラムのことをいいます。

パソコンでは BIOS がファームウェアに相当します。

（2）ドライバ（デバイスドライバ）

ドライバはパソコンに接続された周辺装置を利用するために OS にインストールされる制御プログラムです。

（3）ミドルウェア

ミドルウェアは OS とアプリケーションの橋渡しをするためのソフトウェアです。代表的なものにはデータベースの運用や管理に使われる**データベース管理システム**（Data Base Management System：DBMS）があります。

2. アプリケーションソフトウェア

アプリケーションソフトウェアは応用ソフトウェアとも呼ばれ、文書作成や表計算、動画編集など、様々な機能を提供するものです。

3. クラウドサービス

一般的なアプリケーションはパソコンなどの端末へのインストールが必要ですが、**クラウドサービス**では、インターネットにつながっている環境であれば端末を選ばずに使用することができます。

Microsoft 365（Office 365）では、個々の端末に Office ソフトなどの文書作成、表計算ソ

フトがインストールされていなくても、インターネットのブラウザ上で Office ソフトを使用することができます。

このようなアプリケーションサービスを提供するクラウドサービスモデルのことを **SaaS**（Software as a Service：サース／サーズ）と呼びます。

また、事業者が CPU やメモリ、ディスクなどのハードウェア環境を提供するクラウドサービスのことを **IaaS**（Infrastructure as a Service：イアース／アイアース）と呼びます。

IaaS を利用するメリットは、①システム構築において、メモリ、ストレージ容量、CPU

の数などリソースを柔軟に設定でき、利用中でも変更できること、②インフラ構築の初期投資、管理業務が不要であり、多くのサービスでは利用料金も従量制を選択でき、費用を削減できること、③BCP 対策（医療情報システム系4-5参照）に有効であること、などがあげられます。

4. BI ツール

BI ツール（Business Intelligence Tool）とは、企業や組織内において日々発生する大量のデータを表やグラフなどの形で可視化し、経営判断に活かすことを目的としたソフトウェアです。

========== 過去問題 ==========

出題傾向

ファームウェアやクラウドサービスに関する問題が頻出です。

問題 2-1 ハードウェアの基本的な制御のために、機器に内蔵された ROM やフラッシュメモリにあらかじめ格納されたプログラムはどれか。（2019）
1）シェアウェア
2）ミドルウェア
3）ファームウェア
4）デバイスドライバ
5）アプリケーションソフトウェア

問題 2-2 アプリケーションサービスを提供するクラウドサービスモデルはどれか。（2019）
1）BaaS
2）DaaS
3）IaaS
4）PaaS
5）SaaS

3-3　プログラミング言語とアルゴリズム　SBO3.2.1, 3.2.2

ここがポイント

コンピュータはプログラムに記された手順に沿って動作します。しかし、機械語（2進数）でしか処理できないため、人間の言葉を機械語に変換する必要があります。

1. プログラムとは

コンピュータは様々な命令を受けて処理を行います。人間がコンピュータに指示する命令の手順を**プログラム**と呼び、プログラムの作成のために使われる人間が使いやすい言語のことを

プログラミング言語と呼びます。ソフトウェアはいくつものプログラムの集まりで構成されています。

コンピュータは0と1だけで表された機械語しか処理することができず、人間は、0と1だ

けの文字列を見ても理解するのは困難です。そのため、現在のソフトウェア開発では、まず人間が理解しやすいプログラミング言語で書いたソースコードを作成します。次にそれを言語ソフトウェアが実行可能な機械語に変換します。

プログラムの実行前にあらかじめ全文を機械語に変換しておくことを**コンパイル**と呼び、機械語に変換する機能のことを**コンパイラ**と呼びます。なお、プログラム実行時に1つずつ解釈しながら実行する**インタプリタ**という方式もあります。

コンパイラ言語の例

名称	特徴
C	機械制御から汎用的なソフトウェア開発に用いられる。
C++	Cを機能拡張したもので、Cよりも習得の難度が高い。
COBOL	事務処理向けソフトウェア開発に用いられる。
JAVA	様々なOSで使うことができる。

インタプリタ言語の例

名称	特徴
BASIC	プログラムの学習用に考案された。
Perl	Webアプリケーション向けの、高いテキスト処理能力のあるスクリプト言語。
Python	人工知能やSNSなどで使われる。
JavaScript	Webアプリケーションに動的な効果を与えるスクリプト言語。

2. スクリプト言語

スクリプト言語は簡易的なプログラミング言語の総称で、定義は曖昧です。

例えばWeb販売サイトでの購入などで、単価と購入数から合計額を算出したいという場合、Webページを作るHTMLだけでは印刷物のような静的な情報しか表示することができません。そこでJavaScriptなどのスクリプト言語を使って追加のプログラムを記述することで、合計額を表示するという動的な機能を実現することができます。

このほかにもよく用いられているスクリプト言語にPerlやPHPなどがあります。

3. アルゴリズム

アルゴリズムとは、料理のレシピのように、ある目的を達成するための一連の処理のことをいいます。そして、次のようにアルゴリズムは**フローチャート**と呼ばれる図で表現されることが一般的です。

フローチャートには処理の手順に応じた記号があり、それらを線で結ぶことで制御の流れを表しています。なお、我が国ではフローチャートで用いられる記号はJIS規格で定められています。

フローチャートの例（JIS X0121：1986）

記号	名称	役割
	端子	開始と終了
	データ	データの入出力
	処理	演算などの処理
	判断	条件による分岐
	準備	その後の動作への準備を表す
	ループ端	繰り返しの始まりと終わり
	表示	画面などへ表示する
	線	処理の流れを表す

フローチャートには3つの構造があります。

（1）順次構造

順次構造とは上から順番に処理を実行する構造です。例えば料理を例にとると、次のようになります。

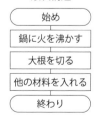

順次構造

（2）分岐構造

分岐構造は条件によって処理が枝分かれする構造です。

第Ⅲ部　情報処理技術系

分岐構造

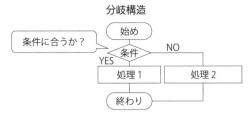

（3）繰り返し構造（反復構造）

繰り返し構造は、ループ判定条件が満たされている間、ループ内の処理を繰り返す構造です。

繰り返し構造

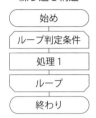

4．アルゴリズムの可視化

フローチャートを用いることで、アルゴリズム・プログラムの構造をわかりやすく表示することができます。例えば、プログラム「A」は、在庫数 x から毎回 y 個ずつ出荷した際の、出荷可能な回数と余りの在庫数を求めるプログラムです。初期値は、出荷回数 a が 0、余りの在庫数 b が x、各出荷個数を y とします。x と y は任意の数です。

b が y より大きければ、その値から y を引きます。また、a には 1 を加えます。

b が y より小さければ、その段階の a、b の値を出力します。これをプログラミングの記述方法で表現すると次のようになります。

プログラムA

a←0
b←x
y←任意数
b が y より大きければ、繰り返し
b←b－y
a←a＋1
ここまでが「繰り返し」の範囲
a、b を出力

こうしてみると理解しづらいですが、これをフローチャートにすると、次のようになります。

プログラムAのフローチャート

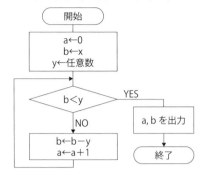

ここで、x＝17、y＝3 のとき、a、b に数値が加算されていくと、次のように出力されます。

1回目

a←0
b←17
y←3
b が 3 より大きいので、繰り返し
b←17－3
a←0＋1

2回目

a←1
b←14
b が 3 より大きいので、繰り返し
b←14－3
a←1＋1

　　　　　　　　　　⋮

6回目

a←5
b←2
b が 3 より小さいので、出力
a＝5、b＝2

5．データ構造

データの集まりを対象に検索、修正、追加などの処理を効率よく行うためには、用いるアルゴリズムに適した形式で格納する必要があります。この形式を**データ構造**といいます。データ構造には**リスト構造**や**木構造**などがあります。

（1）リスト構造

リスト構造は、要素である**データ部**と、次のデータがどこにあるかを示す**ポイント部**からなるデータ構造です。

リスト構造において、データが入ってきた順に格納し、最後に格納したデータから取り出す形式を**スタック**と呼びます。例えば、ABC の順で入ってきたデータは、CBA の順で取り出

されます。

　また、先に入れた要素を先に取り出す構造を**キュー**と呼びます。例えば、ABC の順で入ってきたデータは ABC の順で取り出されます。

スタックとキューのイメージ

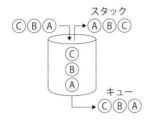

（2）木構造

　木構造はツリーとも呼ばれ、枝分かれしてい

くデータ構造のことをいいます。

木構造のイメージ

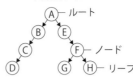

　この図において、データを保持し、枝分かれする部分となるものを**ノード**（節）と呼びます。ノードの最も上位にあるものを**ルート**（根）と呼び、図ではAのノードにあたります。また一番末端のノードのことを**リーフ**（葉）と呼びます。

過去問題

問題 3-1　プログラミング言語のソースプログラム全体を、あらかじめ機械語のプログラムに変換しておいてから実行するのはどれか。（2022）
1）手続き型言語
2）アセンブリ言語
3）コンパイラ方式
4）インタプリタ方式
5）マークアップ言語

問題 3-2　スタックに「A→B→C」の順で入力されたデータの出力の順序はどれか。（2019）
1）A→B→C
2）A→C→B
3）B→A→C
4）C→A→B
5）C→B→A

問題 3-3　次のフローチャートを実行して出力される値はどれか。ただし、mod 関数は $x \div y$ の剰余（割った余り）を表す。（2023）
1）1
2）2
3）3
4）6
5）18

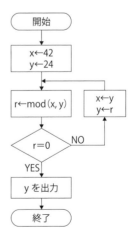

4 データベース

　　　　　データベースの役割・モデル　　　　SBO4.1

> **ここがポイント**
>
> データベースとはデータが整理され集まったもののことです。データベースを効率的に管理するための仕組みとしてDBMSがあり、様々な機能を提供しています。

1. データベースの概要

　データベースとは電話帳や住所録のように、整理されたデータが集まったもののことです。データベースを効率的に管理できるようにした仕組みのことを**データベース管理システム**（Data Base Management System：DBMS）と呼び、基本的な役割には次のものがあります。

（1）データ操作

　データ操作には、選択、挿入、更新、削除、射影、結合などがあり、これらを組み合わせることで、データを登録・更新・削除することや、データ照会への対応を行います。

（2）トランザクション管理

　トランザクションとは、データベースに対する中断できない一連の処理のまとまりをいい、**トランザクション管理**とは、一連のデータベース処理中にデータに矛盾が起こらないように管理することです。例えば、「商品Aが売れたので、商品A単体の売上データに¥1,000を追加し、全体の売上データにも¥1,000を追加する。さらに在庫データから1つ減らす」というような、データベースに矛盾が生じないようにセットで行われる処理のことです。

　このとき、何らかのエラーで在庫データが減らないという障害が起きると、データベースの信頼性が失われます。このため、トランザクションが正常に完了したらそこで確定し、不具合が生じたらそのトランザクションを破棄して、トランザクションの前後の状態を保存したログファイルをもとにデータベースを元に戻す（ロールバック）制御を行います。このように

トランザクション管理ではシステムに障害が発生した際に、バックアップファイルからデータベースを復旧できる機能（**障害復旧機能**）があります。

（3）セッション管理

　通常、**セッション**とは、ネットワーク通信の開始から終了までを指します。データベースでのセッションは、クライアントがDBサーバに接続してから切断するまでを指します。セッションを監視、管理することでDBサーバの負荷を最適化します。

（4）排他制御

　排他制御とは、同時実行制御とも呼ばれ、同時に複数のユーザがデータベースにアクセスし、データを更新したとしてもデータベースの整合性が保たれるように管理することです。

（5）データのアクセス権限の管理

　情報セキュリティを確保するため、データベースにアクセスできるユーザの権限を管理します。

2. データベースの設計

　データベースにおいては、**階層型データベース**や**リレーショナルデータベース**といったデータモデルがあります。こうしたデータモデルを設計するには、概念設計、論理設計、物理設計という三段階で行われることが多くなっています。

　概念設計においては、業務で扱うデータを洗い出し、どのように管理するかを整理します。例えば現在主流となっているリレーショナルデータベースでは、データの関係性を**エンティ**

ティ（**実体**）と**リレーション**（**関連**）という概念を用いて表現します（4-2参照）。

論理設計では概念設計を受けて、データベースの種類に合わせて実装するために正規化などの前処理や整理を行います。

物理設計では、論理設計を実際のデータベースに実装する作業を行います。このステップにより、データベース上の具体的なデータ配置が決まります。

過去問題

出題傾向
DBMSの役割や機能、データベース設計段階の名称とその内容の組み合わせを問う問題が出題されています。

問題1-1 データベース管理システム（DBMS）の機能に<u>含まれない</u>のはどれか。（2023）
1) 電源管理
2) データの更新
3) セッション管理
4) データ照会への対応
5) データへのアクセス権限の管理

4-2　リレーショナル（関係）データベース　SBO4.2

ここがポイント
リレーショナルデータベース（RDB）は、データを2次元の表で表します。また、RDB管理システム（RDBMS）でデータベースの操作をするときは、SQLという言語を使います。

1. リレーショナルデータベースの概要

リレーショナルデータベース（Relational DataBase：RDB）は、データを複数の表で管理し、表と表を関連付ける（リレーショナル）ことで複雑なデータベース処理を行うことを可能としたデータベースです。

（1）テーブルの呼称

図のように、リレーショナルデータベースでは、データが格納されている表自体のことを「**テーブル**」と呼び、縦の列を**カラム**、または**属性**（フィールド）、横の行のことを**レコード**と呼びます。

テーブルの呼称

2. テーブルの構成要素

（1）主キー

主キーとは、データベースの膨大な数のレコード（行）からあるレコードを特定することができる属性（列）あるいは、属性の組み合わせのことです。テーブルに格納されたデータの数が少なければ、ある一つのレコードを特定することは難しくはありません。しかし、テーブルのデータが何千、何万ともなると、主キーが無ければ特定のレコードを探すことは困難になります。

主キーによって、あるレコードが特定されることを「**一意になる**」や「**ユニークになる**」ともいいます。例えば次の表であるレコードを特定する場合を考えてみます。

診察券番号	氏名	検査日	検査結果
1	田中ひろき	4/13	5.5
2	佐藤行正	4/13	3.8
3	清水和代	4/14	4.2
4	八代恵美	4/15	5.5
5	神永耕平	4/15	2.7
6	田中ひろき	4/16	4.2

このとき主キーとなるのは「診察券番号」です。その他の氏名や検査日では重複があるため、レコードを一意に識別することはできません。

主キーとなるためには、あるテーブルにおいて重複するデータがないこと、そして、Null（データが空の状態）でないことが条件です。

（2）複合キー

複合キーとは、テーブル内に単独で主キーとなるものがない場合に、複数の列を組み合わせて主キーとしたものです。

（3）候補キー

候補キーとは、テーブル内で主キーとなりうる列や、列の組み合わせのことをいいます。

（4）外部キー

外部キーは、2つ以上の関連したテーブルがある場合に、一方の表の主キーを参照する列のことをいいます。外部キーの参照先のレコードが矛盾のない状態で存在していることを**参照一貫性**といいます。

3. リレーショナルデータベースの構築

（1）E-R図

リレーショナルデータベースの構築の際には、まず設計図を作成します。この作成にあたっては、**E-R図**がよく用いられます。E-R図では、データの関係性をエンティティ（実体）とリレーション（関係）で表します。エンティティというのは、患者や薬剤のように、それ自身で意味を持つもののことを指します。

E-R図ではリレーションを1対1、1対多、多対多で表現します。

（2）正規化

正規化とは、1つのテーブルに同じデータがあること（**冗長性**）や、データ更新で矛盾が生じることを避けるために、テーブルを分けて整理し、整合性を確保することをいいます。

データに冗長性があると無駄が生じ、多数のレコード、テーブルを修正する必要が生じ、メンテナンスがしにくくなります。

4. リレーショナルデータベースの操作

データベースに登録されている情報の検索や、更新のために、集合演算が活用されています。

（1）和

2つのテーブルのいずれかのテーブルにあるレコードを取り出すことをいいます。

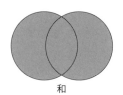

和

（2）差

2つのテーブルの一方にだけあるレコードを取り出すことをいいます。

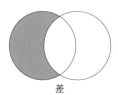

差

（3）積

2つのテーブルの両方にあるレコードを取り出すことをいいます。

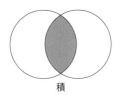

積

（4）直積

　2つの集合の要素を1つずつ取り出し、すべての組み合わせを作ることをいいます。

（5）選択

　テーブルから特定のレコードを取り出すことです。

（6）射影

　テーブルから特定の列を取り出すことです。

（7）結合

　複数のテーブルを1つにすることです。

3. SQL

　リレーショナルデータベースの管理システム（**RDBMS**）では、データ検索や追加などを、SQL 文を使って命令します。SQL 文の基本的なルールとして、文の最後には；（セミコロン）を使うこと、大文字・小文字は区別されないこと、文字列は‘ ’（シングルクォーテーション）で囲み、数値は囲まないこと、単語と単語の間は半角スペースや改行で区切ることといったものがあります。また、SQL 文に含まれる命令語のことを**予約語**といいます。テーブルや列などデータの命名に予約語を使用することはできません。代表的な予約語としては次のものがあります。

（1）SELECT 文

　テーブルの中からデータを取り出すときに使います。例えば、「医薬品情報」のテーブルから薬剤名の列を取り出すときは、次のように記述します。このとき「SELECT 薬剤名」を SELECT 句、「FROM 医薬品情報」を FROM 句といいます。

```
SELECT 薬剤名
FROM 医薬品情報；
```

（2）WHERE 句

　テーブルの中から設定した条件に合ったレコードを抽出するときに使います。例えば、「医薬品情報」のテーブルの「一般名」列から「炭酸水素ナトリウム」をすべて取り出すときは、SELECT と組み合わせて、次のように記述します。

医薬品情報

薬剤名	メーカー	数量	一般名
薬A	A社	10	炭酸水素ナトリウム
薬B	A社	15	水酸化マグネシウム
薬B	B社	20	炭酸水素ナトリウム
薬C	C社	8	塩化ナトリウム

```
SELECT *
FROM 医薬品情報
WHERE 一般名＝‘炭酸水素ナトリウム’；
```

　ここで＊（アスタリスク）を入力していますが、アスタリスクは「すべての列」を対象とすることを意味します。

（3）COUNT 関数

　テーブルのレコード数を数える場合には、COUNT 関数を使います。例えば、「医薬品情報」のテーブルにあるすべてのレコード数を数えるときは、次のように記述します。

```
SELECT COUNT *
FROM 医薬品情報；
```

（4）GROUP BY 句

　GROUP BY 句を使うと、指定した属性（列）の値が同じレコードを1つのグループにまとめることができ、集計ができます。例えば、「医薬品請求情報」のテーブルをまとめて、数量の合計を求めるときは次のように記述します。

```
SELECT 薬剤名, SUM（数量）
FROM 医薬品請求情報
GROUP BY 薬剤名；
```

第Ⅲ部　情報処理技術系

具体的には次のイメージになります。

医薬品請求情報テーブル

薬剤名	数量
薬A	10
薬A	15
薬B	20
薬B	8
薬C	30

➡

薬剤名	数量
薬A	25
薬B	28
薬C	30

（5）HAVING 句

HAVING 句を使うと、グループ化された後のテーブルに条件を指定することができます。例えば、「医薬品請求情報」のテーブルをまとめて、さらにそこから数量の合計が30以上の薬剤を取り出すときは、次のように記述します。最後の ＞＝30 は「30以上」を表します。

```
SELECT 薬剤名, SUM（数量）
FROM 医薬品請求情報
GROUP BY 薬剤名
HAVING SUM（数量）＞＝30：
```

下図左のグループ化されたテーブルを対象に、HAVING 句による条件で抽出されたテーブルを下図右に示します。

薬剤名	数量
薬A	25
薬B	28
薬C	30

➡

薬剤名	数量
薬C	30

（6）ORDER BY 句

ORDER BY 句を使うと、レコードを並び替えることができます。例えば、「医薬品請求情報」のテーブルを数量の小さい順に並べるときは、次のように記述します。

```
SELECT 薬剤名, 数量
FROM 医薬品請求情報
ORDER BY 数量：
```

このとき必要に応じて、ソート順を昇順（小さい順）にするか（ASC）、降順（大きい順）にするか（DESC）を指定することができます。どちらも指定しない場合は昇順で示されます。

（7）比較演算子

SQL 文では、**比較演算子**を使うことによって「以上」、「以下」などを指定することができます。

比較演算子は次の記号で表されます。

比較演算子	意味
＝	等しい
＞	より大きい
＜	より小さい
＞＝	以上
＝＜	以下

（8）論理演算子

比較演算子と同様に、**論理演算子**を使うことで「かつ」、「または」といった条件を指定することもできます。

「医薬品情報」のテーブルから数量5以上かつ、「炭酸水素ナトリウム」を取り出すときは、次のように記述します。

```
SELECT ＊
FROM 医薬品情報
WHERE 数量＞＝5 AND 一般名＝'炭酸水素ナトリウム'：
```

論理演算子は次の語句で表されます。

論理演算子	意味
AND	かつ
OR	または
NOT	否定

出題傾向

正規化の目的、SQL を実行して得られる結果を問う問題が頻出です。

問題 2-1　関係データベースで、2つの表の両方に所属する要素を取り出す操作はどれか。（2022）

1）差
2）積
3）結合
4）射影
5）選択

問題 2-2　表「薬剤請求記録」に対して以下の SQL を実行して得られる結果はどれか。（2022）

表　"薬剤請求記録"

薬剤請求コード	病棟	請求日	薬剤コード	数量
13289265	E13	2022-3-29	E0032	1
13289266	W08	2022-3-29	G0823	1
13289267	E13	2022-3-29	A0008	2
13289268	E07	2022-3-29	E0032	2
13289269	W11	2022-3-29	A0008	1
13289270	W08	2022-3-30	A0008	2
13289271	E13	2022-3-30	G0823	1
13289272	W07	2022-3-30	G0823	2
13289273	E13	2022-3-30	A0008	1

SELECT 病棟, 薬剤コード, COUNT（数量）
FROM 薬剤請求記録
WHERE 病棟 = 'E13' GROUP BY 薬剤コード；

1）病棟別・薬剤別の請求数量
2）指定した病棟の薬剤別の請求件数
3）指定した病棟の薬剤別の請求数量
4）指定した薬剤の病棟別の請求件数
5）指定した薬剤の病棟別の請求数量

問題 2-3　前問の表「薬剤請求記録」の主キーとなるのはどれか。（2022）

1）病棟
2）薬剤コード
3）薬剤請求コード
4）病棟と薬剤コード
5）請求日と薬剤コード

4-3　　データベースの運用管理　　SBO4.3, 4.4.1

ここがポイント

データベースは、常に信頼性、整合性が保たれていなければなりません。そのためにはトランザクション処理が確実に行われ、ACID 特性が担保されていることが重要です。

1. データベースの特性
（1）トランザクション

4-1でふれたように、データベースに対する中断できないデータ処理の一つのまとまりのこととをトランザクションと呼びます。トランザクションに含まれる処理をデータベースに反映し、確定させることを**コミット**と呼びます。コミットするとデータベースは処理を行う前の状態に

戻りません。

4-1で述べたように、障害発生時には**バックアップファイル**と**ログファイル**を使って、障害回復を図ります。障害発生時にトランザクション実行中だった場合、更新前のログファイルを使ってトランザクション開始前のデータまで戻すことを**ロールバック**といいます。一方、あるトランザクション完了後に障害が発生した際に、バックアップファイルと更新後のログファイルを使って、バックアップ時点の状態からトランザクション完了後の状態まで戻すことを**ロールフォワード**といいます。

また、トランザクションを中断した状態のことをアボートと呼びます。

（2）ACID 特性

DBMS におけるトランザクションでは、守られるべき 4 つの特性があり、それぞれの頭文字をとって **ACID 特性**と呼ばれています。

1）原子性（Atomicity）

トランザクションにおける処理は、すべて実行されるか、すべて実行されないかのいずれか、という特性です。

2）一貫性（Consistency）

トランザクションの前後や実施中にもデータベースに矛盾がないという特性です。

3）独立性（Isolation）

実行中のトランザクション処理が他のトランザクション処理の影響を受けないという特性です。

4）永続性（Durability）

トランザクションが終了した場合は、その結果がデータベース上に変わらずに保持されるという特性です。耐久性とも呼ばれます。

（3）排他制御

同時に複数のユーザがデータベースにアクセスしてもデータベースの整合性が保たれるようにすることを排他制御といい、データの読み書きを一時的に制限する**ロック**（**占有**）機能が使われます。

また、データベースを複数のプロセスが共通のデータベース資源をロックしあうことにより、互いのロックの解放待ちの状態に陥って処理が止まった状態のことを**デッドロック**と呼びます。

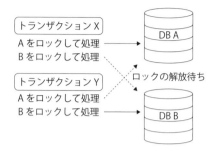

例えば上記の図で、トランザクション処理Xと Y がそれぞれデータベース A と B を**排他利用**して進行中のとき、処理 Y が A を更新したくても A は処理 X が排他利用中なので処理 Y の更新要求は受け付けられません。同様に B は処理 Y が排他利用中なので処理 X からの更新要求は受け付けられず、双方の処理が停滞するといった膠着状態（デッドロック）に陥ります。

2.　データベースのファイル

データベースのファイルには、次のようなものがあります。

（1）マスターファイル

患者基本情報などの変更が少ない基本的な情報を格納したファイルのことをいいます。

（2）トランザクションファイル

データベースの更新操作内容を保存するファイルのことをいいます。前述のトランザクション処理とは関係ありません。

3.　データベースの活用関連技術

複数の業務システムに格納されたデータの検索や分析を可能とするように統合したデータベースのことを、**データウェアハウス**（DWH）と呼びます。また、大量のデータから隠れた規則や関係を抽出することをデータマイニングと呼びます。通常、DWH にデータを保存する前処理として、既存のデータベースからデータの抽出（Extract）、データフォーマットの変換（Transform）を経て、DWH に書きだし（Load）ます。これを **ETL** といいます（医療情報システム系8-1参照）。

過去問題

出題傾向
ACID 特性およびトランザクション処理に関する用語の意味を問う問題が頻出です。

問題 3-1　トランザクションを中断した状態を指すのはどれか。（2023）
1) アボート
2) コミット
3) リカバリ
4) ロールバック
5) フェイルオーバー

問題 3-2　トランザクションの前後や実施中にも整合性が保たれ、矛盾のない状態が継続される性質はどれか。（2022）
1) 一貫性（consistency）
2) 原子性（atomicity）
3) 耐久性（durability）
4) 統一性（integrity）
5) 独立性（isolation）

問題 3-3　データベース処理において、図のように 2 つのトランザクション更新要求の処理が進まなくなる状態はどれか。（2021）

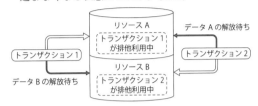

1) アボート
2) コミット
3) デッドロック
4) ロールバック
5) ロールフォワード

5 ネットワーク技術

通信プロトコル SBO5.1.1

> **ここがポイント**
>
> 通信プロトコルとは「通信手順」を意味し、コンピュータ同士がデータをやり取りするときのルールを定めたものです。送受信の各段階に詳細な規格、手順が定められています。

1. 通信プロトコルとは

コンピュータは、OSやメーカーが異なっていても、データを送受信することができます。これは、データの構造や送る順序といったルールが統一されているためです。このように、コンピュータがデータをやり取りする際の共通のルールのことを**通信プロトコル（プロトコル）**と呼びます。

ネットワークにおけるデータの送受信は、Webブラウザのようにユーザが認知できるような人間に近い部分から、ケーブルを通る電気信号のように機械に近い部分へと段階的にデータが送られ、そして受け取った側でまた機械に近い部分から人間に近い部分へと変換されていく仕組みとなっています。このとき、一つ一つの段階のことを**階層（レイヤー）**と呼びます。

TCP/IP プロトコルの階層例

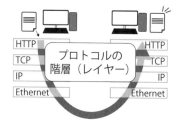

複雑で大きなプロトコルを機能別に階層化することにより、各階層を他の階層から独立させることができます。これによって、ある階層で内部の変更があっても他の層は影響を受けずにすみます。障害が発生した場合にも各階層の役割が明確に区分されているので障害箇所の切り分けがしやすくなるというメリットがあります。

2. OSI 参照モデル

OSI参照モデルとは、コンピュータの通信における基本的な概念を示したもので、通信を7階層に分け、それぞれの階層におけるプロトコルの役割を示しています（次ページ図）。

（1）物理層

ケーブルやコネクタ、電気信号の符号化など、データを電気信号に変えるため物理的・電気的な仕様を規定しています。

（2）データリンク層

同一のネットワーク上に接続された複数のコンピュータを識別したり、伝送中のデータが壊れたりしていないかのチェックを行います。機器の持つ固有の**MACアドレス**を識別に利用します。

（3）ネットワーク層

異なるネットワーク上に存在するコンピュータ間でのデータ転送や中継を行います。代表的なプロトコルに**IP**（Internet Protocol）があります。

（4）トランスポート層

データ送受信のタイミングと、エラー処理の制御を担当します。代表的なプロトコルに、相手とのコネクションを確立して通信する**TCP**（Transmission Control Protocol）と確立しない**UDP**（User Datagram Protocol）があります。

（5）セッション層

通信の開始から終了までの1セッションにつ

いての制御を行います。代表的なプロトコルに**TLS**（Transport Layer Security）があります。

（6）プレゼンテーション層

受け取ったデータを識別し、文字コードの変換やデータ圧縮を行います。代表的なプロトコルに**SMTP**、**POP3**などがあります。

（7）アプリケーション層

電子メールや Web など、利用するアプリケーションに応じた通信ができるようにしています。

3. TCP/IP モデル

TCP/IP とは、OSI 参照モデルをシンプルにしたもので、現在のコンピュータ通信におけるスタンダードな存在です。TCP/IP は OSI 参照モデルの各階層と共通する部分が多く、対応するプロトコルは下表のようになります。

OSI 参照モデルと TCP/IP およびプロトコルの対応

	OSI 参照モデル	TCP/IP	プロトコル		対応機器
上位層	第7層 アプリケーション層	アプリケーション層	HTTP：Web データの送受信 SMTP、MIME：電子メールの送信 POP3、IMAP4：電子メールの受信 FTP：ファイル交換 TELNET：遠隔操作 DNS：インターネット接続 DHCP：LAN 接続設定の自動化 NTP：時刻同期 SNMP：ネットワーク監視 RIP：ルータ経路制御 NNTP：記事の投稿、閲覧		ゲートウェイ
	第6層 プレゼンテーション層				
	第5層　セッション層				
下位層	第4層 トランスポート層	トランスポート層	TCP、UDP：コネクションの確立		ルータ L3スイッチ
	第3層 ネットワーク層	インターネット層	IP、ICMP：インターネット通信	ARP：IP アドレスから MAC アドレスを求める RARP：MAC アドレスから IP アドレスを求める	ブリッジ L2スイッチ
	第2層 データリンク層	ネットワークインターフェース層	PPP、PPoE：仮想的な伝送路を確立 Ethernet：有線接続		LAN ケーブル NIC、リピータ
	第1層　物理層				

過去問題

出題傾向
OSI 参照モデルの各層の意味およびそのプロトコル、対象機器を問う問題が頻出です。

問題1-1　OSI 参照モデルにおける「ネットワーク層」で処理されるプロトコルはどれか。（2023）

1）IP
2）TCP
3）UDP
4）DHCP
5）SMTP

| 5-2 | 通信プロトコルの種類 | SBO5.1.2 |

> **ここがポイント**
>
> TCP/IPは、インターネットなど多くのネットワークで利用されている通信プロトコルです。IPアドレスはネットワーク内の端末を識別するための番号です。

1. イーサネット

　イーサネット（**Ethernet**）は、OSI参照モデルの第1、2層に対応するTCP/IPのネットワークインターフェース層で使われる、コンピュータをケーブルを用いて有線接続して通信を行う際の標準的な規格、プロトコルです。主に職場や家庭などのネットワーク（**LAN**：Local Area Network）において最も利用されています。

　イーサネットで身近なLANケーブルは、8本の銅線を2本ずつ撚りあわせた**ツイストペアケーブル**で、さらに、主流のUTPケーブルとSTPケーブルに区分されます。STPケーブルは外部からのノイズ対策のために、内部にシールド処理がされています。

　LANケーブルは両端にRJ-45コネクタ（2-3参照）が取り付けられており、伝送速度などによってカテゴリ分けされています。速度はbps（bits per second）という単位で表されます。

カテゴリ	IEEE規格	伝送速度
カテゴリ3	10BASE-T	10Mbps
カテゴリ5	100BASE-T	100Mbps
カテゴリ5e	1000BASE-T	1000Mbps
カテゴリ6	1000BASE-TX	1000Mbps
カテゴリ6a	10GBASE-T	10Gbps
カテゴリ7	10GBASE-T	10Gbps

　カテゴリ7は内部にシールド処理が施されています。また、通信速度が40Gbpsのカテゴリ8のケーブルもあります。

　LANケーブルのほか、イーサネットには同軸ケーブルや光ファイバケーブルも用いられています（5-5参照）。

2. IP

　IP（Internet Protocol）は、TCP/IPのネットワーク層で使われるプロトコルで、IPアドレスという識別子を使って、データの送り先を管理しています。

　IPは現在IPv4というバージョンが標準的に使われていますが、ネットワークの急増により、IPアドレスの枯渇が課題となっており、現在ではIPv6も普及し始めています（5-3参照）。

3. IPアドレスの構成

（1）IPアドレスの概要

　IPアドレスはネットワークに接続されたコンピュータや機器を識別するための番号で、「192.168.3.10」のように表現されています。

　もともと「1100 0000　1010 1000　0000 0011 0000 1010」のような32ビットの2進数の値を8ビットずつ区切り、それを10進数に変換しています。具体的には次のようになります。

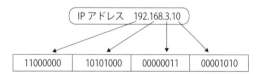

（2）ネットワーク部とホスト部

　実際にはこの32ビットのIPアドレスを2つに分割し、**ネットワーク部**（サブネットがあればそれも含む）と**ホスト部**に分けられています。

　ネットワーク部は、そのコンピュータが属しているネットワークのことを示しており、ホスト部はそのネットワーク内にある特定のコンピュータを示すものです。電話番号が市外局番—市内局番—加入者番号に分けられるのと似

ています。

ネットワーク部のビット幅は可変ですが、例えば、IPアドレスが「192.168.3.10」の前24ビットをネットワーク部、後ろ8ビットをホスト部とすると、「192.168.3」がネットワークアドレスを、その次の「10」がホストアドレスとなります。

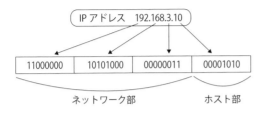

4. サブネットマスク

（1）サブネットマスクの概要

大きな組織ではネットワークもいくつかに分けて管理しています。これを**サブネット**といい、ホスト部のアドレスをサブネット部とホスト部の2つに分けて運用します。

一般にネットワーク部はサブネット部を含んだアドレスを指します。IPアドレスだけ見ても、どこまでがネットワーク部なのかわかりません。そこで、ネットワーク部とホスト部の境界を示すために、IPアドレスと同じ32ビットのサブネットマスクを用意します。サブネットマスクは先頭からIPアドレスのネットワーク部に該当する部分まで「1」を列挙し、ホスト部には「0」を列挙します。これで、IPアドレスの何桁目までがネットワークアドレス部かがわかります。

上の図では前24桁がネットワーク部なので、「1111 1111 1111 1111 1111 1111 0000 0000」のように表され、8桁ごとに10進数に変換すると「255.255.255.0」となります。

ホスト部のビット幅により、ネットワークにどれだけのコンピュータ（ホスト）を接続できるかが決まります。

例えばホスト部を8ビット（ネットワーク部は24ビット）にすると、理論上接続できるコンピュータの数は256台（2^8）となります（実際は、後出の理由により2台少なくなります）。

（2）ネットワークアドレス

ネットワークアドレスとは、ホスト部がすべて「0」となるアドレスで、ネットワークを識別するために使われます。

例えばIPアドレスが「192.168.1.62」、サブネットマスクが255.255.255.128と設定された端末がどのネットワークに属するかを知るには、サブネットマスクを2進数表示すれば、左から25ビットがネットワーク部であることがわかります（下図参照）。

ネットワークアドレスは、サブネットマスクとIPアドレスの2進数を論理積（1-2参照）することで求めることができます。論理積は双方の入力が1のときに1を出力します。

これにより、この端末が属するネットワークアドレスは「192.168.1.0」ということになります。

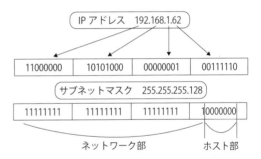

IPアドレス	11000000	10101000	00000001	00111110
サブネットマスク	11111111	11111111	11111111	10000000
論理積	11000000	10101000	00000001	00000000
ネットワークアドレス	192	168	1	0

（3）CIDR表記

CIDR（Classless Inter-Domain Routing）とは、クラスA（8ビット）、B（16ビット）、C（24ビット）に固定されていたネットワーク部のビット長を、サブネットマスクを導入することで1ビット単位で可変とし、IPアドレスの割り当てとルーティングを効率化する仕組みです。

CIDR表記では、IPアドレスのどこまでがネットワーク部かを区別するために、IPアド

レスの末尾に／とサブネットの桁数（ビット数）を付記します。例えば、ネットワーク部／サブネットマスクが「172.30.123.45/255.255.252.0」の場合、サブネット長は22ビットですから「172.30.123.45/22」と表記します。

255.	255.	252.	0
11111111	11111111	11111100	00000000

ネットワーク部 22 桁　　ホスト部 10 桁

（4）ブロードキャストアドレス

　IPアドレスではネットワークアドレス（ホスト部がすべて0）の他に、ホスト部分がすべて1となる、**ブロードキャストアドレス**と呼ばれる、すべての端末にデータを送るためのアドレスがあります。この2つのアドレスを除いたIPアドレスがネットワーク接続に利用できることになります。

　例えば、192.168.32.0/22のネットワークが持つホスト部のアドレス数は1,024（$2^{10} = 2^{(32-22)}$）ですが、ネットワークに接続できるのは2台を差し引いた1,022となります。

（5）通信可能な端末の組み合わせ

　例えば、サブネットマスクが255.255.255.128のネットワーク（ネットワーク部が25ビット）に、ABCD4台の端末が接続されていたとします。

　ホスト部のアドレスが7ビットなので、接続できるのは126台（$2^7 - 2$）となります。IPアドレスが利用可能なホストアドレスはネットワークアドレスとブロードキャストアドレスを除いた1から126の間ということになります。

　ここで、IPアドレスが次の図のように設定されていた場合、BとDの端末はそれぞれホスト部が130と140で、1から126の範囲に収まらないので、通信できないということになります。

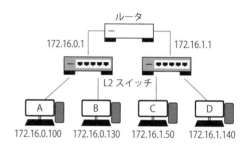

━━━━━ **過去問題** ━━━━━

出題傾向

サブネットマスクに関する問題が頻出です。特にホスト部の利用可能なアドレス数を問う出題が多い傾向にあります。

問題2-1　IPアドレスが192.168.1.62のホストが属する、サブネットマスクが255.255.255.128のネットワークのネットワークアドレスはどれか。（2022）
1）192.168.1.0
2）192.168.1.32
3）192.168.1.64
4）192.168.1.128
5）192.168.1.255

問題2-2　192.168.32.0/22のネットワークが持つホスト部のアドレス数はどれか。（2021）
1）128
2）256
3）512
4）1,024
5）2,048

その他の通信プロトコル SBO5.1.3

┌─ **ここがポイント** ─────────────────────────────────┐

これまで見てきたプロトコル以外に、ARP/RARP、DHCP、ICMP、NAT/NAPT、DNS など
があり、それぞれ特徴的な役割を果たしています。

└──┘

1. MACアドレスとARP/RARP

IP アドレスはネットワークをまたいだ通信
の際に、コンピュータや機器などの最終的な
ネットワーク機器の宛先を表すために使われて
います。

MACアドレスは、ネットワーク機器（コン
ピュータ、スイッチ、ルータなど）に製造時に
割り振られた番号で、直接つながったネット
ワーク内で通信機器を特定するために使われま
す。

一方で、複数のネットワークをまたいだ通信
では、途中にルータ（5-5参照）など様々な
ネットワーク機器を介します。ルータは、IP
アドレスを利用してデータ（パケット）が次に
どのネットワーク機器に行けばよいのか特定し
ています。

このとき、IP アドレスを使って MAC アド
レスを求めるプロトコルが **ARP**（Address
Resolution Protocol）、反対に MAC アドレス
から IP アドレスを求めるプロトコルが **RARP**
（Reverse Address Resolution Protocol）です。

2. DHCP

DHCP（Dynamic Host Configuration
Protocol）は、ネットワークに属した端末が起
動した際に DHCP サーバから、通信に必要な
端末の IP アドレスや様々な設定を自動的に割
り当てるためのプロトコルです。

3. ICMP

IP では、データをパケットと呼ばれる小さ
な塊に分割して送っています。ただし、送るだ
けの機能になっており、そのデータの送受信が
成功したか判断することができません。そこで
ノード（サーバ、ネットワーク機器など）間の
通信状態を確認するためのプロトコルが **ICMP**
（Internet Control Message Protocol）です。多
くの OS にはこれを利用した **ping** というコマ
ンドが実装されています。

ping では、「エコー要求メッセージ」、「エ
コー応答メッセージ」などによって通信先端末
の反応を確認し、接続性を確認します（主な
ネットワークコマンドについては8-1参照）。

4. DNS

IP アドレスは数字で表現されているため、
接続先を人間が認識するのは困難です。そこで、
人間が認識しやすいように IP アドレスに対応
付けられた役割や所属を表す識別子をドメイン
名と呼びます。

例えば、IP アドレスが XX.XXX.123.45 だっ
た場合に、www.byouin_example.or.jp のよう
にドメイン名に変換することで、人間には認識
しやすくなります。このように、IP アドレス
とドメイン名の対応付けをするのが **DNS**
（Domain Name System）です。

5. IPv6

現在の主流は IPv4 ですが、IPv4 では IP アド
レスが枯渇するという問題があり、そこで考案
されたのが IPv6 です。

IPv6では、32ビットの IPv4 と違い、128ビッ
トでアドレスが構成され、16ビットごとにコロ
ン「：」で区切って16進数で表現します。なお、
IPv4とは直接通信できません。

第Ⅲ部 情報処理技術系

═══ 過去問題 ═══

問題 3-1 IP アドレスから MAC アドレスを求めるプロトコルはどれか。（2016）

1) ARP
2) HTTP
3) SIP
4) SNMP
5) TCP

問題 3-2 通信先端末の反応を確認するコマンドはどれか。（2023）

1) arp
2) ping

3) netstat
4) ipconfig
5) nslookup

問題 3-3 DNS について正しいのはどれか。（2022）

1) 電子メールを配送する
2) 通信の経路制御を行う
3) IP アドレスを自動的に割り当てる
4) IP アドレスから MAC アドレスを求める
5) IP アドレスとドメイン名の対応付けをする

5-4　ネットワークサービス　　SBO5.2.1

1. 電子メール

インターネット上で、電子メールを送信・転送するのに使われるプロトコルが **SMTP**（Simple Mail Transfer Protocol）です。一方で、メールサーバからメールを受信するためのプロトコルに **POP3**（Post Office Protocol v. 3）や **IMAP4**（Internet Message Access Protocol v. 4）があります。

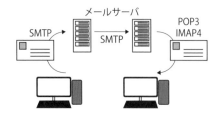

2. Web

（1）HTTP

Web ブラウザと Web サーバの間でデータの送受信を行うために使用される通信プロトコルとして **HTTP**（HyperText Transfer Protocol）、**HTTPS**（HTTP over SSL/TLS）があります。従来は HTTP が主流でしたが、セキュリティを向上させた HTTPS に移行しています。

（2）HTML

Web ページは **HTML**（HyperText Markup Language）というマークアップ言語で構造（見出し、本文など）やコンテンツが記述されており、CSS という機能で各構造の見た目が修飾されます。さらに JavaScript というスクリプト言語で動的な変化を与えることができます。

（3）URL

Webページなどの場所を示すための表現形式に**URL**（Uniform Resource Locator）があります。ドメイン名などによって指定されたコンピュータの、さらに内部のファイルやフォルダを指定することができ、次のような形式で表示されます。

http://www.abc.co.jp/index.html

このとき、「http」がプロトコルで、「www」がホスト名、「abc.co.jp」がドメイン名となり、スラッシュ（/）で区切られた後ろの部分がファイルやフォルダ名を指定しています。

（4）異常コード

Webネットワークでの情報の授受は、WebブラウザからWebサーバにリクエストを送信し、WebサーバからWebブラウザへレスポンスを返信することによって実行されます。

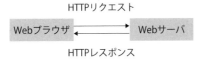

この時、何らかのエラーが起こり、レスポンスが正常に返信できないと異常コードが表示されます。例えば、URLを入力してWebページにアクセスした際に「404 Not Found」と表示されることがあります。HTTPを利用した通信では、異常があった場合に次のコードで状態を表します。

ステータス	異常コード
クライアント誤り	401：アクセス権がない 403：閲覧権限がない 404：Webページが見つからない
サーバ誤り	500：サーバ内で起きたエラー 503：一時的にサーバにアクセスできない

（5）Cookie

Cookieは、Webページを閲覧した際、Webブラウザ（端末）に保存されるデータを指します。Webサーバがユーザのログイン状態などを管理するための情報を保持します。

通常、Web閲覧では前回の通信内容を引き継ぐことができませんが、Cookieを使うことによって、例えば通販サイトで買い物かごに商品を入れたままログアウトしても、次にまたログインしたときにかごに商品が入っている、というような連続性を保つことができます。

3. NTP

NTP（Network Time Protocol）はネットワークに接続されている機器の時刻を同期するプロトコルです。診療記録では正確な時間の記録が求められるため、コンピュータ同士で時刻が異なると問題が生じます。そこでNTPを使って、正確な時刻を保持しているNTPサーバにアクセスすることで時刻を修正しています。

4. ウェルノウンポート

ポート番号とは、Webブラウザやメールなどのアプリケーションごとに割り振られた番号のことを指しますが（5-5参照）、特に共通の目的に使われるものは**ウェルノウンポート**（well-known ports）と呼ばれています。

主なウェルノウンポート

名称	ポート番号
SSH	22
SMTP	25
HTTP	80
IMAP4	143
HTTPS	443
POP3s	995

過去問題

出題傾向

ネットワークサービスで使われる通信プロトコルの種類やポート番号を問う問題、異常コードとその原因を問う問題が頻出です。

問題 4-1 IMAP4の用途はどれか。(2023)
1) 音声通話
2) 動画配信
3) Web 会議
4) メール閲覧
5) ルーティング

問題 4-2 Web ブラウザと Web サーバの間でデータの送受信を行うために使用される通信プロトコルはどれか。(2023)
1) DNS
2) SSH
3) SNMP
4) HTTPS
5) SMTPS

問題 4-3 ネットワークに接続されている機器の時刻を同期するプロトコルはどれか。(2023)
1) NTP
2) RTP
3) DHCP
4) LDAP
5) PPPoE

5-5　ネットワーク機器　　SBO5.2.2

ここがポイント

ネットワークには OSI 参照モデルの各階層に対応する機器があります。こうした機器によってネットワークの最適化がなされ、様々なサービスを実現しています。

1. 主なネットワーク機器

(1) リピータ

リピータは OSI 参照モデルの物理層において、中継を行う機器です。電気信号は伝送距離が長くなるほど弱く（減衰）なり波形も歪むため、波形を整形し増幅する機能があります。

(2) ブリッジ

ブリッジは OSI 参照モデルのデータリンク層（第 2 層）で複数の LAN を接続し中継するために使います。リピータが流れてくるデータ全てを中継するのに対し、ブリッジは宛先情報（MAC アドレス）を確認して不要なデータを中継しません。

(3) ルータ

ルータは OSI 参照モデルのネットワーク層（第 3 層）に属し、IP アドレスを使ってデータを宛先のコンピュータに最適な経路で送る、ルーティングを行います。

なお、ネットワーク機器としてはこのほかにファイアウォール（6-9参照）などもあります。

(4) NAT/NAPT

1) プライベート IP アドレスとグローバル IP アドレス

IP アドレスには**プライベート IP アドレス**と**グローバル IP アドレス**があります。

職場や自宅などの閉じられた LAN の中でデータのやり取りをするときは自由にプライベート IP アドレスを設定することができ、LAN が異なれば同じ IP アドレスを使う通信機器があっても問題はありません。

一方でインターネットに直接、接続するときは世界で唯一のグローバル IP アドレスを設定して、どのネットワークのコンピュータであるかを特定できるようにしておく必要があります。

2）NAT

LAN 内のプライベート IP アドレスを持つ端末とインターネット上の機器間でパケットの送受信をするためには、プライベート IP アドレスをグローバル IP アドレスに変換する必要があります。

このプライベート IP アドレスとグローバル IP アドレスを相互に変換して、LAN とインターネット間でパケットの送受信を仲介できるようにするのが **NAT**（Network Address Translation）です。主にルータの機能となります。

グローバル IP アドレスの数は限られているので、NAT によってグローバル IP アドレスを有効に利用することができます。ただし、グローバル IP アドレス 1 つに対して、プライベート IP アドレス 1 つとしか変換することができません。

3）NAPT

NAPT（Network Address Port Translation）は、NAT における IP アドレスに加えてポート番号も加えた技術です。NAPT では複数のプライベート IP アドレスを 1 つのグローバル IP アドレスに変換することができます。

4）ポート番号

ポート番号とは、Web ブラウザやメールなどのアプリケーションごとに割り振られた番号です。IP アドレスは端末を特定しますが、その端末の中でどのアプリケーションにデータを渡せばよいのかまではわかりません。そこでポート番号を割り当てることにより、アプリケーションを特定しています。

2．ケーブル

（1）光ファイバケーブル

伝送媒体には、5-2で触れたツイストペアケーブルより信号の減衰が少なく、電磁波の影響を受けない**光ファイバケーブル**があります。

光ファイバケーブルには、中心部の構造の違いによって、**マルチモード**と**シングルモード**があります。シングルモードは長距離通信に向いていますが、価格が高く、固くて取り扱いがしにくいケーブルです。

（2）同軸ケーブル

同軸ケーブルはテレビのアンテナ線のように中心の導線を絶縁体、外被で覆ったもので、昔は LAN ケーブルに使われていましたが、現在はツイストペアケーブルのほうが主流です。

3．伝送速度

データを送る回線にはその特性に応じた速度があります。その回線でデータをやり取りできる最大の速さのことを**回線速度**、実際の速さを**伝送速度**、回線速度に対する伝送速度の割合のことを**伝送効率**、あるデータ量を送るのに必要な時間のことを**伝送時間**といい、これらは次の式で表すことができます。

（1）伝送効率

$$伝送効率（\%）= \frac{伝送速度}{回線速度}$$

（2）伝送時間

$$伝送時間 = \frac{データ量}{伝送速度}$$

また、伝送速度の単位は bps（bits per second）で、1 秒間に伝送されるビット数で表されています。データ量がバイトで表されているときは変換が必要です。

（3）速度の計算例

例えば、1Gbyte のファイルを1Gbps の回線でダウンロードするのに要する時間は、伝送効率が50％の場合、次の式になります。

伝送時間 ＝ 1Gbyte ÷（1Gbps×50％）

ここで、データ量は単位がバイトなのでビットに変換します。

＝ 8Gbit ÷ 0.5Gbps

＝ 16（秒）

4．VLAN

物理的な接続とは異なる仮想的なネットワークを構築する技術として **VLAN** があります。

複数の LAN を単一の LAN とすることや、逆に一つの LAN を複数の LAN とみなすことが可能になります。柔軟なネットワーク設計とセキュリティの向上が期待できます。

過去問題

出題傾向
通信ケーブルの種類とその特徴や VLAN を問う問題が頻出です。

問題 5-1　複数の LAN を接続し中継するために用いるデータリンク層の装置はどれか。（2015）
1）ルータ
2）ブリッジ
3）リピータ
4）ゲートウェイ
5）ファイアウォール

問題 5-2　光ファイバケーブルの説明で正しいのはどれか。（2022）
1）カテゴリ分けがある
2）RJ45コネクタで接続する
3）8本の芯線を撚り合わせている
4）マルチモードとシングルモードがある
5）結線方法にストレートとクロスがある

問題 5-3　10MB（メガバイト）のデータを 10Mbps の回線で転送するための最短所要時間はどれか。（2016）
1）1秒
2）4秒
3）8秒
4）16秒
5）32秒

問題 5-4　物理的な接続とは異なる仮想的なネットワークはどれか。（2022）
1）VDI
2）VGA
3）WAN
4）VLAN
5）WINS

5-6　無線 LAN　　SBO5.2.3

ここがポイント
無線 LAN によりケーブル配線なしに端末を配置でき、移動も簡便になりました。その反面、誰でも受信できることから、混信、盗聴などのセキュリティ対策が重要です。

1. 無線 LAN とは

無線 LAN はネットワークをケーブルでつなげるのではなく、無線でつなぐものです。ルータやブリッジの機能を持つアクセスポイント（AP、親機）を設置して、端末に付けた無線子機との間で通信を行います。アクセスポイントと端末の最大伝送距離は200ｍとされていますが、電波の性質上、障害物の影響を受けます。

なお、無線 LAN の規格は IEEE（アイトリプルイー：国際電気電子学会）が制定しており、主に次ページ表のような規格があります。

規格名は前半の「IEEE802.」を省略して、「11○」で表示されることがあります。なお、現在の無線 LAN の主流の規格は11n と11ac となっています。

無線LANの規格

規格名	最大伝送速度	周波数帯
IEEE802.11a	54Mbps	5GHz
IEEE802.11b	11Mbps	2.4GHz
IEEE802.11g	54Mbps	2.4GHz
IEEE802.11n	600Mbps	2.4GHz/5GHz
IEEE802.11ac	6.9Gbps	5GHz
IEEE802.11ax	9.6Gbps	2.4GHz/5GHz/6GHz

2. 無線LANの伝送速度の計算

伝送速度の計算（5-5参照）と組み合わせることにより、無線LANの速度も計算することができます。

例えば、11nの規格で接続した無線LANを使って600Mbyteのファイルを伝送速度25％でダウンロードするのに要する伝送時間は、エラーや再送がない場合、次のようになります。

伝送時間－600Mbyte：（伝送速度×25％）

ここで、11nの伝送速度は600Mbps、ファイルがbyte単位なので、次のようになります。

伝送時間＝600Mbyte÷（600Mbps×25％）

$$= 4800\text{Mbit} \div 150\text{Mbps}$$

$$= 32（秒）$$

3. 無線LANの識別子

無線LANのAPには、識別するためのID

としてSSID（Service Set Identifier）が設定されています。APとコンピュータに設定したSSIDが一致しないと通信することはできません。

現在では一つのネットワーク内に複数のAPを設置する場合を考慮して、無線LANの識別名としてのESSID（Extended Service Set Identifier）を使うことが標準となっています。

なお、無線LANでは接続先のAPを切り替えることができ、このことをローミングと呼びます。

4. 無線LANのセキュリティ規格

無線LANでは電波が届く範囲でアクセスすることができるので、自分の通信内容を誰かに見られてしまう（盗聴）リスクがあります。このような状況を避けるため、無線LANには暗号化によるセキュリティ規格があります。当初用いられたWEP（Wired Equivalent Privacy）は簡単に解読されたため、現在ではWPA2（Wi-Fi Protected Access 2）が標準となり、最新版はWPA3となっています。WPA3ではブルートフォース攻撃（6-8参照）からの保護が図れるほか、ユーザ認証のいらない公衆Wi-Fiにおいても、個々の通信を暗号化するなどの機能があります。

=== 過去問題 ===

出題傾向

無線LANの規格と伝送速度、周波数帯の組み合わせやセキュリティ規格についても頻出です。また伝送速度の計算も出題されています。

問題 6-1 次の選択肢の中で理論上の伝送速度が最大の無線LANの規格はどれか。（2021改変）

1) IEEE802.11a
2) IEEE802.11b
3) IEEE802.11ac
4) IEEE802.11n
5) IEEE802.11g

問題 6-2 無線LANで接続先のネットワークの識別に用いられるのはどれか。（2023）

1) UDID
2) ESSID
3) ユーザID
4) IPアドレス
5) MACアドレス

問題 6-3　無線 LAN のセキュリティ規格は
どれか。（2019改変）

1）PGP

2）CHAP

3）LDAP

4）WPA3

5）CSIRT

5-7　対外接続　SBO5.2.4

ここがポイント

VPN は公衆回線を利用して仮想的な専用回線を設ける技術で、セキュリティの高い安全な通信を
行います。急増しているリモートワークなどにおいても VPN は有効です。

1. VPN

VPN（Virtual Private Network）とは、ネッ
トワークの送信側と受信側に設置した機器もし
くはソフトウェアで、データに「カプセル化」
という処理を行い、トンネリングの技術を使っ
てネットワークの 2 点間を直結した仮想的な占
有回線に見立てて、セキュリティの高い通信を
行う仕組みです。

通信において最も信頼性が高いのは LAN 同
士で専用回線を引いてやり取りすることですが、
遠隔地との通信においては工事が発生するなど、
コストが高くなったりします。この点、VPN
では公衆回線を利用して、仮想的に専用回線を
設けることができ、コストを抑えることができ

ます。

VPN により、例えば本社と支社、そして社
内ネットワークと社外の PC などとの間で、公
衆回線を利用した仮想の専用回線を作ることが
できます。

2. その他の技術

PPP（Point-to-Point Protocol）は、データ
リンク層に対応し、2 台の機器間で仮想的な伝
送路を確立する標準的な通信プロトコルです。
電話回線での通信に対応したダイヤルアップ
PPP やイーサネットで用いられる PPPoE
（PPP over Ethernet）や IPoE（IP over
Ethernet）などへの拡張がされています。

=== 過去問題 ===

出題傾向

出題頻度は高くありませんが、VPN の意味を問う問題が出題されています。

問題 7-1　インターネット上に構築された、
あたかも専用線のように使うことができる仮想的
なネットワークはどれか。（2021）

1）VDT

2）VOD

3）VPN

4）VLAN

5）VoIP

6 情報セキュリティ

ここがポイント

情報の機密性、完全性、可用性の3要素（CIA）の維持を情報セキュリティといいます。さらに真正性、責任追跡性、否認防止、信頼性の4つの特性を加えることもあります。

1. 情報セキュリティの3要素（CIA）

情報セキュリティとは情報の「機密性」（Confidentiality）、「完全性」（Integrity）、「可用性」（Availability）を維持することです。この3つの単語の頭文字を取って「**情報セキュリティの3要素（CIA）**」と呼ばれます。

（1）機密性

情報へのアクセスを許可されたものだけがその情報を利用できることをいいます。

（2）完全性

その情報が改ざんされたり、破壊されたりせずに、内容が正しい状態を維持していることをいいます。

（3）可用性

情報へのアクセスを許可されたものが、必要な時にその情報へアクセスできることをいいます。

なお、日本産業規格である JISQ13335-1：2006においては、上記の3要素に加えて真正性、責任追跡性、信頼性、否認防止も含めています。

（4）真正性（Authenticity）

情報、システム、利用者などが改ざん、混同などなく主張どおりであることをいいます。

（5）信頼性（Reliability）

データやシステムが不具合なく意図した通りの結果を出すことをいいます。

（6）否認防止（non-repudiation）

システムの利用を後になって否認できない仕組みのことをいいます。

（7）責任追跡性（Accountability）

システムを活用した履歴を残すことをいいます。

2. 情報資産と脆弱性

組織が保存するあらゆるデータやソフトウェア、そして情報機器などのハードウェアなどのことを**情報資産**と呼び、その情報資産の CIA が損なわれるきっかけとなる弱点の部分のことを**脆弱性**と呼びます。

第Ⅲ部　情報処理技術系

過去問題

出題傾向

情報セキュリティの3要素（CIA）やその意味を問う問題が頻出です。

問題 1-1　情報セキュリティの3要素の組み合わせについて正しいのはどれか。（2023）
1) 機密性 ─ 安全性 ─ 可用性
2) 機密性 ─ 完全性 ─ 可用性
3) 真正性 ─ 安全性 ─ 可用性
4) 真正性 ─ 完全性 ─ 可用性
5) 真正性 ─ 機密性 ─ 可用性

6-2　リスクマネジメントと情報セキュリティ対策　SBO6.1.3, 6.1.4

ここがポイント

> リスクとは情報資産そのものや、情報資産をもつ組織が損害を受ける可能性のことを指します。リスクマネジメントではリスクについて組織全体で対策を取り、管理します。

1. リスクマネジメントの概念

　情報セキュリティにおいて、リスクとは情報資産そのものや、情報資産をもつ組織が損害を受ける可能性のことを指します。日本産業規格であるJISQ31000:2010においては「目的に対する不確かさの影響」と定義されており、一般的な「危険性」の概念に加えて、組織にとって好ましくない事象も包含しています。

　これらのリスクについて対応を取らず、サイバー攻撃によって病院情報システムが稼働できなくなったり、患者の個人情報が流出したりするなどのインシデントが発生した場合、患者だけでなく組織にとっても大きな損害を受けることとなります。

　リスクマネジメントとは、このようなリスクに備えて、組織全体で対策を取り、リスクを管理していくことといえます。

2. リスクマネジメントのプロセス

　JISQ31000:2010では、リスクマネジメントを次のようなプロセスで示しています。

（1）適用範囲・状況・基準の決定

　組織が対応するリスクの適用範囲を定めるほか、内部と外部の状況の確認、組織が許容できるリスクの基準などを定めます。

（2）リスクアセスメント

1）リスク特定

　リスクを発見・確認・記録を行います。

2）リスク分析

　リスクの重篤さや性質、特徴の把握を行います。

3）リスク評価

　どのようなリスク対応を行うか、リスク分析およびリスク基準に基づいて決定を行います。

（3）リスク対応

1）リスク回避

　リスクを発生する原因を取り除くことです。

2）リスクの低減

　リスクのレベルを許容できる範囲まで下げることです。

3）リスクの移転

　外部委託や保険への加入によってリスク自体やリスクから発生する損失を第三者に移すことです。

4）リスクの保有

　許容できるレベルのリスクであれば、そのままにしておくという考え方です。万が一損害が発生した場合に備えて、その費用を準備しておくことも含まれます。

3. 情報セキュリティ対策

　情報セキュリティ（安全管理）対策には大きく次の分類があります。

（1）技術的安全管理対策

　情報資産に対して情報技術を用いて防御策を講じることをいいます。例えば、内部ネットワークを守るためにファイアウォール、IPSなどの機器を用いることが挙げられます。

（2）物理的安全管理対策

　災害や機器の故障などから情報資産を守ることをいいます。ハードディスクを廃棄する際に破壊を求めることや侵入者の防止のために入退室管理を行うこと、防犯カメラを設置することも含まれます。

（3）人的安全管理対策

　誤操作や不正行為、USBメモリなどの紛失や盗難などの人の意図の有無に関わらず人の行為に起因する脅威を人的脅威といいます。対策

として、監視カメラの設置やシステムへの権限管理、USB メモリなどの使用ルールの設定、職員教育の実施などがあります。

（4）組織的安全管理対策

企業（医療機関）にとって、IT 活用は必須でその役割は日々増しています。それに伴い、マルウェア感染や不正アクセス、故障などの脅威も増加しています。組織は、こうした脅威を軽減するため、セキュリティポリシーの作成や継続的なセキュリティへの投資などが必要です。

4. ISMS

ISMS（Information Security Management System）とは、情報セキュリティに特化したリスクマネジメントシステムのことをいいます。

組織が PDCA サイクルに基づいて情報セキュリティの継続的な改善を行うことで、リスクを継続的に管理することができます。ISMS は情報セキュリティの国際規格でもあり、方針・規定・手順・記録類といった分類で文書化の構造を示しています（医療情報システム系 4-1参照）。また、組織の情報セキュリティマネジメントシステムが国際標準（ISO/IEC 27001）に適合していることを認証する ISMS 認証制度もあります。

=== 過去問題 ===

出題傾向

リスクマネジメントのプロセスについて問う問題、情報セキュリティ対策について、4つの分類（技術的／物理的／人的／組織的）とその具体的な対策の組み合わせを問う問題が頻出です。

問題 2-1 リスクマネジメントにおいてリスクを発見、確認および記録するプロセスはどれか。（2023）
1) リスク対応
2) リスク特定
3) リスク評価
4) リスク分析
5) リスク保有

問題 2-2 脅威発生の要因を変更し、リスクを消し去るのはどれか。（2019）
1) リスク削減

2) リスク回避
3) リスク分散
4) リスク移転
5) リスク保有

問題 2-3 情報セキュリティ対策のうち、物理的対策にあたるのはどれか。（2023）
1) 入退室管理
2) アクセス権の設定
3) セキュリティ教育
4) ファイアウォールの設定
5) セキュリティポリシーの策定

6-3　　暗号化技術　　SBO6.2.1

ここがポイント

通信において、メッセージを安全に送る方法として暗号化があります。暗号化の方法には、共通鍵方式、公開鍵方式、ハイブリッド暗号方式があります。

1. 暗号化

ネットワークは広く公開されているので、何も保護されていないそのままの情報は、第三者に見られてしまう（盗聴）恐れがあります。こ

のため、現代の通信分野の多くで、情報の暗号化が行われるようになっています。

　何も加工されていないそのままの情報（平文、ひらぶん）を、一定の規則によってほかの文字や記号に変換することを**暗号化**と呼び、もとの情報に戻すことを**復号**と呼びます。

　そしてこのとき、暗号化したり復号したりするための特別な情報のことを**鍵（キー）**と呼びます。

　暗号化には、扱う情報の重要度や量などに応じて、共通鍵方式、公開鍵方式、そしてそれらを組み合わせたハイブリット暗号方式があります。

2. 共通鍵方式

　共通鍵方式とは、送受信者間で1個の鍵を共有し、この1個の鍵を暗号化と復号に共通して用いる方式です。共通鍵方式におけるメッセージのやり取りは次のように行われます。

① 送信者が共通鍵を作成します。
② 送信者はあらかじめ受信者に安全な方法で共通鍵を渡します。
③ 送信者が共通鍵で暗号化された暗号文を受信者に送ります。
④ 受信者はあらかじめ受け取っていた共通鍵で暗号文を復号します。

　共通鍵方式では、基本的に通信相手ごとに異なる鍵で暗号化をしており、通信する相手が多数になると鍵も増え、その管理が困難になります。さらに、鍵の伝達時に「鍵」そのものを盗聴される危険もあります。

　メリットとして、次項の公開鍵方式より処理時間が短いという特徴があります。

　なお、共通鍵方式で用いるアルゴリズムには無線LANで用いられるAESがあります。

3. 公開鍵方式

　公開鍵方式では、「**秘密鍵**」と「**公開鍵**」と呼ばれる一対の鍵を用います。

　「鍵」の一つを受信者がネットワーク上に公

開するので、公開鍵方式と呼ばれます。このとき、もう一方の鍵は「秘密鍵」と呼び、厳重に管理します。公開鍵と秘密鍵のことを「**鍵ペア**」と呼びます。

　共通鍵方式とは異なり、暗号化と復号で別々の鍵を使う方式です。一方の鍵（例えば秘密鍵）で暗号化したものは、同じ鍵では復号できず、ペアとなったもう一方の鍵（公開鍵）でしか復号できません。

　多対多の送受信においても、各自は自分の「鍵ペア」を一組、保有、管理するだけで済みます。

　公開鍵方式におけるメッセージのやり取りは次のように行われます。

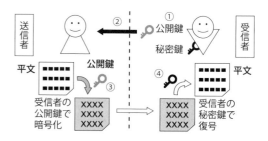

① 受信者はあらかじめ公開鍵と秘密鍵の鍵ペアを作成します。
② 受信者は作成した公開鍵をネットワーク上で公開します。一方で秘密鍵は公開せずに厳重に保管します。
③ 送信者はネットワーク上から入手した受信者の公開鍵でメッセージを暗号化します。
④ 受信者は受け取った暗号化されたメッセージを秘密鍵を使って復号します。

　公開鍵方式は不特定多数との通信に向いていますが、一方で暗号方式のアルゴリズムが共通鍵方式よりも複雑で、暗号化や復号において処理に時間がかかるという欠点があります。

　代表的な公開鍵暗号方式にRSAがあります。

4. ハイブリッド暗号方式

　共通鍵方式、公開鍵方式それぞれの短所から、多くのシステムでは**ハイブリッド暗号方式**を採用しています。ハイブリッド暗号方式とは、鍵

の配布に関しては公開鍵方式を採用し、その後のデータ通信の暗号化と復号は共通鍵方式を利用するものです。その手順は、以下のとおりです。

① 受信者が公開鍵と秘密鍵のペアを作成します。

② 送信者が共通鍵を作成します。

③ 送信者は初めに、受信者の公開鍵で共通鍵

を暗号化し受信者に送ります。

④ 受信者は自身の秘密鍵で暗号化された共通鍵を復号します。

⑤ 以降の通信には共通鍵方式での暗号化通信を行います。

　③、④の共通鍵の受け渡しの手順のみ公開鍵暗号方式を用います。

過去問題

問題 3-1　共通鍵暗号方式について正しいのはどれか。(2017)
1) 電子署名に利用される。
2) 暗号化と復号で鍵が異なる。
3) 受信者が送信者の秘密鍵で暗号化する。
4) 通信相手ごとに異なる鍵で暗号化する。
5) 公開鍵方式より暗号化アルゴリズムが複雑である。

問題 3-2　公開鍵暗号を用いた暗号化通信で必要となる鍵の組み合わせはどれか。(2021)
1) 送信者の公開鍵と受信者の秘密鍵
2) 送信者の公開鍵と送信者の秘密鍵
3) 送信者の公開鍵と受信者の公開鍵
4) 受信者の公開鍵と受信者の秘密鍵
5) 受信者の公開鍵と送信者の秘密鍵

6-4　代表的なユーザ認証技術　　SBO6.2.2

ここがポイント

コンピュータやシステムを利用するユーザの本人性を確認するために使われるのがユーザ認証技術です。ユーザ認証は複数の要素を使って行われています。

1. 認証の概要

　認証とは、コンピュータやシステムを利用するユーザが確かに本人であることを確認するための仕組みです。代表的な**ユーザ認証技術**に、ユーザ ID とパスワードを使った本人認証があります。認証技術は以下に見るようにいくつかの種類がありますが、組織の規模や予算に合わせて適切なものを採用することが重要です。

2. 認証の 3 要素

　認証には、**知識・所持物・身体的特徴**で構成される**認証の 3 要素**という考え方があります。

（1）知識

　本人しか知りえない情報のことをいいます。代表的なものがパスワードです。パスワード認証は他の認証技術に比べて安価で導入することができますが、一方でパスワードが流出してしまった場合には、なりすましなどのリスクがあ

ります。このため、文字数を増やすなどの対策が必要です。

（2）所持物

本人のみが所有しているもののことをいいます。社員証などに使われる IC カードや、一定時間ごとにパスワードが更新されるワンタイムパスワードを発行するトークンなどがあります。

トークンにはソフトウェア形式のものもありますが、USB などのハードウェアの形となっているものもあります。このため、厳重に保管する必要性があることや、紛失や故障に注意が必要です。

（3）身体的特徴

本人の身体的な特徴や特質のことで、指紋や虹彩、静脈、音声、署名などの**生体認証（バイオメトリクス認証）** が使われます。バイオメトリクス認証の導入はなりすましが困難になることから、セキュリティ上の効果が非常に高くな

りますが、一方で導入するためのコストが高くなること、ユーザが疾病やケガによって身体的特徴を利用することができなくなった場合に、代替手段が必要になるという点に注意が必要です。

3．多要素認証

多要素認証とは、複数の要素を使って認証を行うことで、セキュリティを高める仕組みです。

例えば次のような組み合わせがあります。

（1）知識＋所持物

銀行の ATM で現金を引き出す際に、暗証番号（知識）とカード（所持物）により認証を行います。

（2）所持物＋身体的特徴

建物の入退館の際に、IC カード（所持物）をかざして、さらに顔認証や指紋認証を組み合わせて認証を行います。

═══ 過去問題 ═══

出題傾向

具体例を出して多要素認証の適切な組み合わせを問う問題が出題されています。落ち着いて、認証の3要素のどれに該当するか考えるようにしましょう。

問題 4-1　認証に関して誤っているのはどれか。（2014）
1）本人の生体情報を用いた認証方法がある。
2）定期的にパスワードを変更することが必要である。
3）IC カード認証では認証用カードの携帯が必須である。
4）許可された利用者本人であることを確認するために行う。
5）利用者が1回ごとに設定するものをワンタイムパスワードという。

問題 4-2　バイオメトリクス認証で利用しないのはどれか。（2022）

1）虹彩
2）指紋
3）静脈
4）歯列
5）声紋

問題 4-3　本人確認の多要素認証の組み合わせとして適切なのはどれか。（2023）
1）氏名と生年月日
2）指紋認証と顔認証
3）暗証番号と秘密の質問
4）職員証 IC カードとパスワード
5）メールアドレスとパスフレーズ

6-5　完全性・可用性・真正性を高める技術　SBO6.2.3-6.2.5

ここがポイント

完全性を高める技術にはデジタル署名があり、可用性を高めるにはフォールトトレランスという考え方があります。また、真正性を高める技術にタイムスタンプがあります。

1. 完全性を高める技術

（1）ハッシュ関数

ハッシュ関数とは、任意の長さのデータから一定長のデータを生成する関数のことで、この関数に基づいて算出された値のことをメッセージダイジェストと呼びます。同じ文字列を入力すると必ず同じメッセージダイジェストが出力されます。なお、メッセージダイジェストから元の文字列に戻すことはできません。

ハッシュ関数のアルゴリズムには複数の種類がありますが、その中でも SHA-2 というバージョンがよく使われています。

（2）デジタル署名

電子署名は、電子文書の真正性を証明するための技術の総称です。その中でも公開鍵暗号の技術が使われているものを**デジタル署名**といいます。デジタル署名はなりすましやデータの改ざんを防ぐ方法で、データの「真正性」と「完全性」を高めます。具体的には次のように進みます。

① 送信者は公開鍵と秘密鍵の鍵ペアを作成します。

② 送信者は公開鍵を公開します。

③ 送信者は平文をハッシュ関数を使ってメッセージダイジェスト（A）にします。

④ メッセージダイジェスト（A）は送信者の秘密鍵を使って暗号化し、これをデジタル署名とします。

⑤ 送信者は平文にデジタル署名を付けて送ります。

⑥ 受信者は受信したデジタル署名を送信者の公開鍵で復号し、メッセージダイジェスト（A）に戻します（真正性）。

⑦ 受信者は受信した平文をハッシュ関数を使ってメッセージダイジェスト（B）を生成します。

⑧ 上記の⑥と⑦のメッセージダイジェスト（A）、（B）が一致すれば、改ざんされていないデータであるとわかります（完全性）。

デジタル署名の手順

（3）デジタル署名の注意点

デジタル署名はなりすましや改ざんの検知をすることができますが、送信者→受信者間で平文を送っているため、そのデータを盗聴されることや、送信されるものすべてがなりすましであった場合には対応できないという注意点があります。そのため、公開鍵基盤という方法があります（6-6参照）。

2. 可用性を高める技術

何らかの障害が起こった場合に備えてシステムの可用性を高める場合には、RAID（2-2参照）による障害耐性の強化や、**無停電電源装置**

（UPS）の使用のほか、自施設の構内に機器を設置してシステムを導入・運用するオンプレミス方式からクラウドサービスへ移行することなどがあります。また、データのバックアップや、ファイアウォール（6-9参照）もあります。

　なお、可用性を高める場合には、障害が起きないように高品質なものを投入しようとする**フォールトアボイダンス**という考え方と、障害が起きても被害を限定し、システムの稼働を続けるという**フォールトトレランス**という考え方があります。一般的にフォールトアボイダンスはコストがかかり、それに比較するとフォール

トトレランスはコストを抑えやすいという特徴があります。

3. 真正性を高める技術

　真正性を高める技術としては電子署名やタイムスタンプがあります。**タイムスタンプ**は電子文書に時刻に関する情報を付与し、ある時刻に文書が存在していたことと、それ以降は文書が改ざんされていないことを証明するもので、第三者機関である**時刻認証局**（TSA：Time-Stamping Authority）という機関が発行します。

===== 過去問題 =====

出題傾向

出題頻度は高くありませんが、可用性を高める技術や真正性を高める技術、特にデジタル署名について出題されています。

問題 5-1　デジタル署名で検知できるのはどれか。（2017）
1）盗聴
2）改ざん
3）漏えい
4）ウイルス感染
5）不正アクセス

問題 5-2　自施設の構内に機器を設置してシステムを導入・運用するのはどれか。（2021）
1）クラウド
2）ハウジング

3）オンプレミス
4）ホスティング
5）データセンター

問題 5-3　タイムスタンプの説明として正しいのはどれか。（2018）
1）有効期限がない。
2）検索が高速になる。
3）暗号化が可能になる。
4）データの記載内容が正しいことを証明できる。
5）ファイルが改ざんされていないことを証明できる。

| 6-6 | 公開鍵基盤 | SBO6.2.6 |

ここがポイント

公開鍵の利用には、その公開鍵を配布している人物や組織のなりすましのリスクがあります。それを担保するために公開鍵基盤があります。

1. 公開鍵基盤の概要

　公開鍵基盤（Public Key Infrastructure：PKI）とは、公開鍵を公開しようとする人物や

組織が、確かにその人物や組織であるということを第三者が電子証明書を発行して証明する仕組みのことです。

この信頼できる第三者機関が**認証局**（Certificate Authority：CA）です。認証局は、**登録局**（RA）と**発行局**（IA）に分けられますが、実際に PKI 業務を行う団体では両方を行うケースがほとんどです。

証明書を発行してもらう主体となる人物や組織のことを**加入者**、発行された証明書を入手して暗号化を行ったり、署名を検証したりする人物や組織のことを**利用者**と呼びます。

2. 公開鍵基盤を利用した証明の仕組み

公開鍵基盤を利用した証明は、次のように行われます。

（1）証明書の発行
① 加入者が公開鍵と秘密鍵の作成を行います。
② 加入者が加入者情報と公開鍵を認証局に送り、証明書の発行申請を行います。
③ 登録局は本人性の確認を行い、発行局に電子証明書の発行を依頼します。発行局が加入者情報と公開鍵にデジタル署名を行うことで、認証局が証明したこととなり、加入者の証明書が発行されます。
④ 発行局では証明書やその失効についてインターネット上のリポジトリと呼ばれるサーバに公開することで、利用者が確認できるようにします。

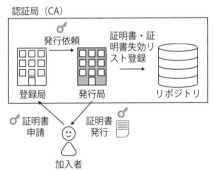

証明書の発行手順

（2）電子証明書の利用
加入者（送信者）の公開鍵が信頼できるかを確認するには次の手順を踏みます。

① 加入者（Web サーバなど）はあらかじめ認証局（CA）にサーバ証明書を発行してもらいます。
② この証明書をアクセスした各利用者（クライアント）に配付します。
③ 利用者はサーバ証明書からハッシュ関数でメッセージダイジェスト（A）を生成します。
④ 利用者は認証局の署名部分を CA の公開鍵で復号し、メッセージダイジェスト（B）を得ます。
⑤ メッセージダイジェストの（A）と（B）が一致すれば証明書も証明書内の公開鍵も信頼できることになります。

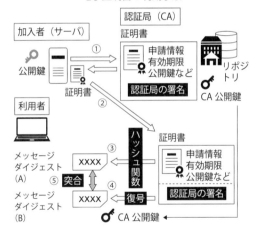

電子証明書の利用手順

一旦、公開鍵が信頼できることがわかれば、前節の電子署名を用いた通信手段に沿ってセキュアな通信を行います。

（3）電子証明書に使われる国際規格
電子証明書は、X.509という国際規格によって作成されています。

過去問題

問題6-1　公開鍵基盤（PKI）における認証局（CA）の役割として正しいのはどれか。（2023）

1) 電子証明書の発行
2) 加入者の秘密鍵の発行
3) 利用者の公開鍵の発行
4) メッセージの改ざん検出
5) メッセージへの電子署名

問題6-2　PKI を説明する図中の（ア）と（イ）の組み合わせで正しいのはどれか。（2022）

1)（ア）認証局 ―（イ）公開鍵
2)（ア）認証局 ―（イ）証明書

3)（ア）認証局 ―（イ）秘密鍵
4)（ア）法務局 ―（イ）証明書
5)（ア）法務局 ―（イ）秘密鍵

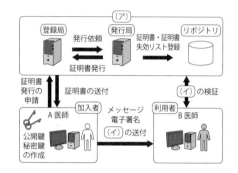

6-7　マルウェア対策　SBO6.2.7

ここがポイント

ウイルスやワーム、トロイの木馬など、相手に不利益をもたらす悪意をもって作られたプログラムの総称をマルウェアと呼びます。なかでも近年ランサムウェアが急増しています。

1. ウイルス・マルウェアとは

マルウェア（malware）とは、ウイルス（コンピュータウイルス）を中心に、ワーム、トロイの木馬、ランサムウェア、スパイウェア、ボットなど、攻撃対象のコンピュータに悪い影響を与える、悪意をもって作られたプログラムの総称です。

なお、従来は上記を総じて「コンピュータウイルス」という言葉が一般的でしたが、近年では「マルウェア」という呼び方に置き換わってきています。

（1）コンピュータウイルス

コンピュータウイルスは、USB メモリなどの記憶媒体や電子メール、Web サイトの閲覧によりコンピュータに侵入する特殊なプログラムです。

1990年に通商産業省（現：経済産業省）が告示した「コンピュータウイルス対策基準」においては「第三者のプログラムやデータベースに対して意図的に何らかの被害を及ぼすように作られたプログラム」とされ、**自己伝染機能、潜伏機能、発病機能**のどれか一つ以上あれば該当するとしています。

自己伝染機能	自らをコピーして他の機器に感染を広げていく機能
潜伏機能	ある一定時刻や、一定時間が過ぎた場合に発病する機能
発病機能	ファイルの破壊などを行う機能

コンピュータウイルスの大きな特徴としては、自己増殖のために他のプログラムを書き換える

点です。ウイルス自体は単体で存在できず、宿主となるプログラムやファイルを改ざんすることによって入り込みます。

（2）ワーム

ワームは、コンピュータウイルスのように他のプログラムに依存するのではなく、独立して活動し、ネットワークを介して他のコンピュータ端末に感染を広げるプログラムです。

ワームの大きな特徴は**自己増殖**を行うという点です。このため、感染が拡大している間はネットワークやCPUに負荷がかかり、感染に気付きやすいという面もあります。

（3）トロイの木馬

トロイの木馬は、ワームのように自己増殖はしませんが、正規のソフトウェアやゲームなどを装い、利用者が利用することで端末に侵入し、潜伏した上で、一定の条件下で破壊活動を行うものです。

（4）ランサムウェア

ランサムウェアは、感染したPC端末の中にあるファイルや、その端末からアクセス可能なネットワークにあるファイルを暗号化して使えなくし、データを元に戻すことと引き換えに対価（身代金）を要求するマルウェアです。

（5）スパイウェア

感染したPC端末の中にある機密情報などを攻撃者に送るマルウェアで、トロイの木馬となっているケースもあります。

（6）ボット

外部からの簡単な指示に対して、ある程度自律的に動作するマルウェアのことで、ボットに感染した複数のコンピュータが作るネットワークのことをボットネットと呼び、サイバー攻撃のために利用されます。

（7）ランサムウェアの複合的攻撃

近年のサイバー攻撃においては、スパイウェアによって情報を窃取したのち、ランサムウェアで攻撃対象の情報を暗号化した上で、身代金の請求を行うといった複合的な攻撃が行われています。

2. バックドア

バックドアはマルウェアとは異なりますが、サイバー攻撃の攻撃者やマルウェアが不正行為に利用するために設置する、遠隔操作用の裏口のことを指します。バックドアが作られると、コンピュータが乗っ取られてしまいます。

なお、バックドア自体はシステムのメンテナンスのために意図的に設けられることがありますが、攻撃者がその脆弱性を突いて侵入することもあります。

3. マルウェア対策

システムのユーザが行う、マルウェアの侵入防止策および感染した場合の対応には、次のポイントがあります。

（1）侵入防止策

・ウイルス対策ソフトを最新の状態に保つ。

・OSのアップデートを行う。

・Webブラウザのセキュリティ設定を高くする。

・送信元が明らかでないメールの添付ファイルは開かない。

・定期的にウイルスチェックをする。

・USBメモリをウイルス対策ソフトが動作していないコンピュータに装着しない。

・定期的にアクセス履歴を確認し、不審な挙動がないかチェックする。

・定期的にデータバックアップを行う。

・定期的にログインパスワードを変更する。

（2）感染した場合の対応

マルウェアに感染したことが判明したら、感染拡大を防ぐために、PCや機器のLANケーブルを抜いたり、ネットワークに接続しているPCや機器を物理的に切り離すことで、隔離します。利用者の場合は、その上でシステム担当者に報告します。

第Ⅲ部　情報処理技術系

過去問題

マルウェアの種類、特にランサムウェアの手口を問う問題が頻出です。

問題 7-1 ランサムウェアの説明はどれか
（2022）
1）遠隔操作の裏口を設ける。
2）機密データを流出させる。

3）遠隔操作により盗撮や盗聴を行う。
4）データを暗号化して解除の対価を要求する。
5）管理者になりすましてパスワードを入力させる。

6-8 不正侵入・攻撃の内容　　SBO6.2.8

ここがポイント

攻撃手法には様々な種類があり、その内容を知ることが対策を立てる上でも重要です。とりわけ、標的型攻撃が大きな影響を与えています。

1. 不正侵入

　他人の ID やパスワードなどの識別子を不正に入手してシステムなどに侵入することを不正侵入といい、不正アクセス禁止法によって禁じられています。他人の ID やパスワードを盗む手段としてはパスワードクラックやソーシャルエンジニアリングという方法があります。

（1）パスワードクラック

　技術的にパスワードを盗む方法です。総当たり攻撃（**ブルートフォース攻撃**）は、文字列全てを組み合わせてパスワードを特定する攻撃方法です。

（2）ソーシャルエンジニアリング

　人の心理的な油断やミスにつけこんだ方法で、廃棄された USB などから情報を手に入れたり、上司になりすましてパスワードを聞くという方法があります。

　また、メールや SMS で本物そっくりな偽のサイトに誘導し、そこで ID やパスワードを盗む**フィッシング**（Phishing）も行われています。

（3）標的型攻撃

　従来の攻撃手法では、メールなどを不特定多数に送り付ける攻撃が中心でしたが、近年では特定の対象に絞って攻撃を仕掛ける手法が大き

な影響を与えています。標的型攻撃の代表的な手口は以下のとおりです。

① 攻撃者はターゲット企業の社員に取引先を装って、マルウェアを添付したメールを送信します。
② ターゲット企業の社員はファイルを開いてマルウェアに感染します。この段階では自分がマルウェアに感染したことにほぼ気づきません。
③ 次に攻撃者は、組織内に侵入するための侵入経路を探し、侵入に成功すると、バックドアを設置して、遠隔操作で組織内に接続できるようにします。
④ バックドアを通じて社員の PC に保存されているファイルや、共有フォルダ内部にあるファイルなど、会社の機密情報を盗み出します。

2. 盗聴

　盗聴とは、ネットワーク上に流れる情報を盗み取ることです。無線 LAN などでは暗号化されていない通信だった場合にそれを傍受されてしまいます。

また、**DNS キャッシュポイズニング**は IP アドレスとドメイン名の対応付けをする DNS（5-3参照）サーバに偽の情報を記録させることで、意図しない相手と通信を行わせる方法です。

3. DoS 攻撃

DoS 攻撃（Denial of Service attack）はサービス妨害攻撃とも呼ばれ、標的に対して大量のデータを送ることでサーバに負荷をかけ、サービスが提供できなくなるようにする攻撃です。特にボットに感染しボットネットを構成する複数のコンピュータから DoS 攻撃を行うことを **DDoS 攻撃**（Distributed Denial of Service attack）と呼びます。

なお、通常利用においてもアクセス集中によってコンピュータがダウンしてしまうことはあるため、DoS 攻撃とこれらを区別することは難しくなっています。

4. その他の攻撃方法
（1）スパムメール

スパムメールはフィッシングや広告などを目的としたメール群のことで、メールサーバに負荷がかかるほか、本当に必要なメールが埋もれてしまうといった被害が発生します。

（2）ゼロデイ攻撃

ゼロデイ攻撃とは、ソフトウェアの脆弱性（セキュリティホール）が発見されて、その修正パッチ（セキュリティパッチ）が配布されるまでの間に行われる攻撃のことをいいます。

（3）クロスサイトスクリプティング

クロスサイトスクリプティングとは、Web サイトの脆弱性によって、攻撃者の作成した悪意のあるプログラムがユーザの Web ブラウザ上で実行されてしまうことをいいます。クロスサイトスクリプティングが行われると、個人情報の流出やマルウェア感染などの被害を被ります。

（4）サプライチェーン攻撃

サプライチェーン攻撃とは、標的となる企業の取引先などから標的企業のネットワークに侵入して攻撃する手法です。例えば外部企業との専用通信に使っていた VPN 機器に脆弱性があり、そこからマルウェアに感染したケースなどがあります。

（5）SQL インジェクション

データベースと連動した Web アプリケーションの脆弱性をついた攻撃手法で、Web サイトでの検索文字列などに SQL 文を不正に混入（注入：インジェクション）し、実行させる攻撃方法です。

第Ⅲ部 情報処理技術系

===== **過去問題** =====

出題傾向

不正侵入やサイバー攻撃の種類とその手口を問う問題が頻出です。サイバー攻撃の手法は次々に新しいものが登場するため、実務上でも最新の動きをチェックすることが必要です。

問題 8-1 ゼロデイアタックについて正しいのはどれか。（2021）
1) 大量の迷惑メールの送信を行う。
2) 多数の端末から同時に大量のデータを送信する。
3) 実在する企業や個人を装った電子メールを送信する。
4) 大量のデータを間断なく送り続けサーバを過負荷状態に追い込む。
5) セキュリティパッチが公開される前のセキュ

リティホールを利用する。

問題 8-2 DoS 攻撃についての説明はどれか。（2023）
1) データを改ざんする攻撃
2) サービスを不正利用する攻撃
3) データを不正に取得する攻撃
4) サーバを過負荷状態にする攻撃
5) サーバの管理者権限を奪取する攻撃

| 6-9 | ファイアウォールとフィルタリング技術 | SBO6.2.9 |

> **ここがポイント**
>
> ファイアウォールは通信の許可・拒否といった判断をする機器で、外部からの攻撃を阻む壁となります。ネットワークの防衛においては複数の壁を使うことが求められます。

1. ファイアウォールの概要

　ファイアウォールとは、防火壁を意味し、インターネットを介する外部からの不正アクセスや内部から外部への許可されていない通信を通過あるいは遮断の判断をする関所の役割をする機器のことをいいます。

　ファイアウォールには、個々の PC を守るパーソナルファイアウォールとインターネットと内部ネットワークの間に設置するものがあります。

（1）パケットフィルタリング型

　通信のパケットごとに送信元や宛先の情報（IP アドレスやポート番号など）を監視し、不正と判断されたパケットを遮断することで、不正アクセスを阻止します。

ファイアウォール（FW）のイメージ

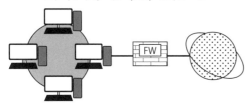

（2）アプリケーションゲートウェイ型

　プロキシ型ファイアウォールともいい、インターネットと内部ネットワークの間に設置したプロキシ（代理）サーバにより、内部のネットワークを外部に曝さずに、HTTP などアプリケーションのプロトコルごとに監視しアクセス制御を行います。

（3）DMZ

　自社の Web サーバやメールサーバなどは、内部の LAN と外部のインターネットの双方から接続できなければなりません。そこで、ファイアウォールを利用して、内部ネットワークと外部ネットワークの間に **DMZ**（Demilitarized Zone）と呼ばれる緩衝地帯を設置し、そこに前述のサーバを置きます。

　外部、内部双方から DMZ への通信は許し、DMZ から内部への通信は遮断するようにしておくことにより、DMZ に置かれた公開サーバにインターネットなど外部ネットワークからの不正アクセスがあっても、内部ネットワークを守ることができます。

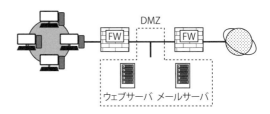

2. WAF

　WAF（Web Application Firewall：ワフ）は、Web アプリケーションの攻撃検出と遮断を行うファイアウォールです。

　クロスサイトスクリプティングなど Web アプリケーションの脆弱性に起因する攻撃の通信内容を分析して、不正な通信や一定の攻撃内容を「シグネチャ」と呼ばれる定義ファイルに記録し、それに該当するものを遮断します。

3. IDS/IPS

　常にインターネットにつながっている Web サーバなどでは、攻撃者からの Dos 攻撃はファイアウォールの壁をすり抜けることができてしまいます。そこで、壁をすり抜けてきた攻撃を検知する仕組みが必要になります。

（1）IDS

　IDS（Intrusion Detection System）は、異常

な通信を検知するものです。ファイアウォールをすり抜けてきた不正アクセスを検出し、管理者にアラートを送信します。IDS は検知のみ行います。

（2）IPS

IPS（Intrusion Prevention System）とは、不正アクセスを検知してブロックする仕組みです。検知した場合に、ネットワークを自動で遮断することもできます。

IPS はリアルタイムで動作し、ネットワークを通過するすべてのパケットを検査します。攻撃に対して必要な対応を取ることができる一方、正常な通信を誤って検知することがあり、その場合には通信の遮断や、システムの停止などによって業務に支障をきたす場合もあります。そ

のため、システムによっては、検知のみ行い、最終的な判断は情報システムの担当者が行うというケースもあります。

4．多層防御

かつては、外部からの攻撃にはファイアウォールを設置し、端末にはウイルス対策ソフトを導入すれば情報セキュリティ対策として十分という考え方の時代もありました。しかし、攻撃者側は常に新たな手法を考えて攻撃してきます。そのため近年では、ファイアウォールだけでなく、WAF、IDS、IPS など、1 つの壁を突破されても次の壁で対応できる**多層防御**が求められています。

過去問題

出題傾向

ファイアウォール、WAF、IDS、IPS について、どのような機能があるのかを問う問題が出題されています。

問題 9-1　ファイアウォールにより、外部ネットワークと内部ネットワークのどちらからも隔離された区域はどれか。（2016）

1）DMA
2）DMZ
3）IDS
4）IPS
5）WAF

問題 9-2　Web アプリケーションの攻撃検出と遮断を行うのはどれか。（2022）

1）DMZ
2）IPA
3）IPS
4）WAF
5）WPA

6-10　セキュアな情報通信を確保する技術　SBO6.2.10

ここがポイント

セキュアな情報通信を確保する技術として SSL/TLS があり、Web ブラウザの閲覧時などに暗号化通信を行うことができます。

1．SSL/TLS

SSL（Secure Sockets Layer）/TLS（Transport Layer Security）とは、インターネット上

で暗号による安全な通信（セキュア通信）をするためのプロトコルです。

（1）SSL/TLS 通信の手順

身近な Web 閲覧を例にすると、

① Web 上でのサービスを提供するサーバ側が、公開鍵と秘密鍵の鍵ペアを作成します。

② サーバ側は認証局から発行された Web サーバの鍵ペアとサーバ証明書をインストールします。

③ クライアント側が Web サーバに接続すると、サーバはデジタル証明書を送信します。

④ クライアントの Web ブラウザには、ブラウザがインストールされたタイミングなどに、認証局の公開鍵がインストールされているので、送られてきたデジタル証明書を公開鍵で復号して検証します。

⑤ デジタル証明書が正当であるということがわかると、共通鍵を生成し、共通鍵暗号方式で通信を開始します。

（2）HTTPS

HTTPS は、Web 情報の通信プロトコルである HTTP を SSL/TSL で暗号化しセキュリティを高めた通信方法です。SSL/TLS を使っている場合、Web ブラウザに鍵のアイコンが表示されます。

2. ゼロトラスト

ゼロトラストとは、社内・社外それぞれを信用できないものとして、すべての通信を検知し、認証を行うという考え方です。従来はサイバー攻撃が外部から来るものと考えられており、外と内に境界を作って、その境界で防御をするという考え方が主流でした。

しかし近年では、リモートワークなどの普及により、外部から内部へ接続する機会も増えてきていることや、標的型メールによる社内端末のマルウェア感染など、境界型の防御では対応できない事例も増えています。

ゼロトラストはこうした状況下にあって「すべてを確認する」ということを表します。また、ゼロトラストに基づく情報セキュリティ計画のことを**ゼロトラスト・アーキテクチャ**と呼びます。

過去問題

出題傾向
SSL/TLS に関する問題が頻出です。

問題 10-1 SSL/TLS に関する記述として、適切なのはどれか。(2023)
1) 通信を高速化する。
2) 通信データの暗号化を行う。
3) 公的認証機関が通信を中継する。
4) 不正な通信を遮断して通知する。
5) 通信データの改ざんを検出して通知する。

7 情報システム開発

7-1 　　　　　　　　開発プロセス 　　　　SBO7.1.1, 7.1.2

> **ここがポイント**
>
> 情報システムには、企画から廃棄にいたる一連のライフサイクルがあります。情報システムの開発
> モデルには、ウォーターフォールモデル、プロトタイピングモデル、スパイラルモデルなどがあり
> ます。

1. 情報システムのライフサイクル

情報システムには、企画→要件定義→開発→運用→保守→廃棄（次期システムへの更新）といった一連のライフサイクルがあります。その主な内容は次のとおりです。

（1）企画プロセス

組織の経営戦略などをもとに、どのようなシステムを開発するかを計画・検討します。この段階で組織への適合性や、経済性について十分に検討することが重要です。

（2）要件定義プロセス

導入するシステムに必要な機能を明らかにするとともに、システム化する範囲を決定する段階です。

（3）開発プロセス

具体的にシステムを開発していく段階です。

（4）運用プロセス

開発されたシステムを実際に運用していく段階です。職員への研修などはここで行います。

（5）保守プロセス

不具合への対応やソフトウェアのアップデートなどを行っていく段階です。

2. バスタブカーブ

時間の経過によりシステムなどに故障が起こる割合は、図に示した経過をたどることが多く、その形から**バスタブカーブ**と呼びます。使用開始直後は開発上の欠陥で初期故障が発生する可能性がありますが、時間とともに取り除かれていきます。その後は軽微な欠陥による偶発故障があり、一定期間経過後に、劣化により故障率

が増加します。

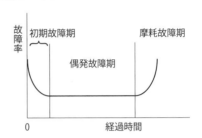

3. リバースエンジニアリング

リバースエンジニアリングとは、すでにあるシステムやソフトウェアを分析してプログラムのソースコードなどの仕様を作成することをいいます。

リバースエンジニアリングによって開発にかかる時間などを削減することができますが、元のソフトウェアの知的財産権を侵害する可能性があることに注意が必要です。

4. 開発プロセスモデルの概要

情報システムの開発モデルには、進め方に応じたいくつかのモデルがあります。ウォーターフォールモデルがよく使われてきましたが、システムの特徴に合わせたモデルを選択することが重要です。

5. ウォーターフォールモデル
（1）ウォーターフォールモデル

開発の各工程を明確に区分し、工程ごとにドキュメントと呼ばれる成果物を作成して進捗を管理するモデルです。各工程の成果物をマイル

ストーンとして、ある基準に達したら次の工程に進むという形を取り、前の工程には後戻りしないという特徴があります。

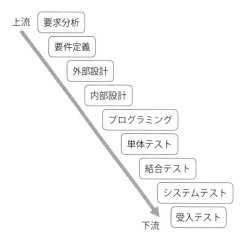

（2）V字モデル

V字モデルは、下図左のようにウォーターフォールを元に、開発工程（**上流**）とテスト工程（**下流**）をプログラミングの段階でV字に折り返す表現にし、開発工程とテスト工程の内容を明確に対応させたものです。

なお、V字モデルについては、下図右のように表すこともあります。

6. プロトタイピングモデル

試作と調整を繰り返しながらシステムを完成させるモデルで、早い段階で試作品を作り、ユーザに使ってもらってフィードバックを受けながら進めていくモデルで、ユーザとの認識のずれを調整できるという特徴があります。

7. スパイラルモデル

スパイラルモデルは、システムに求められる機能ごとに、要件定義、設計、プログラミング、テスト、ユーザからの評価といった一連の開発工程を繰り返すモデルです。ユーザからの仕様の修正などに対応することができ、大規模なシステム開発に向いています。

8. アジャイル開発手法

アジャイル開発手法とは、ソフトウェアの開発において、要求仕様の変更に迅速かつ柔軟に対応することができるよう、短期間の開発プロセスを繰り返しながら、ユーザの意見を反映し開発していく手法です。アジャイル開発手法にはさらに次のような手法が含まれます。

（1）エクストリーム・プログラミング（XP）

エクストリーム・プログラミング（Extreme Programming：XP）とは、短期間でソフトウェアのリリースを繰り返し、ユーザやプログラマー同士の意見を取り入れて開発を進めるものです。

（2）リーン開発手法

リーン開発手法は、無駄をなくす、品質を作

2種類のV字モデル

り込む、といった7つの原則と、それを実現するための22のツールからなる考え方です。

（3）スクラム

スクラムとは、開発チームの目的を達成するために適用されるフレームワークのことをいいます。ユーザからの要求をプロダクトバックログというリストにまとめ、スプリントと呼ばれる1～4週間の期間ごとに、優先順位の高いものから開発を行います。

9.　システム開発工程

（1）要求分析・要件定義

要求分析では、システムを実際に使うユーザが求める機能や、システムを導入する組織の現状を分析し、その要求をシステムとして実装できるか、実現すべき要件を明確化します。**システム方式設計**では、システム要件定義で決めた要件をハードウェア、ソフトウェア、手作業のいずれで実現するかを振り分けます。

このとき、業務内容（業務フロー、組織、責任、権限）や業務特性、業務用語などを記述していきます。

これらの分析を経て、要件定義において求められる機能や性能を明確化します。

（2）外部設計（ソフトウェア要件定義）

ソフトウェアにどのような機能を持たせるか、機器とシステムの連携方法やデータ要件、インターフェース要件など、ユーザの目に見える部分の設計を行います。

（3）内部設計（ソフトウェア方式設計）

内部設計は、外部設計をどのように実現していくか、データベースの設計など、ユーザから見えない部分の設計を行います。外部設計で定義づけられた機能を、プログラム単位に分割化します。

（4）ソフトウェア詳細設計（プログラム設計）

内部設計で分割化されたプログラムを、プログラムしやすいように分割化した**モジュール**単位による構造化設計を行います。

モジュールは他の構成要素に与える影響が小さくなるほど、システムの保守性が高まります。

（5）プログラミング

モジュールを組み合わせて、実際にプログラムをコーディングしていく段階です。

（6）テスト

開発されたプログラムに対してテストを行っていく段階です（7-2参照）。

第Ⅲ部　情報処理技術系

=== 過去問題 ===

出題傾向
プロセスモデル、特にウォーターフォールモデルの特徴に関する問題が頻出です。一方でアジャイル開発など、最近の手法も出題されています。

問題1-1　システム開発工程の順序で正しいのはどれか。（2013）
1) 要求分析 ― 内部設計 ― 外部設計 ― プログラム設計 ― プログラミング ― テスト
2) 要求分析 ― 外部設計 ― 内部設計 ― プログラム設計 ― プログラミング ― テスト
3) 要求分析 ― 外部設計 ― 内部設計 ― プログラミング ― プログラム設計 ― テスト
4) 要求分析 ― プログラム設計 ― 外部設計 ― 内部設計 ― プログラミング ― テスト
5) 要求分析 ― プログラム設計 ― プログラミング ― 内部設計 ― 外部設計 ― テスト

問題1-2　リバースエンジニアリングとは何か。（2019）
1) プログラムのバグを発見すること
2) プログラムから機能を取り外すこと
3) プログラムのバージョンを元に戻すこと
4) 保証されたプログラムを再利用すること
5) プログラムを解析して仕様を作成すること

問題1-3　ウォーターフォールモデルの特徴はどれか。(2018)
1) 工程が明確に区分される。
2) 短期間で開発・評価を繰り返す。
3) 基礎部分／共通部分を先行開発する。
4) どの工程でも顧客の要望に対応できる。
5) プロトタイプによるユーザーとの仕様誤認を防止する。

問題1-4　試作と調整を繰り返しながらシステムを完成させるプロセスモデルはどれか。(2014)
1) スパイラルモデル
2) リレーショナルモデル
3) インクリメンタルモデル
4) ウォータフォールモデル
5) プロトタイピングモデル

問題1-5　システムの開発モデルにおいて、スクラム、XP などの手法を用いて重要な部分から細かい単位での開発を繰り返す手法はどれか。(2023)
1) アジャイル開発
2) スパイラルモデル
3) インクリメンタルモデル
4) プロトタイピングモデル
5) ウォーターフォールモデル

問題1-6　システム開発プロセスにおける「要求分析・定義」に含まれるのはどれか。(2022)
1) コーディング
2) システムテスト
3) モジュール分割
4) 業務フローの作成
5) マスターテーブルの作成

7-2　テストの種類と手法　　SBO7.1.3

ここがポイント

システム開発では開発工程に応じ、単体テスト、結合テスト、システムテスト、受入テスト、退行テストといったテストを行い、システムの完成度を検証します。

1. システム開発におけるテストの役割

システム開発では開発工程に応じたテストが行われます。テストの目的はバグの検出を行うこと（**デバッグ**）のほかに、ユーザの要求どおりに動作するか確認するという目的があり、特に後半のテストにおいて重視されます。

（1）単体テスト

開発工程で作られた開発単位（モジュール）での動作を確認するテストです。

（2）結合テスト

単体テストをクリアしたモジュールを結合させて、内部設計通りにモジュール間の連携が処理されているかを確認します。

（3）システムテスト

要求分析・要件定義において設定された定義を達成しているか確認します。**システム結合テ**ストや**システム適格性確認テスト**とも呼びます。主なテストと確認点は次のとおりです。

1）機能テスト

要求事項を満たしているかを確認します。

2）性能テスト

レスポンスタイムやスループット（8-2参照）などの性能が満たされているかを確認します。

3）操作性テスト

使いやすいかを確認します。

4）障害回復テスト

障害からの回復手順などを確認します。

5）耐久テスト

長時間の連続稼働に耐えることができるかを確認します。

6）負荷テスト

通常の稼働状況よりも高い負荷をかけた状態

での性能を確認します。

（4）受入テスト

　システムを開発段階でテストするための仮想的な環境のことを**テスト環境**と呼び、現実に使用する環境のことを**本番環境**と呼びます。

　受入テストでは本番環境や、本番環境に準じたテスト環境において、開発されたシステムの運用の確認や、システムの移行手順などのテストを開発依頼者側が行います。

（5）退行テスト

　システムに修正などを行ったことによって別の部分に影響が出ていないかを確認します。

2. テストの手法

　開発されたプログラムが正しく動作するかを確認するためのテスト手法として、代表的なものにホワイトボックステストとブラックボックステストがあります。

（1）ホワイトボックステスト

　ホワイトボックステストは、主に単体テストにおいて行われるもので、プログラムの内部構造（ロジック）に着目し、入力したデータが意図したとおりに処理されるかを**制御パステスト**（**制御フローテスト**）や**データフローテスト**といった方法で確認します。

　ホワイトボックステストでは、プログラム中のすべての命令や分岐を網羅的にチェックします。そのため、テストケースと呼ばれる入力と出力の組み合わせを作成します。テストケースは、命令網羅、判定条件網羅の度合いを考慮して作成されます。

（2）ブラックボックステスト

　ブラックボックステストは、内部構造には着目せず、入力した結果が、想定した通りの出力になるかを、同値分割や限界値分析といった手法を使ってチェックします。

━━━━━ **過去問題** ━━━━━

出題傾向
　テストの種類と確認する内容の組み合わせを問う問題が頻出です。本文中で紹介したテストの手法がまんべんなく出題されています。

問題 2-1　内部設計通りにモジュール間の連携が処理されているかを確認するテストはどれか。（2015）
1）運用テスト
2）結合テスト
3）単体テスト
4）内部テスト
5）システムテスト

問題 2-2　レスポンスタイムが要求仕様通りであるかを確認するのはどれか。（2021）
1）機能テスト
2）性能テスト
3）耐久テスト
4）負荷テスト
5）操作性テスト

問題 2-3　制御フローテストとデータフローテストを含むテスト手法はどれか。（2022）
1）トップダウンテスト
2）ボトムアップテスト
3）グレーボックステスト
4）ブラックボックステスト
5）ホワイトボックステスト

問題 2-4　システム開発における検証テストのうち、同値分割や境界値分析の手法を用いるのはどれか。（2023）
1）確認テスト
2）評価テスト
3）負荷テスト
4）ブラックボックステスト
5）ホワイトボックステスト

| 7-3 | プロジェクト管理の手法 | SBO7.2.1, 7.2.2 |

ここがポイント

プロジェクトを完遂するためには、工程やスケジュール、そして工数などを適切に管理する必要があり、管理のためのいくつかの手法があります。

1. プロジェクト管理の概要

プロジェクトとは、システム開発などのある目的を達成するため活動のことをいい、プロジェクト達成のためには、納期や予算、各種の成果物などの管理が求められます。そして、プロジェクトを統括する責任者のことをプロジェクトマネージャーと呼びます。

2. WBS

WBS（Work Breakdown Structure）とは、プロジェクト管理のため、プロジェクトの各工程を各担当者の作業レベルまで分解し、階層化・構造化したもので、作業構造分解図とも呼ばれます。

プロジェクトの開始段階では細部が決定していないことが多いため、まず上位の WBS を作成し、そこから、必要な作業を細分化していきます。この最小限の単位のことをワークパッケージと呼びます。

3. スケジュール管理手法

スケジュール管理手法としてガントチャートとネットワーク図の２つの方法があります。

（1）ガントチャート

横軸に日程、縦軸に実施する工程（タスク）を箇条書きします。上部の工程は初期段階で実施するもの、下部の工程は後半段階で実施するものというふうに工程の順序付けを行います。

作業の開始時点と終了予定時点、そして予定に対する実績を記載することで進捗把握や工程ごとの日程管理がしやすいという特徴があります。

（2）ネットワーク図

各工程間の依存関係と各工程の遅れの影響を把握しやすくした図のことを**ネットワーク図**といいます。データの流れやボトルネックを把握しやすく、全体的な進捗状況の把握や、工程全体の最早時刻や最遅時刻を算出することもできます。

ネットワーク図の例

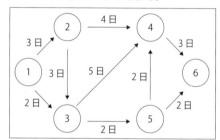

ネットワーク図において、スタートからゴールまでが最長となる経路のことを**クリティカルパス**と呼びます。上記の図では、①→②→③→④→⑥という流れが最も日数がかかるため、クリティカルパスとなります。

ネットワーク図を用い、各工程につき最も早く開始できる時刻である最早時刻やどこまでの遅れが許容できるかの最遅時刻を求める手法を**PERT**といいます。

4. 開発規模・工数の見積手法

システム開発においては、前提となる開発規模や工数の見積が重要なポイントとなります。見積手法には、必要な作業を洗い出し、各作業に必要な人員、工数を算出して積み上げる積算法や、プログラムの行数で見積りを行う**COCOMO**があります。

過去問題

出題傾向

各工程管理手法の特徴を問う問題が頻出です。特にネットワーク図におけるクリティカルパスや、その日数などを計算させる問題が中心です。図の上をなぞるなど、手を動かして解くことがポイントです。

問題 3-1 工程管理で用いられる下の図の名称はどれか。（2021）

工程名	月別作業予定・進捗表								
	8月			9月			10月		
	1	15	30	1	15	30	1	15	30
全工程									
1. 要求分析									
1.1 作業標準策定									
1.2 現状調査									
1.3 要求定義									
1.4 要求仕様書作成									

△ 開始予定　▽ 終了予定　◇ 遅延限界　▲ 開始済み　▼ 終了済み

1) E-R 図
2) ガントチャート
3) ネットワーク図
4) クリティカルパス
5) レーダーチャート

問題 3-2 タスクの処理順序の関係をグラフ化し、タスクの流れと日数を可視化するのは何か。（2023）

1) 管理図
2) PERT
3) ABC 分析
4) パレート図
5) ガントチャート

問題 3-3 以下の PERT 図において、タスク F の作業の開始のスケジュールを厳守することが求められる場合、タスク A において許容できる遅れは最大何日となるか。

なお、タスク名の後ろの日数は各タスク処理に要する所定日数を示す。（2022）

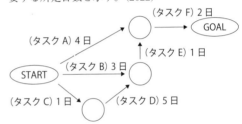

1) 0 日
2) 1 日
3) 2 日
4) 3 日
5) 4 日

7-4　構造化分析手法　SBO7.3.1-7.3.3

ここがポイント

構造化分析ではシステムにおけるデータの流れなどを図式化することで全体構造を把握することができます。構造化分析には DFD や E-R 図が用いられます。

1. 構造化分析の概要

構造化分析とは、システムにおけるデータの流れなどを図式化することによって全体構造の把握を容易にすることです。

構造の把握が容易になることによって、ユーザ側と開発者側の認識を一致させやすくなり、要求分析・要件定義の精度を高めることができます。また、開発中に発見されたバグや運用時の障害などについて、「どの部分で発生しているか」という点が把握しやすくなるというメ

リットもあります。

2. DFD

DFD（Data Flow Diagram）は、データと処理の関連を表現し、主に対象となる業務の範囲を分析する際に使われます。

DFD で使われる記号

記号	意味
○	プロセス（処理）という名称で、データの加工を表す
□	外部という名称で、データの発生源や行先を表す
＝	データストアという名称で、データの保管を表す
→	データフローという名称で、データの流れを表す

DFD の例

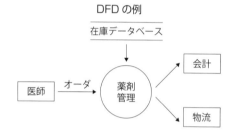

3. E-R 図

E-R 図は「実体（Entity、エンティティ）」と「関係（Relationship、リレーションシップ）」の組み合わせによって図式化するデータモデル図で、データベースの設計で多く用いられます。記述方法には様々ありますが、次のようなものがあります。

E-R 図で使われる記号（Peter Chen 記法の例）

記号	意味
A ——○— B	A 1 件に対して B は 0 件関連する
A ——+— B	A 1 件に対して B は 1 件関連する
A ——＜ B	A 1 件に対して B は複数関連する
A ——○+ B	A 1 件に対して B は 0 か 1 件関連する
A ——○＜ B	A 1 件に対して B は 0 か複数関連する

4. オブジェクト指向による開発

データとその処理を一体化したソフトウェア開発手法のことを**オブジェクト指向**と呼び、**UML**（Unified Modeling Language）という表記法によってソフトウェアの設計を図示します。

UML にはオブジェクト間の通信の時系列を表すシーケンス図や、システムの機能とユーザの相互関係を示すユースケース図などがあります。

5. 開発環境

ソフトウェアの開発にあたっては、よく **IDE**（Integrated Development Environment：統合開発環境）を利用します。IDE ではソースコードを記述するエディタやコンパイラ、テストをするためのツールが備わっています。代表的な IDE には iOS 用の Xcode、Microsoft の Visual Studio があります。

═══════ 過去問題 ═══════

出題傾向

近年は E-R 図の意味を問う問題が頻出です。ソフトウェア開発の主流であるオブジェクト指向もチェックしておきましょう。

問題 4-1　システム分析で用いられる DFD（Data Flow Diagram）で表現されるのはどれか。（2013）
1）データと処理の関連

2）プロセスの処理能力
3）実体間の関連の表現
4）データベースの物理構造
5）オブジェクトの相互関係

問題 4-2　「実体」と「関係」の組み合わせによって図式化するデータモデル図はどれか。(2023)
1) DFD
2) UML
3) E-R 図
4) 状態遷移図
5) ユースケース図

問題 4-3　UML (Unified Modeling Language) の表記図のうち、オブジェクト間の通信の時系列を表す図はどれか。(2013)
1) ER 図
2) クラス図
3) シーケンス図
4) ユースケース図
5) コミュニケーション図

問題 4-4　ひとつのインターフェースでプログラムソースの編集、テスト、デバックなどが行えるシステム開発の支援環境はどれか。(2013)
1) DTD
2) IDE
3) PHP
4) UML
5) PERT

情報システムの運用管理

> **ここがポイント**
>
> 情報システムは運用が開始された後も、継続的な運用のために定期的な保守作業を行うことが求められます。また、運用管理では資源管理やネットワーク監視も行います。

1. 情報システムの PDCA

情報システムは運用管理規程（医療情報システム系4-1、4-2参照）に基づき運用管理を行います。各種規程類の整備後は、**PDCA サイクル**に基づいた継続的な運用を行うことが求められます。

情報システムにおける PDCA サイクルの内容

Plan （計画）	マネジメントの計画 目標設定
Do （実行）	システム運用 教育の実施
Check （評価）	パフォーマンス評価 情報システムの監査
Action （改善）	セキュリティポリシー見直し 問題個所の是正、改善

また、情報システムが正常に稼働するためには、故障時および、故障が発生する前段階での日常的・定期的な保守作業が欠かせません。

なお、情報システム開発の委託先などが行う保守の種類には次のものがあります。

（1）オンサイト保守

メーカーなどの担当者が直接訪問して保守作業を行うことをいいます。

（2）センドバック保守

故障機器をメーカーに送り、代替品と交換または修理する保守サービスです。

（3）リモート保守

遠隔地のユーザにネットワークを介して保守を行います。なお、保守用にバックドア（6-7参照）を設ける場合は情報セキュリティ上の注意が必要です。

2. 資源管理

情報システムに利用されるハードウェアは、「ハードウェア管理台帳」といったドキュメントで所在や台数、そして使用期間などの管理を行います。機器の耐用年数は更新の点からも経営管理上重要な指標となります。

また、近年ではスマートデバイスを利用した業務を行うことも増えているため、スマートデバイスの集中管理や機能制限を行う **MDM**（Mobile Device Management：モバイル端末管理）を導入することもあります。MDM では端末の位置情報の確認や紛失時のロック、アプリケーションのインストールなどが行えます。

ソフトウェア管理においては、OS のバージョンアップや、提供元の使用条件に準じた使用を行うことが求められます。

3. ネットワークの監視

情報システムとネットワークとの接続は切っても切り離せない関係にあり、情報システムの運用管理上、ネットワークの監視は重要な業務となります。ネットワーク機器の状態を監視し、異常を検知する機器としては **IDS/IPS**（6-9参照）があり、ルータやサーバなどに異常が発生していないか監視するためのプロトコルとして **SNMP**（Simple Network Management Protocol）が利用されています。

また、ネットワークコマンドという OS に搭載されているプログラムによって、ネットワー

クの状態を確認することもあります。

主なネットワークコマンド

名称	機能
ping	IP アドレスを指定して、通信が可能か接続確認を行う（5-3参照）
tracert	途中経路を確認
ipconfig	端末のネットワーク設定情報を確認
telnet	リモート接続をする
nslookup	ホスト名から IP アドレスを確認

4. 施設・設備管理

　施設・設備管理では、まず電源の管理が重要なポイントとなります。病院情報システムを24時間稼働させる場合には停電への対応が必須です。予期せぬ停電や瞬時電圧低下時に一定時間電力を供給する装置として**無停電電源装置**（Uninterruptible Power System：**UPS**）があります。

　また、情報システムやサーバなどを設置する部屋も高いセキュリティレベルでの管理が求められます。主なポイントとしては次の点が挙げられます。

（1）人的管理

　入室する人物の管理が主となります。入退室記録をとること、施錠すること、監視カメラを設置することが挙げられます。

（2）物理的管理

　サーバなどの機器を守るため、空調機器で温湿度を一定に保つことや、火災時にスプリンクラーの使用を避けるため、内装や床に難燃材料を用いること、水害などに備えて1階に設置しないことなどが求められます。

第Ⅲ部　情報処理技術系

===== 過去問題 =====

出題傾向

保守、資源管理、ネットワーク監視に関するキーワードの意味を問う問題やネットワークコマンドの意味を問う問題が出題されています。

問題 1-1　故障機器をメーカーに送り、代替品と交換または修理する保守サービスはどれか。（2021）
1）定期保守
2）予防保守
3）リモート保守
4）オンサイト保守
5）センドバック保守

問題 1-2　スマートデバイスの集中管理や機能制限を行うシステムはどれか。（2021）
1）DRM
2）MDM
3）BYOD
4）MIMO
5）MVNO

問題 1-3　ネットワークコマンドと機能の組み合わせで正しいのはどれか。（2018）
1）ipconfig ― 端末のネットワーク設定情報を確認
2）nslookup ― サーバの接続可否を確認
3）ping ― サーバ上のログを確認
4）telnet ― 途中経路を確認
5）tracert ― ホスト名から IP アドレスを確認

性能管理

> **ここがポイント**
>
> 情報システムの性能管理においては、サービス水準評価指標や運用性能評価指標、RASIS といったいくつかの指標を用いて評価を行います。

1. 性能管理

性能管理とは、管理基準を用いて性能評価を行い、対策を行うことをいいます。代表的な性能評価指標には、サービス水準評価指標や運用性能評価指標、そして RASIS があります。

2. サービス水準評価指標

サービス水準評価指標はシステムのサービスのレベルを評価するもので、主に次の項目があります。

レスポンスタイム	オンライン処理などで、システムに指示を出して、その最初の処理結果が返るまでにかかる時間。
ターンアラウンドタイム	システムに指示を出して、完全に処理が終わるまでの時間。
スループット	システムが処理することができるデータ量や速度のことで、単位時間当たりのトランザクション数など。

3. 運用性能評価指標

運用性能評価指標は CPU 使用率、メモリ使用率、ディスク使用率、ネットワーク回線容量使用率、輻輳（ふくそう）回数などのリソースの使用状況をみるものです。

輻輳とは、ネットワーク回線や電話回線において、アクセスが集中して混雑状態になることを指します。災害時に安否確認をする場合など、想定以上の接続が行われた場合が該当します。

4. RASIS

RASIS は信頼性評価指標とも呼ばれ、Reliability（信頼性）、Availability（可用性）、Serviceability（保守性）、Integrity（完全性）、Security（機密性または安全性）の頭文字をとったものです。

RASIS の指標として主に次のものがあります。

（1）信頼性

信頼性の指標としては平均故障間隔（Mean Time Between Failures：MTBF）があります。

MTBF＝（総稼働時間）／（総故障回数）

（2）保守性

保守性の指標としては、平均修復時間（Mean Time To Repair：MTTR）があります。

MTTR＝（総修復時間）／（総故障回数）

（3）可用性

可用性の指標としては稼働率があります。稼働率は、全体の運用時間から、障害復旧や保守などの停止時間を除いた稼働時間を全体の運用時間で除して求めます。計算式は次のようになります。

$$稼働率（\%）= \frac{運用時間 - 停止時間}{運用時間} \times 100$$

$$= \frac{MTBF}{MTBF + MTTR} \times 100$$

例えば、あるシステムが1,000時間の運用時間中に 4 回のシステム停止が発生し、システム復旧に平均30分（0.5時間）を要した場合のシステム稼働率、MTBF、MTTR は以下のとおりです。

$$稼働率 = \frac{1000 - (0.5 \times 4)}{1000} \times 100 = 99.8\%$$

$$MTBF = \frac{1000 - (0.5 \times 4)}{4} = 249.5\,時間$$

$$MTTR = \frac{0.5 \times 4}{4} = 0.5\,時間$$

MTBF と MTTR を用いて計算した場合も計算結果は同じです。

$$249.5 / (249.5 + 0.5) \times 100 = 99.8\%$$

過去問題

問題 2-1 性能指標とその説明の組み合わせで正しいのはどれか。（2018）

1) 輻輳回数 ― 単位時間当たりの故障回数
2) スループット ― 単位時間当たりのトランザクション数
3) レスポンスタイム ― 処理が終了されるまでの時間
4) ネットワーク回線使用率 ― ネットワーク回線の通信帯域
5) ターンアラウンドタイム ― 処理が開始されるまでの時間

問題 2-2 運用性能評価指標でないのはどれか。（2014）

1) CPU 使用率
2) メモリ使用率
3) ディスク使用率
4) ハードウェアの故障率
5) ネットワーク回線使用率

問題 2-3 システムの信頼性を評価・検証する「信頼性評価指標（RASIS）」に含まれるのはどれか。（2017）

1) 機密性
2) 見読性
3) 真正性
4) 保存性
5) 保守性

問題 2-4 運用時間が2,000時間に達したシステムにおいて、1回あたりの復旧に平均0.5時間を要した通算4回のシステム停止があった。システム稼働率はどれか。（2017改変）

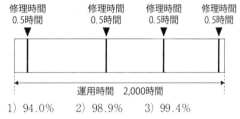

1) 94.0%　　2) 98.9%　　3) 99.4%
4) 99.8%　　5) 99.9%

8-3	障害の種類・耐障害設計	SBO6.1.4, 8.1.8

ここがポイント

障害には意図的なもの、非意図的なもの、災害によるものがあり、耐障害設計には障害が発生しても被害を最小限にするフォールトトレランスの考え方のもと、主に冗長化による対策が取られます。

1. 障害の種類

システム障害には、意図的なもの、非意図的なもの、そして災害に起因するものがあります。

意図的なものとしては、情報セキュリティに関するもので、サイバー攻撃による不正侵入、マルウェアへの感染、DoS攻撃、情報の詐取、内部不正が挙げられます。また、非意図的なも

のとしては機器の故障や操作ミス、開発時のバグなどがあります。

特に基幹システムやネットワーク機器に障害が発生すると、情報システムのサービスが全面停止するおそれがあることに注意が必要です（医療情報システム系4-4参照）。

なお、障害対応には、**フォールトトレランス**

（6-5参照）の考え方のもと、次のような考え方をとります。

（1）フェールセーフ

障害が発生しても安全を優先してその被害を最小限にしようとする考え方です。

（2）フェールオーバー

機器が故障しても、自動的に代替機に引き継ぐ考え方をいいます（冗長化）。

（3）フェールソフト

障害が発生しても、残った部分で核となる機能が停止しないように設計することです。

フェールソフトのうち、障害発生時に、システムの機能や性能を限定してでも稼働させる考え方のことをフォールバック（縮退運転）といいます。

（4）フールプルーフ

人為的なミスによって障害が起きないようにする考え方のことをいいます。

2．耐障害設計

耐障害設計とは、システムに障害が発生することを想定してあらかじめ対策を取った設計をすることをいいます。耐障害設計では、システムにどの程度の信頼性が求められるのかを考慮して適切な方法を選択することがポイントであり、具体的にはデュアルシステムやデュプレックスシステムによる冗長化が行われます。

3．デュアルシステム

デュアルシステムはシステムを完全に二重化し、通常時は2つのシステムを並列に用いて、1つのシステムのように運用する形態です。一方に障害が発生しても、問題のあるシステムを切り離すことで、システムを稼働し続けることができます。

並列する2つのシステムからの出力を照合しながら処理が行われるため、信頼性は高くなりますが、同じ処理を二重に行うため、経済的・作業的にコストがかかります。

4．デュプレックスシステム

デュプレックスシステムとは、メインで動作する本番系のシステムと、メインに障害が発生したときに稼働する待機系で構成される形態です。通常時には、予備システムを待機させていることが、デュアルシステムとの違いです。待機系の運用の仕方には主に次の2つがあります。

（1）ホットスタンバイ

本番系と同じ構成のシステムを稼働状態のまま待機させておく設計です。

（2）コールドスタンバイ

本番系と同一構成の予備システムを停止状態で待機させる設計です。正常稼働中は電源を切って冷たい状態にあることからこの名称で呼ばれています。

5．データのバックアップ

システム障害やサイバー攻撃時にデータを保全するためには**バックアップ**を行います。主なバックアップの方法としては次のものがあります。

（1）フルバックアップ

データ全体をバックアップする方法です。

（2）差分バックアップ

フルバックアップされた後で、変更箇所のみをバックアップする方法です。

（3）増分バックアップ

前回のバックアップから新たに追加されたデータをバックアップする方法です。

===== **過去問題** =====

出題傾向

本文で取り上げた障害対応の考え方や耐障害設計のキーワードの意味を問う問題が頻出です。特にホットスタンバイとコールドスタンバイについてよく問われています。

問題3-1 障害発生時に縮退して稼働を継続できるシステムの設計手法はどれか。（2022）
1) フェールソフト
2) フールプルーフ
3) デュアルシステム
4) ホットスタンバイ
5) コールドスタンバイ

問題3-2 システム障害発生時、待機系に自動的に切り替える手法はどれか。（2017）
1) フェールセーフ
2) フェールソフト
3) フォールバック
4) フールプルーフ
5) フェールオーバー

問題3-3 完全にシステムを二重化し、通常時は2つのシステムを並列に用いてあたかも1つのシステムのように運用するのはどれか。（2021）
1) デュアルシステム
2) フェールオーバー
3) ホットスタンバイ
4) コールドスタンバイ

5) デュプレックスシステム

問題3-4 本番系と同じ構成のシステムを稼働状態のまま待機させておく耐障害設計はどれか。（2018）
1) ミラーリング
2) クラスタリング
3) フェールセーフ
4) ホットスタンバイ
5) コールドスタンバイ

問題3-5 コールドスタンバイの説明はどれか。（2023）
1) 障害発生時に自動的にシステムを停止すること
2) 地理的に離れた場所にバックアップデータを保管すること
3) 本番系と同一構成の予備システムを停止状態で待機させること
4) 障害発生時には一部機能を停止し、最小限の機能を維持すること
5) 本番系と同一構成の予備システムを常に同期をとった状態で待機させること

8-4　知的財産の管理　　SBO8.1.10

> **ここがポイント**
> 知的財産の管理では、主にソフトウェアの使用状況について管理することが中心となります。ソフトウェアの契約形態に合った管理をすることが求められます。

1. 知的財産権

　知的財産権とは、「創造的活動により生み出されるものを創作した人の財産として保護する権利」のことで、本や音楽など著作物に関わる著作権や、発明などの産業財産権から成り立ちます。データベースやプログラムに創作性が認められると**著作権法**の保護対象となります。

　なお、著作権は創作時に自動的に発生するものですが、産業財産権は出願や登録を行わなければ保護されないという特徴があります。産業財産権の分類は次のとおりです。

（1）特許権
　発明に関する権利です。
（2）実用新案権
　物の形状や構造などの考案を対象にする権利です。
（3）意匠権
　物の形状や色彩など、デザインに関する権利です。
（4）商標権
　商品やサービスに用いられるマークやロゴ、名称などに関する権利です。

2. ソフトウェアの契約形態

ソフトウェアの使用許諾のことを**ライセンス**と呼び、汎用的なソフトウェアは販売側とライセンス契約を締結して使用します。契約の内容としては、利用者や利用者数、複製の可否やリバースエンジニアリングの可否などがあります。

知的財産の管理業務ではシステムやソフトウェアの契約形態を把握し、どの端末にインストールされているかなどの利用状況管理（ライセンス管理）を行います。

コンピュータにインストールして使用するソフトウェアの使用形態には、次の契約形態があります。

（1）サイトライセンス契約

組織内で端末台数やユーザ数の上限を定めずにソフトウェアを利用できる契約形態であり、同一の施設で利用者が多数になる場合に使われます。組織が同じでも別の場所にある施設とは、別個の契約を結びます。

（2）サーバライセンス契約

ユーザ数は定めず、同時利用するユーザ数の上限を定めて利用する契約形態で、同時利用者が契約の上限を超さないようにサーバで監視します。電子図書館などで使われています。

（3）ボリュームライセンス契約

ソフトウェアを導入する端末数を定めて利用する契約形態で、購入したライセンス数だけ利用することができ、追加する場合には新たにライセンス契約を結びます。

（4）サブスクリプション

料金支払いによって利用権が一定期間付与される契約形態です。

3. クライアント端末からサーバに接続する形態

上記の契約形態はユーザのコンピュータにソフトウェアをインストールして使用するものですが、その反対にユーザのコンピュータからサーバにログインして利用するソフトウェアもあります。この契約形態としては、サーバに登録するユーザの数を制限するクライアントアクセスライセンス契約（CAL）や、接続端末数を監視して制限するデバイスクライアントアクセスライセンス契約があります。

═══════════ 過去問題 ═══════════

出題傾向
ライセンス契約の種類と内容について出題されています。細かい内容が問われる場合もあります。

問題 4-1 プログラムの無断複製を制限する法律はどれか。（2021）
1）意匠法
2）商標法
3）著作権法
4）個人情報保護法
5）不正競争防止法

問題 4-2 組織内で端末台数やユーザ数の上限を定めずにソフトウェアを利用できる契約形態はどれか。（2018）
1）コアライセンス
2）サイトライセンス
3）サーバライセンス
4）プロセッサライセンス
5）ボリュームライセンス

問題 4-3 ソフトウェアの使用許諾の一つであるボリュームライセンスについて正しいのはどれか。（2019）
1）登録したユーザのみが利用できる。
2）購入したライセンス数だけ利用できる。
3）契約した組織内で無制限に利用できる。
4）登録したコンピュータのみで利用できる。
5）契約した容量の範囲内で自由に利用できる。

第Ⅲ部 情報処理技術系 問題解答

章	問題番号	解答
1章	1-1	3)
	1-2	1)
	1-3	4)
	1-4	3)
	2-1	5)
	2-2	3)
	3-1	2)
	3-2	5)
	3-3	5)
	3-4	4)
	4-1	1)
	4-2	2)
	4-3	3)
	5-1	4)
	5-2	2)
	6-1	3)
	6-2	2)
	7-1	1)
2章	1-1	2)
	1-2	5)
	1-3	4)
	2-1	1)
	2-2	3)
	2-3	3)
	2-4	1)
	3-1	2)
	3-2	2)
3章	1-1	5)
	1-2	1)
	1-3	2)
	2-1	3)
	2-2	5)
	3-1	3)
	3-2	5)
	3-3	4)
4章	1-1	1)
	2-1	2)
	2-2	2)
	2-3	3)
	3-1	1)
	3-2	1)
	3-3	3)
5章	1-1	1)

章	問題番号	解答
5章	2-1	1)
	2-2	4)
	3-1	1)
	3-2	2)
	3-3	5)
	4-1	4)
	4-2	4)
	4-3	1)
	5-1	2)
	5-2	4)
	5-3	3)
	5-4	4)
	6-1	3)
	6-2	2)
	6-3	4)
	7-1	3)
6章	1-1	2)
	2-1	2)
	2-2	2)
	2-3	1)
	3-1	4)
	3-2	4)
	4-1	5)
	4-2	4)
	4-3	4)
	5-1	2)
	5-2	3)
	5-3	5)
	6-1	1)
	6-2	2)
	7-1	4)
	8-1	5)
	8-2	4)
	9-1	2)
	9-2	4)
	10-1	2)
7章	1-1	2)
	1-2	5)
	1-3	1)
	1-4	5)
	1-5	1)
	1-6	4)
	2-1	2)

章	問題番号	解答
7章	2-2	2)
	2-3	5)
	2-4	4)
	3-1	2)
	3-2	2)
	3-3	4)
	4-1	1)
	4-2	3)
	4-3	3)
	4-4	2)
8章	1-1	5)
	1-2	2)
	1-3	1)
	2-1	2)
	2-2	4)
	2-3	5)
	2-4	5)
	3-1	1)
	3-2	5)
	3-3	1)
	3-4	4)
	3-5	3)
	4-1	3)
	4-2	2)
	4-3	2)

索 引

【監 修 者】

内藤　道夫（ないとう・みちお）

鈴鹿医療科学大学 医療健康データサイエンス学科 教授

【編　　者】

入江　真行（いりえ・まさゆき）

特定非営利活動法人 和歌山地域医療情報ネットワーク協議会 理事長

鈴木　茂孝（すずき・しげたか）

元 藤田医科大学 医学部 医学科 コンピュータ情報処理学 教授

中井　桂司（なかい・けいじ）

鈴鹿医療科学大学 リハビリテーション学科 教授

頻出テーマ解説

医療情報技師　重要ポイント&問題集

2024年7月30日　初版第1刷発行

監 修 者 —— 内藤道夫

© 2024 Michio Naito

発 行 者 —— 張 士洛

発 行 所 —— 日本能率協会マネジメントセンター

〒103-6009 東京都中央区日本橋2-7-1 東京日本橋タワー
TEL 03（6362）4339（編集）/03（6362）4558（販売）
FAX 03（3272）8127（編集・販売）
https://www.jmam.co.jp/

装　　丁 ——— 後藤紀彦
カバー・表紙・扉イラスト ———— niwatoko
編集協力 ——— 山下晋平
本文DTP ——— 創栄図書印刷株式会社
印 刷 所 ——— 広研印刷株式会社
製 本 所 ——— 東京美術紙工協業組合

本書の内容に関するお問い合わせは、ⅱページにてご案内しております。

ISBN 978-4-8005-9245-3 C3047
落丁・乱丁はおとりかえします。
PRINTED IN JAPAN